U0267508

强脉冲光
在医学美容中的应用

Aesthetic Applications of
Intense Pulsed Light

（第 2 版）

注　意

　　该领域的理论知识和临床实践在不断变化。随着新的研究与经验不断扩充我们的知识结构，有必要在实践、治疗和用药方面做出适当的改进。建议读者核实与操作相关的最新信息，或查阅每种药物生产厂家所提供的最新产品信息，以确定药物的推荐剂量、服用方法、服用时间以及相关禁忌证。医师根据对患者的了解和相关经验确立诊断，以此确认每一位患者的用药剂量和最佳治疗方法，并采取适当的安全预防措施，是其职责所在。不论是出版商还是著作者，对于在本出版物使用过程中引起的或与本出版物相关的所有个人或财产的损伤和（或）损失，均不承担任何责任。

出版者

强脉冲光
在医学美容中的应用

Aesthetic Applications of Intense Pulsed Light

（第 2 版）

原　著　Lucian Fodor　Yehuda Ullmann

主　译　尹　锐　简　丹

译　者　（按姓名汉语拼音排序）

范莉莉（解放军西部战区总医院皮肤科）

简　丹（中南大学湘雅医院皮肤科）

兰　婷（西安碑林栾术医疗美容诊所）

李　健（陆军军医大学西南医院皮肤科）

李　磊（陆军军医大学西南医院皮肤科）

毛艾迪（陆军军医大学西南医院江北分院皮肤科）

杨　扬（陆军军医大学西南医院皮肤科）

杨增俊（陆军军医大学西南医院皮肤科）

尹　锐（陆军军医大学西南医院皮肤科）

余岚岚（陆军军医大学西南医院皮肤科）

余堰澜（陆军军医大学西南医院皮肤科）

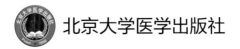

北京大学医学出版社

QIANGMAICHONGGUANG ZAI YIXUE MEIRONG ZHONG DE YINGYONG (DI 2 BAN)

图书在版编目（CIP）数据

强脉冲光在医学美容中的应用：第2版 /（罗）卢西安·福多（Lucian Fodor），（以）耶胡达·乌尔曼（Yehuda Ullmann）原著；尹锐，简丹主译. —北京：北京大学医学出版社，2022.7

书名原文：Aesthetic Applications of Intense Pulsed Light

ISBN 978-7-5659-2621-1

Ⅰ．①强… Ⅱ．①卢… ②耶… ③尹… ④简… Ⅲ．①皮肤—美容术 Ⅳ．① R622 ② R751

中国版本图书馆CIP数据核字（2022）第061264号

北京市版权局著作权合同登记号：图字：01-2022-0351

First published in English under the title

Aesthetic Applications of Intense Pulsed Light（2nd Ed.）

edited by Lucian Fodor and Yehuda Ullmann

Copyright © Springer Nature Switzerland AG, 2020

This edition has been translated and published under licence from

Springer Nature Switzerland AG.

Simplified Chinese translation Copyright © 2022 by Peking University Medical Press.

All Rights Reserved.

强脉冲光在医学美容中的应用（第2版）

主　　译：尹　锐　简　丹

出版发行：北京大学医学出版社

地　　址：（100191）北京市海淀区学院路 38 号　北京大学医学部院内

电　　话：发行部 010-82802230；图书邮购 010-82802495

网　　址：http：//www.pumpress.com.cn

E-mail：booksale@bjmu.edu.cn

印　　刷：北京金康利印刷有限公司

经　　销：新华书店

责任编辑：李　娜　　责任校对：靳新强　　责任印制：李　啸

开　　本：889 mm×1194 mm　1/16　印张：12.75　字数：340 千字

版　　次：2022 年 7 月第 1 版　2022 年 7 月第 1 次印刷

书　　号：ISBN 978-7-5659-2621-1

定　　价：158.00 元

版权所有，违者必究

（凡属质量问题请与本社发行部联系退换）

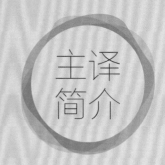

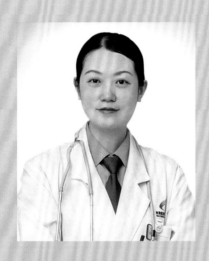

尹锐，主任医师，教授，博士生导师，美国哈佛医学院客座副教授。现就职于陆军军医大学西南医院皮肤科，主要从事皮肤激光美容临床工作，擅长色素性激光、血管性激光以及光动力治疗，尤其在激光联合光动力治疗损容性皮肤病方面有较丰富的临床经验。

主持国家自然科学基金 4 项、省部级课题 2 项、陆军军医大学西南医院临床专项课题 4 项。发表英文和中文核心期刊论文 100 余篇（SCI收录 50 余篇）。主编专著 2 本，其中 1 本（*Skin Photoaging*）为英文专著；参编专著 6 本，其中 1 本为英文专著。荣立三等功一次。获得省部级科技进步奖 2 项。2011 年获中国医师协会皮肤科医师分会颁发的"优秀中青年医师"奖。

担任重庆市激光医学会主任委员，中国整形医师协会激光美容分会、皮肤美容分会、激光美容分会、创伤修复分会常委，中华医学会激光医学分会、皮肤性病学分会皮肤激光医疗美容学组委员，中国医师协会皮肤科医师分会、美容与整形医师分会激光亚专业委员会委员，解放军激光专业委员会委员，重庆市医学会皮肤病学专业委员会委员等学术职务。担任《中国美容医学杂志》编委，*Journal of American Academic Dermatology, Photochemistry and Photobiology, PlosOne, Journal of Photochemistry and Photobiology B: Biology, Photodiagnosis and Photodynamic Therapy, Burn* 等 SCI 杂志特邀审稿专家。

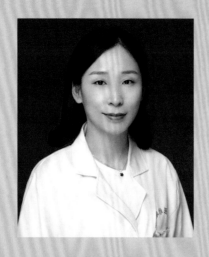

简丹，医学博士，主任医师，博士生导师，美国南加州大学访问学者。现就职于中南大学湘雅医院皮肤科。擅长损容性皮肤病的诊断及治疗，尤其在面部皮炎的光电治疗方面具有丰富的临床经验，使损容性皮肤病的光电治疗成为湘雅医院皮肤科的特色治疗之一。

2016 年获得中南大学湘雅医院授课比赛示范课程奖，多次被评为中南大学教学质量奖；主持和参与多项省级研究生教学课题。担任湖南省住院医师规范化培训临床实践能力结业考核皮肤科考官。基础科研工作主要围绕色素性疾病及皮肤衰老机制的研究，作为项目负责人先后主持国家自然科学基金 3 项、省级课题 2 项、全球艾滋病基金国家级及省级课题各 1 项。发表论文 15 篇（SCI 收录 7 篇）。

担任中国医师协会皮肤科医师分会激光和理疗亚专业委员会委员，中国医师协会美容与整形医师分会激光专业委员会委员，中华医学会皮肤性病学分会皮肤激光医疗美容学组委员，中国整形美容协会激光美容分会常委，中国整形美容协会新技术、新材料分会委员，中国整形美容协会医疗美容继续教育分会委员，中国整形美容协会形塑与综合技术转化分会委员。担任《中华皮肤科杂志》《医学工程》等国内期刊及多个国际期刊审稿专家。

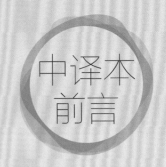

近十几年来，我国医疗美容行业进入了快速发展期，无论是在整形外科手术领域还是在非手术医学美容领域，治疗项目、治疗人数以及技术难度都在与日俱增。无数新型的治疗设备、耗材以及新技术的涌现，为这个行业注入了前所未有的活力。作为医疗美容的重要组成部分，光电设备的治疗由于创伤小、恢复期短、舒适度高，深受广大医务人员和爱美人士的青睐。

Lucian Fodor 和 Yehuda Ullmann 所著的《强脉冲光在医学美容中的应用》自 2011 年出版以来就深受好评，为广大医务工作者介绍了强脉冲光的临床基础应用。2020 年，该书又出版发行了第 2 版，在上一版的基础上增添了更丰富的临床应用内容。该书包含了大量的临床照片和病例，以文字配合图片的方式进行论述，清楚直观地介绍了强脉冲光在不同临床适应证中的应用，对不良反应发生的原因和应对措施均作了详细的阐述，尤其是对一些棘手病例的处置，作者也给出了全面详细的处理建议。我相信该书对专业医生了解、掌握并熟练应用强脉冲光会大有裨益。

由于译者水平有限，在翻译的过程中，难免会出现一些理解上或文字翻译上的差异，甚至不够准确的地方，恳请各位读者不吝指正。

尹锐

2022 年 1 月于重庆

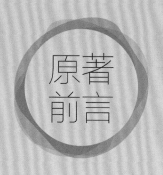

原著
前言

　　近年来，强脉冲光疗法的应用领域不断扩大。现如今，强脉冲光已被皮肤科医生、整形外科医生、美容师、家庭医生等广泛应用。强脉冲光问世之初，主要用于皮肤年轻化和治疗色素性病变，而现在它的应用已经扩展到瘢痕、痤疮等多个领域。随着手术量的不断增加，美容手术正逐渐向恢复快、痛苦小、微创化的方向发展。实践证明，强脉冲光技术在满足患者需求方面确实大有益处。

　　目前，有关强脉冲光技术的医学文献（PubMed）已超过1000篇。这本书的第1版于2011年出版，分9个章节介绍了强脉冲光的基础应用。第2版增加了新内容，共19章，应用内容涵盖面更广。每个章节都标注了分级学习目标，章末有10道选择题。本书可供从事强脉冲光治疗的专科医师及中级保健人员参考，以更好地理解和施行这项治疗。

　　感谢本书的作者与读者分享他们的经验。我们相信第2版将会为医务工作者提供有用的信息，以期为患者带来更好的疗效。

罗马尼亚克卢日纳波卡　Lucian Fodor
以色列海法　Yehuda Ullmann
（毛艾迪　译，尹锐　校）

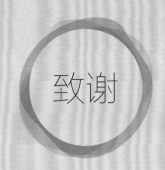

致谢

我从许多优秀的医生那里学到了生活经验和医学知识，特别是 Yehuda Ullmann，他不仅是我的老师和这本书的合著者，更是一位真诚的朋友。我无法报答他所给予我的一切。谨以此书与同行中的初学者分享我的经验。

Lucian Fodor

我特别要向 Lucian Fodor 致敬，他就像一个"引擎"，推动我的学术生涯不断前进。

Yehuda Ullmann

本书主编要感谢 Myrna Perlmutter 协助编写稿件。此外，要感谢 Grant Weston，Leo Johnson 以及 Springer 出版社的其他工作人员。他们很有耐心，乐于助人，而且非常专业。

Lucian Fodor
Yehuda Ullmann

感谢我美丽的妻子 Adriana，感谢她对我无条件的爱与耐心。特别感谢我的孩子 Clara 和 Radu，他们让我的生活充满了爱和幸福。

Lucian Fodor

‐‐

这本书献给支持和关爱我的家人 Tami，Liran，Shachaf 和 Yotam。

Yehuda Ullmann

（毛艾迪　译，尹锐　校）

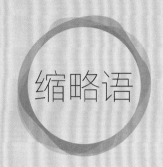

AFL	ablative fractional carbon dioxide laser	剥脱性点阵 CO_2 激光
AK	actinic keratosis	光化性角化病
ALA	5-aminolevulinic acid	5- 氨基酮戊酸
AM	arterial malformations	动脉畸形
ASA	American Society of Anesthesiologists	美国麻醉医师协会
AVF	arteriovenous fistula	动静脉瘘
BD	Bowen's disease	鲍温病
BDD	body dysmorphic disorder	躯体变形障碍
CEAP	clinical, etiological, anatomical and pathophysiological classification	临床、病因、解剖和病理生理分类
CLM	capillary lymphatic malformation	毛细血管淋巴管畸形
CM	capillary malformations	毛细血管畸形
EMR	electromagnetic radiation	电磁辐射
ESA	European Society of Anesthesiology	欧洲麻醉学会
ETE	essential telangiectasia	原发性毛细血管扩张症
ETR	erythematotelangiectatic rosacea	红斑毛细血管扩张型玫瑰痤疮
FST	Fitzpatrick skin types	Fitzpatrick 皮肤分型
HQ	hydroquinone	对苯二酚
IPL	intense pulsed light	强脉冲光
LED	blue-red light-emitting diode	红蓝光二极管
LPDL	long-pulse pulsed dye laser	长脉宽脉冲染料激光
MAL	methyl aminolevulinate	甲基氨基酮戊酸
MASI	melasma area and severity index	黄褐斑面积及严重程度指数
MLH	melasma-like hyperpigmentation	黄褐斑样色素沉着
NMSCs	non-melanoma skin cancers	非黑色素瘤皮肤癌

OCT	optical coherence tomography	光学相干层析成像
PDL	pulsed-dye laser	脉冲染料激光
PDT	photodynamic therapy	光动力疗法
PIH	post-inflammatory hyperpigmentation	炎症后色素沉着
Pp IX	protoporphyrin IX	原卟啉IX
PPR	papulopustular rosacea	丘疹脓疱型玫瑰痤疮
PWS	port-wine stains	鲜红斑痣
QSAL	Q-switched alexandrite laser	Q 开关翠绿宝石激光
RCM	reflectance confocal microscopy	反射式共聚焦显微镜
sBCC	superficial basal cell carcinoma	浅表型基底细胞癌
TEM	transmission electron microscopy	透射电子显微镜
TNF	tumor necrosis factor	肿瘤坏死因子
TRT	thermal relaxation time	热弛豫时间
VM	venous malformations	静脉畸形
VPL	variable pulsed light	可变脉冲光

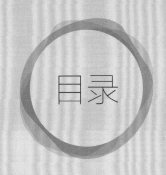

目录

第 1 章

皮肤解剖

Lucian Fodor,
Dinu Dumitrascu 著

李磊，尹锐 译

⊙ 学习目标

- 了解皮肤的层次。
- 了解胶原蛋白类型。
- 了解皮肤的功能。
- 了解大部分能使用强脉冲光（intense pulsed light，IPL）治疗的皮肤疾病的组织学。

皮肤由表皮、真皮和皮下组织构成。皮肤外层为表皮，主要由角质形成细胞组成，其主要功能是合成角蛋白。中间层为真皮，主要成分为胶原蛋白，这一层位于脂肪小叶上。皮肤各层厚度随解剖区域的不同而变化，如表皮在掌跖部位最厚，在眼睑处很薄，而真皮在背部最厚。

表皮

表皮（epidermis）位于皮肤的外层，由角质形成细胞（keratinocyte）、黑素细胞（melanocyte）和朗格汉斯细胞（Langerhans cell，LC）三种基本细胞构成。麦克尔细胞（Merkel cell）可见于掌跖部位，位于基底膜上。

角质形成细胞

角质形成细胞是表皮的主要成分，其功能是合成角蛋白，这是一种复杂的丝状蛋白，构成表皮的角质层。

表皮由内向外由基底层、棘层、颗粒层和角质层构成。掌跖部还有一层透明层（位于颗粒层以上）。角质层和颗粒层在掌跖部最厚，在前臂屈侧几乎没有。循环干细胞（cycling stem cells）位于基底层，为表皮再生提供储备。随着基底细胞的分裂，循环干细胞逐渐变扁并向上移动[1]。皮肤表皮的脱落意味着细胞间隙的层状脂质降解和桥粒相互连接作用消失。角质形成细胞在皮肤免疫功能方面起着重要作用。

黑素细胞

黑素细胞位于表皮，其功能是生成黑色素。其比例为每 10 个基底角质形成细胞中约有 1 个黑素细胞。黑素细胞在面部和外生殖器较多。黑素细胞呈树突状在表皮内延伸，与角质形成细胞形成连接，一起构成"表皮黑素单元"（epidermal melanin unit）。黑色素由表皮基底层的黑素细胞合成，并通过黑素小体（melanosome）转移到周围的角质形成细胞。不同种族的肤色差异主要是因为黑素小体含量不同所致。浅肤色人群的黑素小体数量少、体积小，并被包裹在膜复合物中；而深肤色人群的黑素小体数量多、体积较大，未被膜复合物包裹。阳光照射（图 1.1）会刺激黑素细胞产生更大的黑素小体[2]。在单纯性雀斑痣中，黑素细胞数量增加，但没有连接活性（图 1.2）。在黄褐斑患者中，黑色素含量增加，但黑素细胞数量没有增加（图 1.3）。

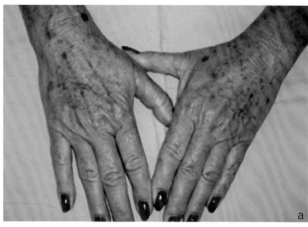
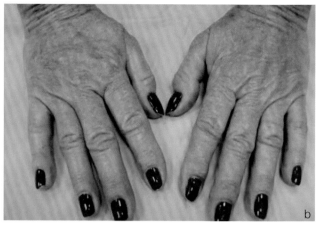

图 1.1 （a）治疗前有典型的光老化表现和大量的雀斑样痣；（b）单次 IPL 治疗后 8 周（图片来自 Fodor 和 Ullmann 所著的第 1 版）

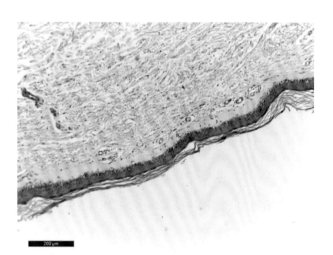

图 1.2　单纯性雀斑痣，黑素细胞数量增加并均匀分布

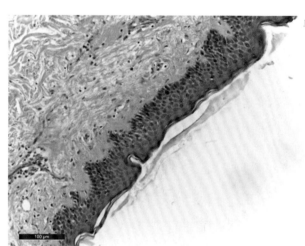

图 1.3　黄褐斑患者的黑色素含量增加

朗格汉斯细胞

朗格汉斯细胞位于角质形成细胞之间，占棘层细胞的 3%～5%，参与皮肤的免疫反应。

真 – 表皮连接

真 – 表皮连接（dermoepidermal junction，DEJ）是真皮与表皮之间的连接，位于基底膜区，类似于半透膜，允许细胞和体液在表皮与真皮之间通过[3]。真 – 表皮连接同时也是表皮的支撑结构。

表皮的附属结构

表皮的附属结构包括小汗腺（eccrine glands）和顶泌汗腺（apocrine glands）、导管（ducts）和毛囊皮脂腺单位（pilosebaceous units），它们均在表皮再生（再上皮化）中发挥作用。当皮肤受损时，源自表皮附属结构的角质形成细胞会迁移到皮肤表面[4]。

小汗腺

小汗腺主要由三种结构组成：

- 表皮内导管：直接开口于皮肤表面。

- 真皮内直形导管：由立方形上皮细胞组成。
- 分泌部：位于浅筋膜（superficial panniculus），在背部位于真皮深处。

小汗腺的作用是分泌汗液，后者在电解质成分上与血浆相似。小汗腺多位于掌跖部和腋窝，在体温调节中有重要作用。在多汗症（hyperhidrosis）患者中，腋窝的一些小汗腺扩张成盘状的分泌管。

顶泌汗腺

顶泌汗腺位于毛囊漏斗部（infundibular）上部，与毛发单位（pilar units）密切相关。这种盘状的分泌腺位于真皮与皮下脂肪交界处，其分泌为阵发性，分泌的汗液无味。人体的顶泌汗腺一般局限于腋窝、乳晕（areolae）、外生殖器、外耳道和眼睑处。青春期后，腺体分泌活跃。

毛囊

毛囊结构发育成三排。初级毛囊被两个次级毛囊所包围。毛囊皮脂腺单位数量随年龄增长而逐渐减少，这主要是由于次级毛囊形成不良所致。毛囊主要分为三个部分：

- 下部：从毛囊底部开始，延伸到立毛肌插入的部位。
- 中间部：又称峡部，从立毛肌附着处至皮脂腺导管开口。
- 上部：又称漏斗部，延伸到毛囊口。

毛囊下部还细分为五个部分：真皮毛乳头、毛基质（hair matrix）、毛发、内毛根鞘和外毛根鞘。毛发的形成始于毛球，来自于多潜能细胞。黑素细胞产生的黑色素通过吞噬作用进入即将形成毛发的细胞中。在峡部，外毛根鞘不再被内毛根鞘覆盖，它会发生角化。毛囊隆突细胞具有干细胞特征，不仅能促进毛囊的增殖，还能促进皮脂腺和表皮再生[5]。

毛发的生长速度取决于毛球基质细胞的有丝分裂活性。毛发生长呈周期性，分为三个阶段：生长期、退行期和休止期。在毛发生长周期的不同阶段，毛囊的组织学特点不同。生长期是生长阶段，退行期是退行阶段，休止期是静止阶段。处于生长期的毛囊最易受 IPL 治疗的影响（图 1.4）。在生长期，干细胞分化为八种不同类型的细胞[6]。干细胞从隆突上移到外毛根鞘，到达毛胚的干细胞分化为基质角质形成细胞以重建发干[7]。在这一阶段会发生色素沉着和毛干合成。毛发中有三种黑素小体。红色毛发中可见红黑素颗粒，金色毛发和黑色毛发中可

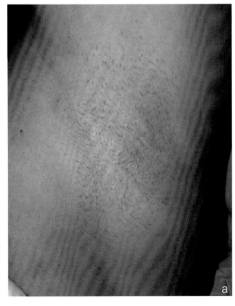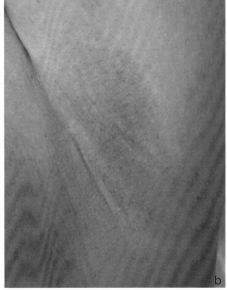

图 1.4 （a）IPL 治疗前腋部粗发（course hair）；（b）6 次治疗后 1 年（图片来自 Fodor 和 Ullmann 所著的第 1 版）

见褐黑素颗粒。黑色毛发中的黑素小体比浅色毛发中的多。在白色或灰色毛发中，毛发基质的黑素细胞大量减少，并呈退行性变化[8]。黑色素合成及色素转移到毛球部角质形成细胞的过程都依赖于黑色素前体，并且它们的调节是受体依赖性的[9]。

毛发从生长期到退行期的转变随着皮肤区域的变化而变化[10]，有多种分子参与该转变过程[10-11]。退行期包括毛囊的退化、凋亡和终末分化。退行期的第一个标志是毛球停止生成黑色素。当毛囊下部退化时，形成一种此阶段特有的临时结构，称为"上皮链"（epithelial strand）。

经过退行期后，毛囊进入休止期。在休止期，毛囊的近端发干脱色，称为"杵状发"（club hair），其最常留在毛管（hair canal）里。当靠近真皮乳头层的毛囊底部的少数干细胞被激活时，毛发开始从休止期向生长期转变[12]。新毛囊替代其周围邻近的旧毛囊。毛发周期受多种介质和受体影响[13]。Stenn等[14]提出抑制–去抑制系统的概念，即来源于毛囊隆突部位（bulge region）的上皮干细胞相当于中央发生器。此外，毛发周期的生物钟可能位于真皮乳头层[6]。

毛囊影响着皮肤生理功能，在皮肤修复过程中起着重要作用，尤其是外毛根鞘能提供上皮细胞来覆盖伤口[15-16]。毛囊也有再生性，随着每个周期的开始，能自我更新。在化疗期间，毛囊发生大规模损伤后，毛囊能显示出再生潜力[17]。有研究表明毛囊可以影响血管生成过程[18]。相较于休止期而言，生长期毛囊周围真皮血管化程度更高。在毛发生长周期中，皮肤血管变化也受毛囊调控。

真皮

真皮由支持基质（基础基质）组成，基质中的多糖和蛋白质主要作用是合成蛋白聚糖。真皮内的纤维蛋白包括胶原蛋白、弹性蛋白及其他成分，如原纤蛋白和微纤维蛋白。

胶原纤维

真皮内胶原纤维直径为 2 ~ 15 μm[19]。真皮乳头层中有细密网状结构的胶原纤维。胶原纤维的直径随着真皮深度的增加而逐渐增加。真皮的其余部分，即真皮网状层，有粗壮成束的胶原纤维，其中主要是Ⅰ型胶原蛋白。胶原蛋白分为几种类型[20]。Ⅰ型胶原蛋白主要存在于出生后婴儿皮肤中。Ⅲ型胶原蛋白主要存在于网状纤维中，在胎儿早期常见，在出生后主要位于表皮下区域。Ⅳ型胶原蛋白主要位于基底膜。胎儿皮肤以Ⅲ型胶原蛋白为主，而成人皮肤以Ⅰ型胶原蛋白为主。胶原蛋白的主要功能是保持皮肤的拉伸强度。在年轻人中，来自真皮乳头层中的胶原蛋白形成网状结构，由随机排列的细小纤维束构成[21]。正常皮肤中的胶原纤维无特定方向；而在瘢痕形成时，其走向与真皮中的机械力方向平行（图 1.5）[22]。

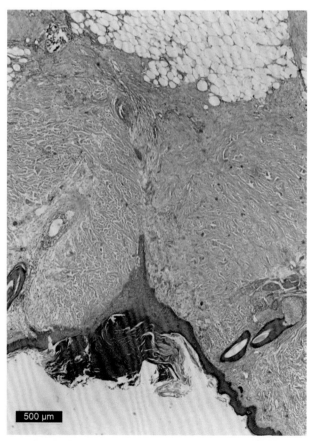

500 μm

图 1.5　瘢痕组织

弹性纤维

弹性纤维由各种特异的糖蛋白构成，具有微纤维结构。与胶原束相比，弹性纤维较细，直径为 1 ~ 3 μm。真皮下部的弹性纤维最粗。在真皮乳头层，由更细的 elaunin 弹性纤维形成中间丛（intermediate plexus）[23]。

在生命周期中，弹性纤维会发生显著变化。在幼儿时期，纤维尚未完全成熟，以微纤维为主。随着年龄增长，周围微纤维数量逐渐减少，弹性纤维表面变得不规则，呈颗粒状。老年时期，部分弹性纤维会发生碎裂、崩解。

基质

基质是充满于胶原纤维和胶原束间隙内的无定形结构，由糖胺聚糖和黏多糖组成[24]。在正在愈合的伤口中，基质中含有硫酸化和非硫酸化酸性黏多糖。

真皮肌细胞

真皮的平滑肌以立毛肌（arrectores pilorum）的形式存在于外生殖器肌膜和乳晕中。立毛肌的肌纤维一端起自结缔组织，另一端以钝角插入皮脂腺下方的毛囊。立毛肌通过收缩，将毛囊拉到垂直位置，使毛发直立。小动脉和小静脉之间聚集着平滑肌细胞，称为"球腺"（glomus bodies），可以将血液从小动脉分流至小静脉，多数位于手指或脚趾中。

颈部皮肤的颈阔肌和面部表情肌属横纹肌，起源于筋膜或骨膜，并通过皮下组织进入真皮下部。

老化和皮肤结构的改变

研究证实，皮肤与其他器官一样，会随着年龄

增长而发生各种改变。尽管交联结构能够防止胶原碎片被完全清除，但是胶原基质仍然会出现裂解，而裂解的碎片无法形成新的胶原纤维，这就导致了胶原基质缺失[25]。成纤维细胞不能附着在碎裂的胶原蛋白上，最后导致塌陷。在此过程中，胶原蛋白生成减少，胶原蛋白降解酶生成增加[26]。在老化的皮肤中，胶原蛋白网似乎增加了，但这是由于对基质的黏附增加所致[21]。年龄增长伴随着胶原蛋白含量降低，以及松散胶原束中的胶原纤维变直。此外，在 70 岁以上的受试者中观察到 III 型胶原蛋白增加[27]，弹性蛋白出现纤维降解，这导致纤维变少、变细（图 1.6）。在光暴露部位，位于真皮上部的异常弹性蛋白增加[28]。年龄的增加不会改变皮肤的水分结构[29]。然而，光老化皮肤中总含水量会增加，但却表现出干燥的外观，这一看似矛盾的现象是由于光老化皮肤中的水与周围分子缺乏相互作用，从而导致了特征性的干燥和皱纹外观。

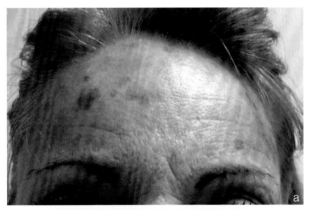

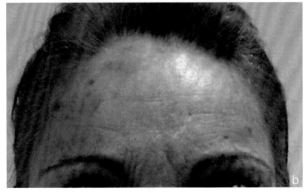

图 1.6 （a）早期老化表现;（b）两次 IPL 治疗后皮肤变得紧致（图片来自 Fodor 和 Ullmann 所著的第 1 版）

血管

皮肤的血液供应来自于筋膜和皮下深部血管丛（图1.7）。血管一旦进入皮下组织和真皮之间，就会出现分支行走至皮肤各个附属结构。上升小动脉供应乳头下血管丛（浅丛），并在乳头层的隆起（ridges）间形成毛细血管袢。血液从这些毛细血管流入下降至血管丛的小静脉中[30]。真皮浅层的血液通过动静脉吻合分流以缩短血液回流时间。这些吻合在手指上较多。

周围神经通过分泌血管内皮生长因子调节血管分支和分化模式[31]。

深层血管丛（真皮下血管丛）的小动脉和真皮的微动脉包括三层。①内膜：由内皮细胞和内弹性膜组成；②中膜：小动脉（small ateries）中至少有两层肌细胞，微动脉（arterioles）中有一层肌细胞；③结缔组织外膜：真皮层的毛细血管有一层内皮细胞和一层周细胞。静脉壁比动脉壁薄，没有清晰的三层结构。毛细血管后微静脉有内皮细胞、周细胞和基膜。血管球（glomus）是位于甲床、指（趾）、耳和面部真皮网状层的一种特殊的血管结构，对于温度调节有重要作用。血管球也是一种连接微动脉与静脉的特殊动静脉分流。

衰老与皮肤血管

随着年龄增长，乳头袢微血管（papillary loop microvessels）总数、微血管基底膜厚度及血管周围细胞数量呈年龄依赖性减少[32]。这些变化导致了血流灌注减少以及毛细血管脆性增加，临床表现为紫癜[33]、毛细血管扩张（图1.8）、苍白[34]、血管瘤和静脉湖的形成。衰老会影响皮肤微血管功能，导致血管反应性降低[35]及伤口修复能力下降[36]。扩张的小血管称为蛛状静脉曲张（spider veins）或毛细血管扩张症（telangiectasia），可以是先天性的或后天性的（图1.9）。

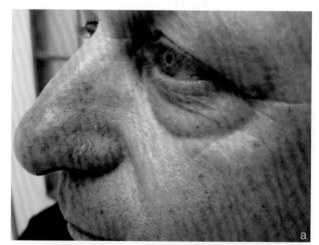

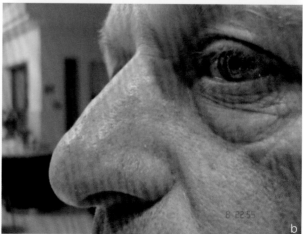

图1.8　鼻部毛细血管扩张症治疗前（a）和单次IPL治疗后8周（b）（图片来自Fodor和Ullmann所著的第1版）

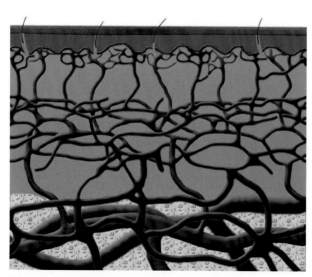

图1.7　位于筋膜和表皮间不同层次的血管网

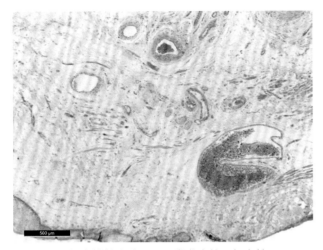

图 1.9　毛细血管扩张症显示异常发育的毛细血管

真皮淋巴管

由于真皮淋巴管没有像血管那样发育完善的管壁，所以在正常皮肤中一般不可见。真皮淋巴管首先出现在真皮乳头层下部，若出现在真皮乳头层中则为异常[37]。原始淋巴管为圆柱形微管，由薄的内皮细胞构成。在人的头皮，淋巴管形成 200～500 μm 的网状结构[38]。淋巴管内皮中偶尔可出现瓣膜。真皮淋巴管在淋巴引流增加时（如荨麻疹或炎症）较易被发现。

神经和感觉器官

皮肤由遍布整个真皮层的感觉神经和自主神经支配。感觉神经有髓鞘。面部和四肢感觉神经分支密度最高，这些分支主要有两个末端：游离神经末梢和终末小体（corpuscular），其中终末小体包绕着非神经组织[39]。终末小体有 Pacinian 小体、Golgi-Mazzoni 小体、Krause 小体或 Meissner 小体。在 Ruffini 小体中（在人指／趾较多），单个有髓传入神经纤维分支成几个扩张的末端。游离神经末梢位于真皮浅层和被覆表皮[40]。在真皮中，游离神经末梢呈簇状排列。毛囊也有与之平行并将其包绕的神经末梢。

📋 实用要点

- 人体各部位表皮厚度不同，其在掌跖部和易摩擦部位较厚，这些部位对光的治疗有更强的抵抗力。
- 人体各部位真皮厚度亦不同。真皮层在眼睑最薄，在背部最厚。在不同解剖部位进行 IPL 治疗时，真皮的厚度是一个重要因素。
- 浅肤色人群黑素小体数量较少、体积较小，并被包裹；而深肤色人群黑素小体数量较多、体积较大，未被包裹。因此，IPL 对于浅肤色人群治疗效果最好。
- 毛囊和真皮血管不是均匀分布在同一水平上，这一点在选择 IPL 治疗参数时很重要。
- 白色和灰色毛发基质中的黑素细胞大大减少，且呈退行性变化，因此对 IPL 脱毛耐受性最强。
- 生长期毛囊对 IPL 治疗最为敏感。
- 随着老化，皮肤中总胶原蛋白含量下降，Ⅲ型胶原蛋白含量增加，弹性蛋白纤维含量和直径减小，水与周围分子之间缺乏相互作用，导致干燥和皱纹。
- 面部和手部感觉神经密度最高，是 IPL 治疗时疼痛最明显的部位。

选择题

Q1. 皮肤的主要功能是
（a）保护机体
（b）调节机体生理功能
（c）存储脂肪
（d）将感觉传输至中枢神经系统

Q2. 皮肤有多少层
（a）1
（b）2
（c）3
（d）4

Q3. 以下关于表皮的说法，正确的是

（a）表皮是皮肤的外层

（b）表皮含有血管

（c）表皮含有黑素细胞

（d）朗格汉斯细胞没有免疫活性

Q4. 以下关于皮肤血管形成的说法，正确的是

（a）老化使乳头层微血管减少

（b）皮肤的血管形成源于皮下的深血管丛

（c）在真皮浅层无动静脉吻合

（d）血管球是存在于面部真皮层的一种特殊血管结构

Q5. 以下关于真皮淋巴管的说法，正确的是

（a）在炎症时易被发现

（b）在正常皮肤中易被发现

（c）存在于正常皮肤的真皮乳头层

（d）有时可见瓣膜

Q6. 以下关于小汗腺的说法，正确的是

（a）在多汗症患者中，腋窝小汗腺可有广泛分布的扩张盘状分泌管

（b）掌跖部中大量存在

（c）掌跖部没有小汗腺

（d）小汗腺的分泌区位于皮肤浅筋膜层

Q7. 以下关于弹性纤维的说法，正确的是

（a）在幼儿中，弹性纤维未完全成熟，因此微纤维占多数

（b）随着老化，微纤维数量增加

（c）在老年人中，一些弹性蛋白纤维发生裂解

（d）与胶原束相比，弹性纤维较粗

Q8. 以下关于皮肤神经支配的说法，正确的是

（a）皮肤有感觉神经支配

（b）皮肤有自主神经支配

（c）面部和四肢有高密度的感觉神经分支分布

（d）感觉神经没有髓鞘

Q9. 毛囊的三个主要组成部分是

（a）下部从毛囊基底部开始

（b）中间部又称峡部

（c）上部称为漏斗部

（d）移行区称为毛球部

Q10. 以下关于毛发生长的说法，正确的是

（a）毛发生长有两个周期

（b）生长期毛囊对 IPL 治疗最敏感

（c）毛囊有再生性

（d）退行期时有毛囊退化

参考文献

[1] Wolff K, Wolff-Schreiner EC. Trends in electron microscopy of skin. J Invest Dermatol. 1976; 67(1):39–57.

[2] Cochran AJ. The incidence of melanocytes in normal human skin. J Invest Dermatol. 1970; 55(1):65–70.

[3] Briggaman RA, Wheeler CE Jr. The epidermal-dermal junction. J Invest Dermatol. 1975; 65(1):71–84.

[4] Kollar EJ. The induction of hair follicles by embryonic dermal papillae. J Invest Dermatol. 1970; 55(6):374–8.

[5] Ohyama M. Hair follicle bulge: a fascinating reservoir of epithelial stem cells. J Dermatol Sci. 2007; 46(2):81–9.

[6] Krause K, Foitzik K. Biology of the hair follicle: the basics. Semin Cutan Med Surg. 2006; 25(1):2–10.

[7] Panteleyev AA, Jahoda CA, Christiano AM. Hair follicle predetermination. J Cell Sci. 2001; 114(Pt 19):3419–31.

[8] Slominski A, Paus R. Melanogenesis is coupled to murine anagen: toward new concepts for the role of melanocytes and the regulation of melanogenesis in hair growth. J Invest Dermatol. 1993; 101(1 Suppl):90S–7S.

[9] Slominski A, Wortsman J, Plonka PM, et al. Hair follicle pigmentation. J Invest Dermatol. 2005; 124(1):13–21.

[10] Alonso L, Fuchs E. The hair cycle. J Cell Sci. 2006; 119(Pt 3): 391–3.

[11] Andl T, Ahn K, Kairo A, et al. Epithelial Bmpr1a regulates differentiation and proliferation in postnatal hair follicles and is essential for tooth development. Development. 2004; 131(10):2257–68.

[12] Blanpain C, Lowry WE, Geoghegan A, et al. Self-renewal, multipotency, and the existence of two cell populations within an epithelial stem cell niche. Cell. 2004; 118(5):635–48.

[13] Stenn KS, Paus R. Controls of hair follicle cycling. Physiol Rev. 2001; 81(1):449–94.

[14] Stenn KS, Paus R. What controls hair follicle cycling? Exp Dermatol. 1999; 8(4):229–233; discussion 233–226.

[15] Eisen AZ, Holyoke JB, Lobitz WC Jr. Responses of the superficial portion of the human pilosebaceous apparatus to controlled injury. J Invest Dermatol. 1955; 25(3):145–56.

[16] Lenoir MC, Bernard BA, Pautrat G, et al. Outer root sheath cells of human hair follicle are able to regenerate a fully differentiated epidermis in vitro. Dev Biol. 1988; 130(2):610–20.

[17] Maurer M, Handjiski B, Paus R. Hair growth modulation by topical immunophilin ligands: induction of anagen, inhibition of massive catagen development, and relative protection from chemotherapy-induced alopecia. Am J Pathol. 1997; 150(4): 1433–41.

[18] Stenn KS, Fernandez LA, Tirrell SJ. The angiogenic properties of the rat vibrissa hair follicle associate with the bulb. J Invest Dermatol. 1988; 90(3):409–11.

[19] Ottani V, Raspanti M, Ruggeri A. Collagen structure and functional implications. Micron. 2001; 32(3):251–60.

[20] Stenn K. Collagen heterogeneity of skin. Am J Dermatopathol. 1979; 1(1):87–8.

[21] Lavker RM, Zheng PS, Dong G. Aged skin: a study by light, transmission electron, and scanning electron microscopy. J Invest Dermatol. 1987; 88(3 Suppl):44s–51s.

[22] Van Zuijlen PP, Ruurda JJ, van Veen HA, van Marle J, Van Trier AJ, Groenevelt F, Kreis RW, Middelkoop E, et al. Collagen morphology in human skin and scar tissue: no adaptations in response to mechanical loading at joints. Burns. 2003; 29(5):423.

[23] Hashimoto K, DiBella RJ. Electron microscopic studies of normal and abnormal elastic fibers of the skin. J Invest Dermatol. 1967; 48(5):405–23.

[24] Ruoslahti E. Proteoglycans in cell regulation. J Biol Chem. 1989; 264(23):13369–72.

[25] Vater CA, Harris ED Jr, Siegel RC. Native cross-links in collagen fibrils induce resistance to human synovial collagenase. Biochem J. 1979; 181(3):639–45.

[26] Fisher GJ, Wang ZQ, Datta SC, et al. Pathophysiology of premature skin aging induced by ultraviolet light. N Engl J Med. 1997; 337(20):1419–28.

[27] Waller JM, Maibach HI. Age and skin structure and function, a quantitative approach (II): protein, glycosaminoglycan, water, and lipid content and structure. Skin Res Technol. 2006; 12(3): 145–54.

[28] Bernstein EF, Chen YQ, Tamai K, et al. Enhanced elastin and fibrillin gene expression in chronically photodamaged skin. J Invest Dermatol. 1994; 103(2):182–6.

[29] Gniadecka M, Nielsen OF, Wessel S, et al. Water and protein structure in photoaged and chronically aged skin. J Invest Dermatol. 1998; 111(6):1129–33.

[30] Braverman IM, Yen A. Ultrastructure of the human dermal microcirculation. II. The capillary loops of the dermal papillae. J Invest Dermatol. 1977; 68(1):44–52.

[31] Mukouyama YS, Shin D, Britsch S, et al. Sensory nerves determine the pattern of arterial differentiation and blood vessel branching in the skin. Cell. 2002; 109(6):693–705.

[32] Braverman IM, Fonferko E. Studies in cutaneous aging: II. The microvasculature. J Invest Dermatol. 1982; 78(5):444–8.

[33] Montagna W, Carlisle K. Structural changes in aging human skin. J Invest Dermatol. 1979; 73(1):47–53.

[34] Tsuchida Y. The effect of aging and arteriosclerosis on human skin blood flow. J Dermatol Sci. 1993; 5(3):175–81.

[35] Algotsson A, Nordberg A, Winblad B. Influence of age and gender on skin vessel reactivity to endothelium-dependent and endothelium-independent vasodilators tested with iontophoresis and a laser Doppler perfusion imager. J Gerontol A Biol Sci Med Sci. 1995; 50(2):M121–7.

[36] Schafer BM, Maier K, Eickhoff U, et al. Plasminogen activation in healing human wounds. Am J Pathol. 1994; 144(6):1269–80.

[37] Skobe M, Detmar M. Structure, function, and molecular control of the skin lymphatic system. J Investig Dermatol Symp Proc. 2000; 5(1):14–9.

[38] Wenzel-Hora BI, Berens von Rautenfeld D, Majewski A, et al. Scanning electron microscopy of the initial lymphatics of the skin after use of the indirect application technique with glutaraldehyde and MERCOX as compared to clinical findings. Lymphology. 1987; 20(3):126–44.

[39] Iggo A, Muir AR. The structure and function of a slowly adapting touch corpuscle in hairy skin. J Physiol. 1969; 200(3):763–96.

[40] Compton CC, Regauer S, Seiler GR, et al. Human Merkel cell regeneration in skin derived from cultured keratinocyte grafts. Lab Investig. 1990; 63(2):233–41.

第 2 章
光与组织的相互作用

Lucian Fodor,
Raluca Sobec　著

李磊，尹锐　译

学习目标

- 了解光与组织相互作用中皮肤的结构和性质。
- 了解热对皮肤的作用。
- 了解光与组织相互作用的过程及其结果。

光对皮肤的作用是皮肤对电磁辐射（electromagnetic radiation，EMR）不同程度的吸收形成的。电磁辐射兼具波和粒子特性。根据普朗克定律（Planck's law），波长较长的光子携带的能量比波长较短的光子低。电磁辐射包括无线电波（radio wave）、微波（microwave）、红外线（infrared radiation）、可见光（visible light）、紫外线（ultraviolet radiation）和 X 线（X-ray）（图 2.1）。电磁辐射一般按波长进行分类。可见光光谱的波长为 400 ~ 760 nm。光子的吸收和激发引起了光与组织相互作用。光子对组织的影响取决于光功率密度（power density）、波长和照射时间[1-2]。IPL 的波长位于可见光的电磁光谱中（图 2.2）。为了理解光对组织的作用，需要明确以下一些基本概念。

- 能量密度（fluence，F）：表示单位面积光的能量大小，常用焦耳 / 平方厘米（J/cm^2）为单位来描述，即 $F=J/cm^2$。

- 功率（power）：表示在一定时间内释放的能量大小，常用瓦特（W）为单位来描述，即 W=J/s。

- 热弛豫时间（thermal relaxation time，TRT）：是靶目标温度降至原来温度一半时所需的时间。本章将详细介绍。

- 波长（wavelength）：波长影响靶目标对光的选择性吸收，也影响穿透组织的深度（图 2.3）。大多数光系统都有不同的滤光片，允许特定波长的光进入组织，从而选择性产生所需光谱的光。

- 光斑大小（footprint size）：其对于光穿透组织至关重要。当用小光斑发射光时，只有少部分光会到达深部靶目标（图 2.4），而较大的光斑为光的穿透提供了一个更大的平面，因此穿透效果更好（图 2.5）[3]。要穿透到真皮层中部需要 7 ~ 10 mm 大小的光斑。光斑越大，光穿透组织越深[4]。

- 脉宽（pulse duration）：光以脉冲波或连续波的形式传播。IPL 设备采用脉冲形式，可以更有

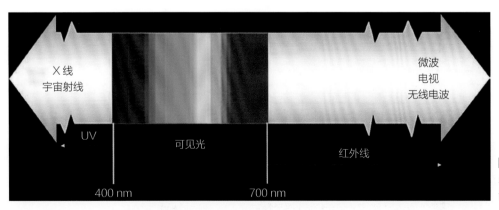

图 2.1　电磁波谱（图片来自 Fodor 和 Ullmann 所著的第 1 版）

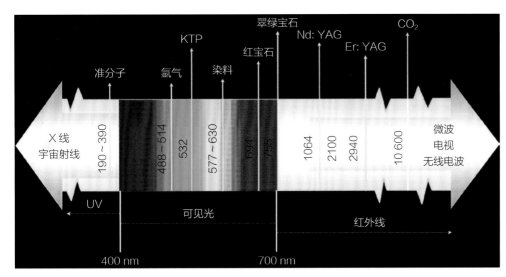

图 2.2　可见光谱（图片来自 Fodor 和 Ullmann 所著的第 1 版）

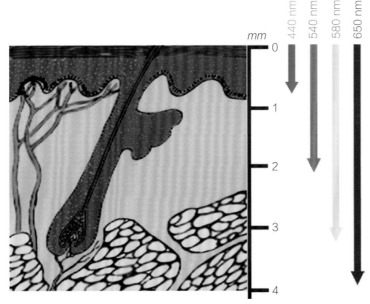

图 2.3　不同波长的光穿透皮肤的深度（图片来自 Fodor 和 Ullmann 所著的第 1 版）

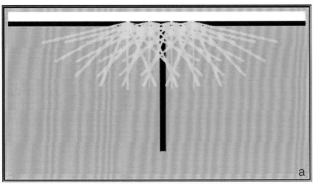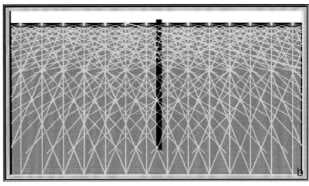

图 2.4　（a）小光斑的光分布；（b）大光斑的光分布（图片来自 Fodor 和 Ullmann 所著的第 1 版）

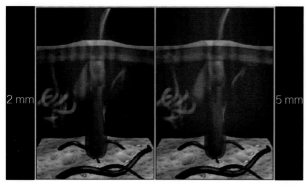

图 2.5 光斑越大，光穿透深度越深（图片来自 Fodor 和 Ullmann 所著的第 1 版）

选择性地造成组织损伤。脉宽表示光束照射的持续时间。激光和脉冲光系统能够选择脉宽，合适的脉宽受靶目标热弛豫时间的影响。

• 脉冲延迟（pulse delay）：是两个脉冲之间皮肤和血管冷却而热量被保留在靶目标内的时间。当脉冲延迟短于热弛豫时间时，热主要作用于靶目标。当脉冲延迟大于热弛豫时间时，热量将传导到周围组织。因此，建议脉冲延迟大于皮肤冷却时间，以免损伤周围组织。

热

热是组织吸收光后引起的效应之一。热在皮肤内的分布并不均匀，这一过程在靶细胞周围更具有代表性。温度与靶分子的激发直接相关。随着温度升高，组织在分子水平会发生不同的改变。DNA、RNA 和一些蛋白质受到热的影响，导致其在不同温度下开始解旋甚至溶解，最后变性和凝固。这些效应取决于温度和照射时间。根据靶组织的不同，光与组织相互作用会导致组织坏死、血液凝固和结构改变。一些热效应在某种程度上对靶组织是有益的，但对周围组织是危险的。在选择治疗参数时，应始终牢记这一点。

凝固性损伤不仅取决于温度，还取决于暴露时间。例如，高温、短时间照射比低温、长照射时间对组织伤害小。相较于表皮，真皮富含胶原蛋白和弹性蛋白，对热更稳定。

光与组织相互作用中皮肤的特性

光照射皮肤时会发生不同程度的吸收、反射、散射，以及在组织中发生透射。当光子改变传播方向时会发生散射（图 2.6a），这一现象发生在皮肤内部，不同的皮肤结构有不同的折射率。散射效应使光扩散，从而限制了光的穿透深度。真皮胶原蛋白是造成散射的主要原因。散射量与光的波长成反比[5]。由于空气和角质层界面折射率发生变化，4%~7% 的光会发生反射。反射的光量随入射角的减小而减少（图 2.6b）。当光线垂直于组织时，反射最少。极小部分光在组织中传播（图 2.6c）。现已证实，皮肤类型不同，光的传导不同[6]。白色人种真皮中，光的传导从 400 nm 的 50% 到 1200 nm 的 90%；而黑色人种表皮中，光的传导从 400 nm 的 < 40% 到 1200 nm 的 90%。一般来说，波长越长，皮肤的穿透深度越深。大部分光被皮肤吸收（图 2.6d），这种光对组织产生的效果是我们期望得到的。

吸收光子的组织结构称为色基（chromophore），色基能吸收不同波长的光。皮肤中最常见的色基是血红蛋白及其衍生物、黑色素、水和外源性有色文身（图 2.7）。存在于角质形成细胞和基底黑素细胞的黑素小体中的黑色素在表皮的光吸收中起重要作用；而在真皮层，则是血液和水[2]。一旦光子被吸收后，色基就会变为激发态。对于波长在 300~1200 nm 范围的光，黑色素是最主要的靶色基。

光 - 组织效应可分为：

• 光热效应（photothermal effect）：组织吸收光后发生凝固或汽化。

• 光机械效应（photomechanical effect）：主要由脉冲激光束导致组织破坏。

• 光化学效应（photochemical effect）：直接破

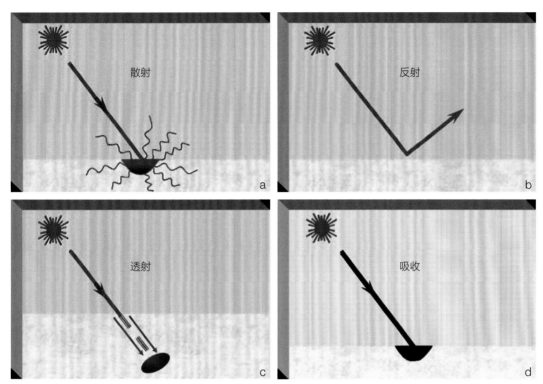

图 2.6 （a）光的散射；（b）光的反射；（c）光的透射；（d）光的吸收（图片来自 Fodor 和 Ullmann 所著的第 1 版）

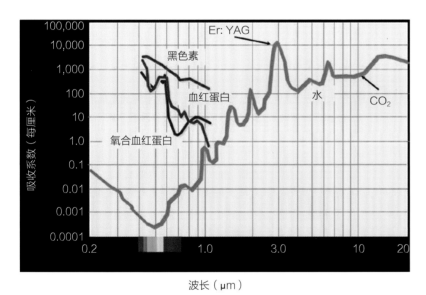

图 2.7 不同色基的光吸收（图片来自 Fodor 和 Ullmann 所著的第 1 版）

坏组织化学键或与使用的药物间发生化学反应。

· 光生物刺激作用（photobiostimulation）：极低强度的激光对组织的刺激作用。

· 选择性光热解作用（selective photothermolysis）：Parrish 和 Anderson[7] 于 1983 年首次阐述了选择性

光热解作用的概念，据此理论，产生了选择性光热作用需要的三个条件：

– 靶组织吸收特定波长的光。

– 照射时间应短于或等于靶组织冷却所需的时间。

– 需要足够的能量在靶组织内产生破坏性温度。

IPL 治疗的主要靶目标是黑色素和血管（图 2.8）。为了理解照射时间与热损伤程度之间的关系，必须要进一步阐释"热弛豫时间"（TRT），它是指一个较小的靶组织冷却所需的时间。冷却是通过传导、对流和发散来实现的，其中传导是冷却的主要方式。

较小的物体比较大的物体冷却得更快。热弛豫时间与被加热区域直径的平方成正比 [8]。

$$T = d^2 / k\alpha$$

T = 热弛豫时间

d = 被加热区域的直径

α = 热弥散度（thermal diffusivity）（真皮中约为 2×10^{-3} cm^2/s）

k = 几何系数（geometrical factor）（圆柱物体的几何系数为 16）

为了使表皮和其他皮肤结构有足够的冷却时间，脉宽应短于靶目标的冷却时间，但应长于皮肤的冷却时间，这一点是有临床意义的，尤其是对于脱毛。毛囊大致分为粗和细两种。不同大小的毛囊，热弛豫时间不同。厚度为 0.1 mm 的表皮热弛豫时间约为 1 ms，而直径为 0.1 mm 的血管热弛豫时间约为 4 ms[9]，直径是其 3 倍（0.3 mm）的血管热弛豫时间约为 10 ms。较大的靶区域冷却较慢，需要增加脉冲延迟并进行多次脉冲加热。理论上讲，多数直径小于 0.3 mm 的血管只需进行一次脉冲。建议脉冲间隔设为 10 ms 或更长，以适应正常表皮热弛豫时间 [9]。对于容易发生热损伤的患者，热弛豫时间应为 20 ~ 30 ms。

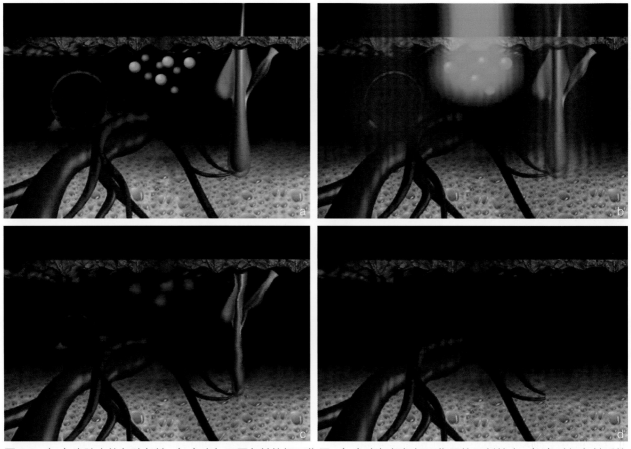

图 2.8 （a）皮肤中的各种色基；（b）光与不同色基的相互作用；（c）光与组织相互作用的即刻效应；（d）破坏色基后的迟发反应（图片来自 Fodor 和 Ullmann 所著的第 1 版）

当脉宽大于热弛豫时间时，由于热扩散会发生非特异性热损伤，此时传导至色基的能量密度要足够高才能破坏色基。

光动力疗法（photodynamic therapy）的基础是选择性光热作用。为了增强光动力疗法的效果，引入了光敏剂作为佐剂。光敏剂分为局部光敏剂和全身光敏剂。第一代光敏剂是30年前发展起来的，属于卟啉家族。5-氨基酮戊酸（ALA）和氨基酮戊酸甲酯（MAL）是最常见的光敏剂。第二代光敏剂的优点是体内代谢时间短。ALA本身不是光敏剂，但它可被代谢为具有光敏性的原卟啉IX（protoporphyrin IX，Pp IX）[10]。Pp IX的吸收光谱在可见光范围内，其吸收峰为405 nm[11]。全身光敏剂无法穿透皮肤，因此需经静脉给药。有关血卟啉和光卟啉吸收峰值的研究已十分全面[11]。上述光敏剂与IPL结合能提高治疗效果[12]。此种将光与光敏剂结合的治疗方法称为光动力疗法，该疗法具有广泛的临床应用，包括肿瘤治疗[13]。

人体皮肤的色基

人体皮肤有多个主要吸收紫外线的内源性色基，包括尿刊酸（urocanic acid）、氨基酸和黑色素及其前体。色基可以通过作用光谱法进行鉴别。理论上，作用光谱上特定的光生物学终点光谱与其色基的吸收光谱一致。皮肤的色基有一个叠加的光谱[14]。皮肤中存在的所有色基中，黑色素和血红蛋白及其衍生物在脉冲光治疗中最为重要。

黑色素一词被广泛用于描述存在于表皮中的红棕色色素。黑素细胞内黑色素的生物合成是一个复杂的过程，至今尚未完全明确。目前认为黑色素是一种由非水解键连接多个单体而成的聚合物[14]。天然黑色素有两大类：黑褐色的真黑素（eumelanin）和黄红色的褐黑素（pheomelanin），可以通过分子砌块来分辨[15-16]。真黑素是主要色素，研究表明，人表皮黑色素中含74%的真黑素

和26%的褐黑素[17-18]。真黑素具有光保护作用，而褐黑素具有光毒性[18]。

人的皮肤颜色取决于黑色素和血红蛋白色基的空间分布[19-20]。真黑素对皮肤外观和光保护起重要作用。皮肤的散射特性与组织类型之间存在弱相关性，黑色素含量越多的患者皮肤平均散射面积越大[20]。皮肤具有多层结构，黑色素和血红蛋白作为皮肤的主要色基分布于皮肤的不同层次中。黑色素存在于皮肤外层（主要是表皮层），血红蛋白存在于皮肤内层（真皮层的血管网络）（图2.9~2.11）。

对深肤色类型皮肤而言，为了避免皮肤损伤，应选择波长更长的滤光片、多脉冲和增加延迟时间来治疗。Fitzpatrick皮肤分型系统根据色素密度将皮肤分为 I ~ IV 型（表2.1），不同类型的皮肤颜色不同[21]。虽然这一量表运用广泛，但也有观点认为肉眼评价具有主观性，且该标准同时受到血

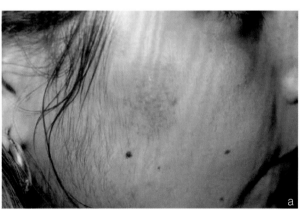
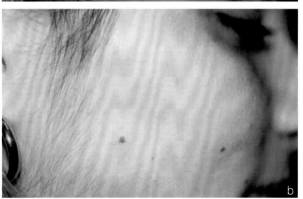

图2.9 （a）年轻皮肤的咖啡斑，黑色素是主要色基；（b）两次IPL治疗后效果理想（图片来自Fodor和Ullmann所著的第1版）

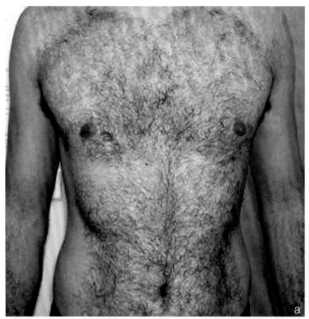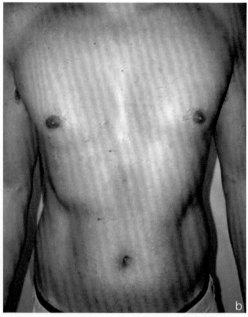

图 2.10 （a）多毛症。光的能量被毛干、毛囊漏斗部、外毛根鞘中的黑色素（内源性色基）和毛球基质中的色素所吸收。（b）经过 5 次 IPL 治疗后效果理想（图片来自 Fodor 和 Ullmann 所著的第 1 版）

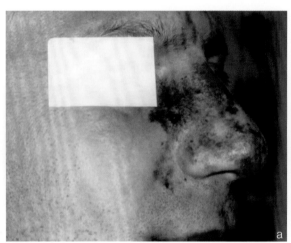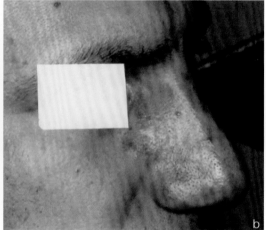

图 2.11 （a）鲜红斑痣（PWS）：鼻部的成人型，色基为血红蛋白；（b）5 次 IPL 治疗后效果理想（图片来自 Fodor 和 Ullmann 所著的第 1 版）

表 2.1　Fitzpatrick 皮肤颜色分型 [21]

皮肤类型（Fitzpatrick）	肤色	日光照射后的灼伤易感性	对皮肤癌的易感性
Ⅰ 型	金发或红发（雀斑、浅肤色、蓝眼睛）	总是灼伤，从不晒黑	高
Ⅱ 型	金发或红发（雀斑、浅肤色、蓝眼睛）	总是灼伤，不易晒黑	高
Ⅲ 型	肤色较深的高加索人、浅肤色的亚洲人	中度灼伤，有时晒黑	低
Ⅳ 型	地中海人、西班牙人、亚洲人	很少灼伤，经常晒黑	低
Ⅴ 型	拉丁美洲人、浅肤色黑人、印第安人	非常少有灼伤，极易晒黑，肤色加深	很低
Ⅵ 型	肤色较深的黑人	从不灼伤，肤色非常容易加深	很低

红蛋白的干扰[22]。虽然人眼可以分辨棕色和红色，但当黑色素和血红蛋白相互叠加时，则难以区分两者的相对含量，这在年轻及光防护较好的皮肤中比较常见[23]。

有一些较为复杂的方法能够客观地评估肤色，这些方法基于分光光度技术或比色技术。虽然这些方法更为客观，但仍无法完全区分各色基的相对含量[23-25]。

可以使用外源性色基防止皮肤晒伤（防晒霜中的色基）或结合紫外线达到治疗效果[26-27]。

📋 **实用要点**

- IPL 位于电磁光谱的可见光谱中。
- 热效应是光吸收引起的一种重要效应，往往导致细胞坏死、血液凝固和结构改变。
- 光与皮肤相互作用时，部分被吸收，部分被反射或散射，部分在组织中进一步传播。组织对光的吸收是产生预期效果的主要原因。
- 皮肤的两个主要色基是黑色素和血红蛋白，也是光效应的基础。
- 选择性光热作用是 IPL 治疗遵循的基本原理，包括采用特定的波长和脉宽，以获得对靶组织的最佳效果，同时最大程度减少对周围组织的影响。
- 黑色素位于皮肤的外层（表皮），而血红蛋白位于皮肤的深层（血管网络）。

选择题

Q1. 下列说法中正确的是

（a）DNA 和 RNA 会受热的影响

（b）表皮比真皮对热更稳定

（c）IPL 的主要靶结构是黑色素和血管

（d）冷却的主要方式是对流

Q2. 下列哪些是皮肤色基

（a）黑色素

（b）巨噬细胞

（c）尿刊酸

（d）氨基酸

Q3. 下列选项中除哪项外，均是正确的

（a）IPL 位于电磁光谱的可见光中

（b）热弛豫时间表示物体冷却到原来温度的50% 所需的时间

（c）如果脉冲间隔大于热弛豫时间，则热主要作用于目标结构

（d）为避免损伤周围组织，脉冲时间应长于皮肤冷却时间

Q4. 下列说法中正确的是

（a）皮肤对光的吸收是 IPL 取得预期效果的主要原因

（b）入射角越小，则光的反射量越大

（c）皮肤类型与光的传导无关

（d）对于波长在 300 ~ 1200 nm 范围的光，黑色素是主要的吸光物质

Q5. 下列选项中除哪项外，均是错误的

（a）反射光的组织结构称为色基

（b）色基可以反射不同波长的光

（c）光热效应表现为基于光吸收的组织凝固或汽化

（d）为了产生选择性光热作用，只需要由目标结构吸收特定波长的光，而与照射时间无关

Q6. 请判断对错：光与皮肤相互作用后，一半的光被吸收，其余的被传导

（a）正确

（b）错误

Q7. 请判断对错：皮肤胶原蛋白是产生迎合效应（catering effect）的主要原因

（a）正确

（b）错误

Q8. 请判断对错：热弛豫时间是靶目标冷却到原来温度的 50% 所需的时间。冷却通过传导、对流和辐射实现，传导是冷却的主要方式

（a）正确

（b）错误

Q9. 请判断对错：与较小的结构相比，大的结构冷却更慢，所以需要单次脉冲

（a）正确

（b）错误

Q10. 请判断对错：真黑素（黄红色的色素）在光保护中起重要作用

（a）正确

（b）错误

参考文献

[1] Jacques SL. Laser-tissue interactions. Photochemical, photothermal, and photomechanical. Surg Clin North Am. 1992; 72(3):531–58.

[2] Mignon C, Tobin DJ, Zeitouny M, et al. Shedding light on the variability of optical skin properties: finding a path towards more accurate prediction of light propagation in human cutaneous compartments. Biomed Opt Express. 2018; 9(2):852–72.

[3] Keijzer M, Jacques SL, Prahl SA, et al. Light distributions in artery tissue: Monte Carlo simulations for finite-diameter laser beams. Lasers Surg Med. 1989; 9(2):148–54.

[4] Carroll L, Humphreys TR. LASER-tissue interactions. Clin Dermatol. 2006; 24(1):2–7.

[5] Herd RM, Dover JS, Arndt KA. Basic laser principles. Dermatol Clin. 1997; 15(3):355–72.

[6] Everett MA, Yeargers E, Sayre RM, et al. Penetration of epidermis by ultraviolet rays. Photochem Photobiol. 1966; 5(7):533–42.

[7] Anderson RR, Parrish JA. Selective photothermolysis: precise microsurgery by selective absorption of pulsed radiation. Science. 1983; 220(4596):524–7.

[8] van Gemert MJ, Welch AJ. Time constants in thermal laser medicine. Lasers Surg Med. 1989; 9(4):405–21.

[9] Goldman MP, Weiss RA, Weiss MA. Intense pulsed light as a nonablative approach to photoaging. Dermatol Surg. 2005; 31(9 Pt 2):1179–1187; discussion 1187.

[10] Piacquadio DJ, Chen DM, Farber HF, et al. Photodynamic therapy with aminolevulinic acid topical solution and visible blue light in the treatment of multiple actinic keratoses of the face and scalp: investigator-blinded, phase 3, multicenter trials. Arch Dermatol. 2004; 140(1):41–6.

[11] Nyman ES, Hynninen PH. Research advances in the use of tetrapyrrolic photosensitizers for photodynamic therapy. J Photochem Photobiol B. 2004; 73(1–2):1–28.

[12] Marmur ES, Phelps R, Goldberg DJ. Ultrastructural changes seen after ALA-IPL photorejuvenation: a pilot study. J Cosmet Laser Ther. 2005; 7(1):21–4.

[13] Pervaiz S, Olivo M. Art and science of photodynamic therapy. Clin Exp Pharmacol Physiol. 2006; 33(5–6):551–6.

[14] Young AR. Chromophores in human skin. Phys Med Biol. 1997; 42(5):789–802.

[15] Wakamatsu K, Ito S. Advanced chemical methods in melanin determination. Pigment Cell Res. 2002; 15(3):174–83.

[16] Ye T, Pawlak A, Sarna T, et al. Different molecular constituents in pheomelanin are responsible for emission, transient absorption and oxygen photoconsumption. Photochem Photobiol. 2008; 84(2):437–43.

[17] Del Bino S, Ito S, Sok J, et al. Chemical analysis of constitutive pigmentation of human epidermis reveals constant eumelanin to pheomelanin ratio. Pigment Cell Melanoma Res. 2015; 28: 707–17.

[18] Ito S, Wakamatsu K, Sarna T. Photodegradation of eumelanin and pheomelanin and its pathophysiological implications. Photochem Photobiol. 2018; 94(3):409–20.

[19] Anderson RR, Parrish JA. The optics of human skin. J Invest Dermatol. 1981; 77(1):13–9.

[20] Zonios G, Bykowski J, Kollias N. Skin melanin, hemoglobin, and light scattering properties can be quantitatively assessed in vivo using diffuse reflectance spectroscopy. J Invest Dermatol. 2001; 117(6):1452–7.

[21] Fitzpatrick TB. The validity and practicality of sun-reactive skin types I through VI. Arch Dermatol. 1988; 124(6):869–71.

[22] Matts PJ, Dykes PJ, Marks R. The distribution of melanin in skin determined in vivo. Br J Dermatol. 2007a; 156(4):620–8.

[23] Matts PJ, Fink B, Grammer K, et al. Color homogeneity and visual perception of age, health, and attractiveness of female facial skin. J Am Acad Dermatol. 2007b; 57(6):977–84.

[24] Ito S, Wakamatsu K. Quantitative analysis of eumelanin and pheomelanin in humans, mice, and other animals: a comparative review. Pigment Cell Res. 2003; 16(5):523–31.

[25] Moncrieff M, Cotton S, Claridge E, et al. Spectrophotometric intracutaneous analysis: a new technique for imaging pigmented skin lesions. Br J Dermatol. 2002; 146(3):448–57.

[26] Naylor MF, Boyd A, Smith DW, et al. High sun protection factor sunscreens in the suppression of actinic neoplasia. Arch Dermatol. 1995; 131(2):170–5.

[27] Thompson SC, Jolley D, Marks R. Reduction of solar keratoses by regular sunscreen use. N Engl J Med. 1993; 329(16):1147–51.

Lucian Fodor, Laura Sita-Alb 著

杨扬，尹锐 译

第3章
强脉冲光的安全性：法律问题

学习目标

- 了解在实施治疗的过程中，患者和工作人员面临的光学危害。
- 了解治疗室要求和用电安全。
- 了解在操作过程中可能出现的其他危险。
- 了解一些重要的法律问题。

安全性问题

众所周知，在应用 IPL 设备进行医疗和美容操作时会出现术后并发症。但是，对于操作者、授权者或监管者来说，如何合理使用 IPL 设备却并没有一个普遍适用的规则。

使用 IPL 设备进行治疗常常被认为是单纯的美容操作，而不是针对疾病的治疗手段。许多国家以及美国的一些州并未强制规定 IPL 操作需由医生完成，甚至在一些国家，医疗监督或授权使用也并非强制性规定必须由医生完成。

总的指导原则认为，IPL 需由经专科培训的医师或由相关专业人员按照操作规范进行操作，但此原则并非强制性，可根据各个医疗机构内部的具体规定决定实施与否。

我们应当尊重并鼓励经培训的专业人员从事 IPL 相关操作，并且不断改进相关技术，完善相关培训。

光学危害

在操作 IPL 设备时，应避免不必要的光学暴露，包括直接暴露和各种界面反射引起的间接暴露。治疗时，操作设备头应小心谨慎，避免光照射至其他方向。

操作人员在工作时面临的主要危险来自于光学危害。当激光束经不同表面或仪器反射时，直接或间接暴露在光线下会造成眼睛的损伤，因此，美国职业安全与健康管理局发布的唯一安全守则是激光工作人员需要佩戴特定的护目镜[1]。针对不同的波长需要佩戴不同的眼镜，并且治疗区域必须是治疗头朝向的唯一区域。考虑到对医生、患者和治疗室其他人员的保护，每种激光波长的眼镜光密度至少为 4[2]。

任何能够反射光束的物体、珠宝、手表或仪器都应与设备保持一定距离。治疗过程中，治疗室中所有人员均应佩戴防护眼镜，不要直视设备发光头（图 3.1）。通常情况下，患者所戴护目镜应方便医生在眼眶周围进行治疗（图 3.2）。

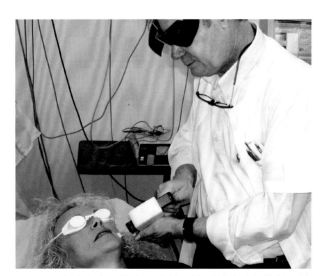

图 3.1 治疗室内工作人员应使用针对特定波长的护目镜（图片来自 Fodor 和 Ullmann 所著的第 1 版）

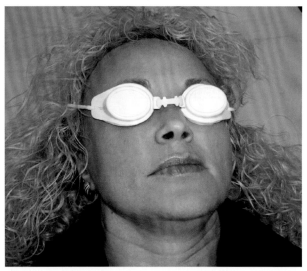

图3.2　患者在治疗过程中为保护眼睛需戴上护目镜（图片来自Fodor和Ullmann所著的第1版）

治疗室安全

治疗应在专门的房间进行，并遵守光与激光辐射安全规定；治疗室门口应设置高强度光标志，并安装标示牌；控制进入治疗室的人员数量，与治疗无关人员不得入内；治疗室内有易燃材料时，禁止使用设备；使用设备时，应关闭治疗室的门，并在门外放置特殊标志，标明"危险"字样（图3.3）。

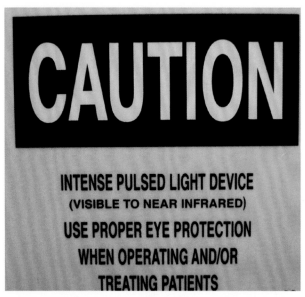

图3.3　治疗室门外应设置警告标志（图片来自Fodor和Ullmann所著的第1版）

用电安全

一些IPL设备在系统电源关闭之后，部分组件中仍保留有高电压，所以在使用IPL系统时，应始终采取用电防护措施。任何易燃物或液体都应远离IPL光束[2]。只有经过授权的人员才能使用和维修IPL设备。使用设备时，应保持设备所有盖子处于关闭状态。大多数设备都有紧急关机按钮，设备使用完毕应及时关机。未经培训人员不得操作IPL设备。医师、中级保健师和技术人员应共同监管设备、患者和环境的安全。

延误皮肤癌诊断

未经专业训练的操作者在使用IPL设备对病变部位进行处理时，可能会因为去除了皮肤的色素沉着而掩盖皮肤癌的早期病变表现，因而延误诊断[3-4]。

恶性黑色素瘤是最危险的皮肤癌，也是皮肤癌患者死亡的主要原因。尽管有研究表明IPL的波长范围不会加速肿瘤细胞增殖，但IPL治疗可能使肿瘤最表层的色素脱失，却未触及肿瘤最深层的色素，这就导致未经IPL治疗的深部肿瘤仍然会以自然方式继续生长和进展[5]。

由于肿瘤表面脱色可能会导致误诊，因此我们建议所有疑似皮肤肿瘤的患者在接受IPL治疗前应接受皮肤科医生的评估。如果IPL治疗是在不受医疗监管的美容机构进行，那么治疗前必须由皮肤科医生进行会诊。

▌其他潜在危害

手术操作过程中产生的烟雾可能带来危害。这种烟雾中含有的颗粒携带细菌或病毒甚至其他活的致病微生物，可引起并发症[6]。所以，术者应在手术中佩戴手套和口罩，治疗室应配备烟雾过滤系统等安全设施。

另一可能的危害是增加感染传播风险 [7]。为了降低此风险，除常规佩戴手套以外，治疗间隔期间还应用氯己定溶液清洁治疗室内的足印。

目前尚无有关孕妇接受 IPL 治疗的研究报告，我们不建议在孕期进行 IPL 治疗。

法律问题

使用 IPL 设备进行医疗和美容操作可能引起并发症，但目前针对操作者、授权使用者或监管者，均尚无普遍适用的法律规范。

在美国，各州的规定各不相同，仅有一个州（新泽西州）规定激光操作只能由医师进行。在大多数国家和美国其他各州，医师的职责是将手术指派给另一位操作者。值得一提的是，上述规定中的医师也包括牙医、足科医师、整形医师等 [8]。一些调查研究发现，许多美容机构与医生签订了合同，但这些医生实际上并不在合同方所在机构执业，而在其他医院或美容机构工作。澳大利亚和大多数欧洲国家也存在同样的问题 [5]。

患者和医护人员都必须认识到 IPL 作为美容手术的风险性。所有人员均应在术前阅读 IPL 使用说明书，这一点至关重要。

近十年来，家用 IPL 设备层出不穷，但对于其使用仍然存在争议。波长大于 180 nm 的激光和 IPL 设备具有危险性（危险等级分别为 3B 级和 4 级）[9-10]。家用设备的波长在 475 ~ 575 nm，脉宽在 5 ms 以下。一般来说，家用设备都配有多种安全措施，以降低 IPL 设备引起视网膜受损的风险。但如果操作不当，仍有可能造成视网膜损伤 [10]。另外，使用家用设备时适应证的选择及皮肤类型难以确定，若患者还存在皮肤肿瘤，则极易因自行操作导致色素脱失从而贻误诊断。

市场上充斥着大量美容相关的广告，使患者普遍认为 IPL 和激光操作简单、零风险且治疗效果显著，这其实是一种不切实际的期望。

从业人员在与患者沟通时需要十分谨慎，在告知患者治疗可能带来益处的同时，也要明确告知患者可能出现的副作用，避免患者产生过高的心理预期。进行 IPL 操作前，除了获得患者的口头同意外，还应该签署书面知情同意书，以避免可能的法律纠纷 [11]。签署知情同意书的目的是将患者也纳入决策过程，向患者介绍将要使用的各种方法和仪器，并告知患者治疗可能带来的益处和危害 [12]。大多数涉及美容手术的知情同意也包括以拍照或录像形式记录患者的情况，无论是对于后续随访，还是纠纷追责，照片和记录的存档都至关重要。

在美容行业工作还要应对一些特殊患者，他们对治疗结果抱有不切实际的期望，或患有各种美容相关障碍如躯体变形障碍（body dysmorphic disorder，BDD）。患有躯体变形障碍的患者会过度担心外表的某些想象的或微小的缺陷，而实际上这些缺陷并不存在，或者由患者主观过分夸大。还有一种被称为美丽疑病症（beauty hypochondriasis），即患者的焦点集中在身体的某一部分，认为这部分是畸形的、异常的。这些美容相关障碍会极大地影响患者的个人和社交生活，同时这些患者也有自卑感和负罪感，极度渴望改变自己的身体形象 [12]。躯体变形障碍在普通人群中的发病率高达 2.4%，在寻求美容手术的患者中更是高达 7% ~ 15% [13-15]。这类患者主要存在的是心理问题而非生理问题，因此他们极少对美容手术的结果感到满意 [16]。

医生在接待这类患者时应当小心谨慎，必须与患者进行充分沟通，对建议实施的手术进行充分告知，避免可能由此产生的诉讼问题。在授权他人进行手术时，医生也必须非常谨慎，在这种情况下，医生（而并非被授权的操作者）负有法律责任，可能会被患者起诉。

执业医师与非执业医师操作引发的并发症及其相关法律诉讼的数量之间存在一定差异。通常情况下，相较非执业医师，执业医师更容易面临术后并发症相关的诉讼。这一现象的原因可能是由于医疗保险主要覆盖执业医师操作引起的赔偿等，因此起诉执业医师更符合规定，也更易获利；同时，医生在授权他人进行手术时也负有责任 [2, 17–18]。

我们建议在进行 IPL 治疗前给予患者知情同意书，内容如下。

强脉冲光治疗知情同意书

强脉冲光治疗的基础是闪光灯发出的光，利用不同的波长可有效治疗血管病变和色素病变，以及用于脱毛和局部皮肤年轻化。为了达到预期的效果，可能需要进行多次治疗。

患者在治疗期间应注意防晒。若皮肤晒黑，则建议推迟几周再进行治疗，以降低并发症的发生率。治疗后可能会立即出现蓝色或红色变色，一般在几天内消退。大多数手术无须麻醉，必要时可在术前使用表面麻醉药。在整个治疗过程中，治疗室内的患者和所有工作人员都必须采取护眼措施。目前尚无该治疗对胎儿发育影响的相关报道，但仍不建议孕妇进行治疗。

虽然治疗安全性较高，但不能保证治疗的确切效果，同时也可能出现一些并发症：

• 皮肤颜色变化。可出现色素增加（色素沉着）或色素减少（色素减退）。多数情况下，这些颜色变化是暂时性的，几周到几个月就能消退，但也可能出现永久性色素改变。

• 疼痛。治疗期间的感觉程度因人而异，治疗前使用局部麻醉药以及治疗后使用冰袋可以减少发热或灼烧感。

• 过度发红或肿胀。在某些情况下，治疗后发生的过度发红或肿胀可能会持续几天，局部使用较温和的类固醇可加速恢复。

• 该技术不会破坏皮肤，所以罕见感染。

• 部分患者尤其是敏感性较高的人群可能会出现水疱。

• 可能有瘢痕形成。一般来说，IPL 技术不会造成瘢痕形成。然而，仍有一些文献报道了瘢痕形成。

• 患者满意度不高。不同患者对 IPL 治疗的反应不同。多数患者在接受一系列治疗后都有显著改善，但也可能治疗后无明显变化。

为使疗效最佳，治疗后应该严格做好皮肤防晒措施，例如尽量避免皮肤暴露在阳光下，以及使用 SPF 30 或更高倍数的防晒霜。术后对于治疗区域的清洗并无严格限制。

本人声明医生已对上述治疗过程、替代治疗方法以及相应风险进行了解释和说明，并已解答了本人的所有问题。本人同意拍摄治疗前后的照片，以记录治疗过程。

本人同意进行强脉冲光治疗并接受以上所列出的内容。

患者或合法监护人签名	印刷体姓名
医生签名	印刷体姓名
日期	时间（小时）

📋 **实用要点**

• 患者和医护人员都必须认识到 IPL 作为美容手术的风险性，所有人员均应在术前阅读 IPL 设备使用说明书。

• 光学危害是医生和患者在使用 IPL 设备时的主要危险。因此，在治疗过程中，患者和治疗室内所有人员均应佩戴防护眼镜。

• 由于肿瘤表面脱色可能会造成误诊，因此建议所有疑似肿瘤的患者在接受 IPL 治疗前应先接受皮肤科医生的评估。如果 IPL 治疗是在不受医疗监管的美容机构进行，那么治疗前必须由皮肤科医生进行会诊。

• 对于家用设备的使用仍存在争议。虽然家用设备配有各种保护眼睛的安全措施，但是难以判断使用时是否有相应的适应证。

• 使用 IPL 设备进行的一些治疗被认为是单

纯的美容操作，而不是针对疾病的治疗手段。许多国家以及美国的一些州并未强制规定 IPL 操作需由医生完成，甚至在一些国家，医疗监督或授权使用也并非强制性。

- 从业人员在与患者沟通时需要十分谨慎，在告知患者治疗可能带来益处的同时，也要明确告知患者可能出现的副作用，避免使患者产生过高的心理预期。
- 保留照片和文档记录对于后续随访以及纠纷追责至关重要。

选择题

Q1. 请判断对错：IPL 治疗是一种零风险的美容手术

（a）正确

（b）错误

Q2. IPL 的主要危害是什么

（a）光学危害

（b）延误皮肤癌的诊断

（c）皮肤烧伤

（d）增生性瘢痕

（e）感染

Q3. IPL 治疗会延误皮肤癌的诊断吗

（a）不会，因为 IPL 治疗可以去除皮肤癌病灶

（b）会，因为 IPL 刺激了肿瘤增殖

（c）会，因为 IPL 引起肿瘤浅表层脱色

（d）不会，因为 IPL 治疗对浅表肿瘤无效

（e）不会，因为 IPL 是一种无危害的手术

Q4. 在美容机构进行 IPL 治疗是绝对安全的吗

（a）安全，IPL 是一种美容手术，没有风险

（b）不安全，应由受过 IPL 训练的医生进行治疗

（c）不安全，应由经培训的医务人员在经培训的医生监督下进行治疗

（d）安全，在我最喜欢的美容机构我感到很安全

（e）不安全，因为他们从未受过培训

Q5. 必须由医生来进行 IPL 治疗这一规定是否为强制性

（a）强制性，世界各地都有标准化的法律法规

（b）非强制性，尚无统一规定必须由医生进行监督或治疗

（c）因国家而异，甚至因各州而异

（d）强制性，因为此操作有危险性，需要专门的医学培训

（e）强制性，美容设备操作必须有医生监督

Q6. 家用 IPL 设备安全吗

（a）安全，家用设备有多种安全措施，如果使用得当，安全措施正常工作，可以降低光危害

（b）如果家用设备安全措施失效，有造成视网膜受损的风险

（c）不安全，它们不应该在家里使用

Q7. 请判断对错：许多患者有不切实际的期望

（a）正确

（b）错误

Q8. 为什么必须签署知情同意书

（a）知情同意书是强制性的，以避免法律纠纷

（b）书面知情同意不是强制性的，口头知情同意就足够了

（c）让患者了解医生所建议实施的治疗措施可能带来的益处和危害，这一点很重要

（d）照片和文字记录需系统详实

（e）医疗美容行业不需要知情同意

Q9. 如何恰当处理有问题的患者

（a）医生应与患者进行充分沟通，并确保患者对治疗措施充分知情同意

（b）应通过详细的病史询问识别出患者是否存在躯体变形障碍或期望值过高的情况

（c）躯体变形障碍患者主要存在的是心理问题而非生理问题，因此他们极少对美容手术的结果感到满意

（d）医生不应该担心有问题的患者，因为这是美容治疗

（e）医生在治疗前必须对患者进行精神病学评估

Q10. 请判断对错：治疗过程中必须佩戴护目镜

（a）正确

（b）错误

参考文献

[1] US Department of Labor, Occupational Safety and Health Administration website. OSHA Technical Manual, Section III, Chapter 6. Available at: https://www.osha.gov/dts/osta/otm/otm_iii/otm_iii_6.html.Accessed 28 Jan 2019.

[2] Lolis M, Dunbar SW, Goldberg DJ, Hansen TJ, MacFarlane DF. Patient safety in procedural dermatology: part II. Safety related to cosmetic procedures. J Am Acad Dermatol. 2015; 73(1):15–24; quiz 25–6. https://doi.org/10.1016/j.jaad.2014.11.036.

[3] Intense Pulsed Light sources (IPLs) and Lasers for Cosmetic and Beauty Therapy. Consultation Regulatory Impact Statement – May 2015. Available at: https://www.arpansa.gov.au/consultation-regulatory-impact-statement-intense-pulsed-light-sourcesipls-and-lasers-cosmetic-or.Accesed 28 Jan 2019.

[4] Kutzner H. Under the microscope: laser, shave, IGEL and their outcome. Dtsch Dermatol. 2001; 8:248–53.

[5] Ash C, Town G, Whittall R, Tooze L, Phillips J. Lasers and intense pulsed light (IPL) association with cancerous lesions. Lasers Med Sci. 2017; 32(8):1927–33. https://doi.org/10.1007/s10103-017-2310-y.

[6] Smalley PJ. Laser safety: beyond signs and goggles. Dermatologist. 2008; 12:7.

[7] Gregory RO. The risks of laser surgery. Clin Plast Surg. 1999; 26(1):109–13, viii.

[8] DiGiorgio CM, Avram MM. Laws and regulations of laser operation in the United States. Lasers Surg Med. 2018; 50(4):272–9.

[9] Brown ER, Town G. Laser and light intervention standards. Aesthetics. 2017; 5(1):279.

[10] Town G, Ash C, Eadie E, Moseley H. Measuring key parameters of intense pulsed light (IPL) devices. J Cosmet Laser Ther. 2007; 9(3):148–60.

[11] Goldberg DJ. Legal issues in dermatology: informed consent, complications and medical malpractice. Semin Cutan Med Surg. 2007; 26(1):2–5.

[12] Olley PC. Aspects of plastic surgery. Psychiatric aspects of referral. Br Med J. 1974; 3(5925):248–9.

[13] Ishigooka J, Iwao M, Suzuki M, Fukuyama Y, Murasaki M, Miura S. Demographic features of patients seeking cosmetic surgery. Psychiatry Clin Neurosci. 1998; 52(3):283–7.

[14] Sarwer DB, Wadden TA, Pertschuk MJ, Whitaker LA. Body image dissatisfaction and body dysmorphic disorder in 100 cosmetic surgery patients. Plast Reconstr Surg. 1998; 101(6):1644–9.

[15] Koran LM, Abujaoude E, Large MD, Serpe RT. The prevalence of body dysmorphic disorder in the United States adult population. CNS Spectr. 2008; 13(4):316–22.

[16] Andreasen NC, Bardach J. Dysmorphophobia: symptom or disease? Am J Psychiatry. 1977; 134(6):673–6.

[17] Jalian HR, Jalian CA, Avram MM. Increased risk of litigation associated with laser surgery by nonphysician operators. JAMA Dermatol. 2014; 150:407–11.

[18] Jalian HR, Avram MM. Mid-level practitioners in dermatology: a need for further study and oversight. JAMA Dermatol. 2014; 150:1149–51.

第**4**章
患者选择与治疗方案

Dinu Dumitrascu,
Lucian Fodor　著

杨扬，尹锐　译

学习目标

- 选择合适的患者进行治疗。
- 识别不适合 IPL 治疗的患者。
- 如何进行治疗前的谈话。
- 治疗原则。
- 建议。

如何选择合适的患者对美容治疗成功与否至关重要。有两类患者不适合做美容治疗[1]。一种是身体上的不适合，另一种是心理上的不适合。在咨询期间，医生应全面观察患者的行为，因为一个态度积极、目的明确的患者更易对治疗结果感到满意[2]。"医生没有花足够的时间陪我"是一种很典型的抱怨，这意味着患者的情感需求没有得到满足[3]。Gorney[1]认为，有些患者疾病较严重，但并不过分担忧，即使治疗效果比较微弱，这类患者也通常觉得比较满意；相反，对于疾病很轻但极度担忧的患者，通常满意度较低（图 4.1 和图 4.2）。可能存在问题的患者包括：抱有不切实际的期望、过度的要求、优柔寡断或性格不成熟、行事隐秘或"手术狂"、患有做作性障碍和家庭成员不赞成治疗的患者[1, 3]。

应对患者的健康状况进行全面评估，包括了解 IPL 的治疗禁忌。孕妇及有明显静脉功能不全和静脉扩张的患者可能不适合 IPL 治疗。局部检查还可以发现一些问题，例如皮肤的恶性肿瘤，这种情况不适合进行 IPL 治疗。对皮肤色素的改变要特别注意，结合皮肤镜检查或皮肤活检有助于在治疗前作出正确的诊断。有时患者的期望要高于 IPL 可能的疗效，比如患有严重皱纹的女性想要完全去除皱纹，也不适合 IPL 治疗。

为了避免纠纷，与患者谈话了解他们的期望是至关重要的环节；另外，每位患者的个人资料和影像记录都需要单独保存。与患者谈话时，要对诊断进行解释（比如为什么出现色斑），并说明 IPL 治

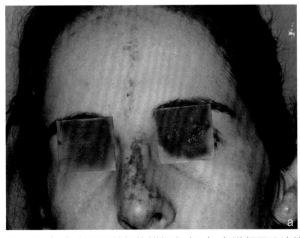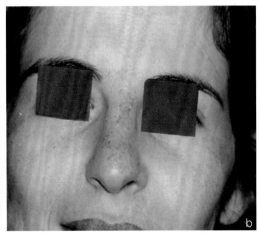

图 4.1 （a）鼻子和前额的鲜红斑痣；（b）进行了 8 次治疗后才部分缓解，但是患者非常满意（图片来自 Fodor 和 Ullmann 所著的第 1 版）

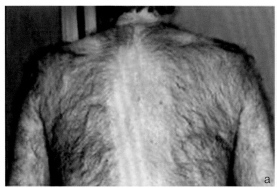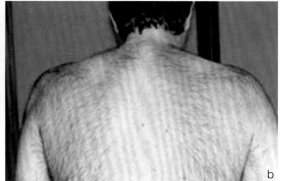

图 4.2　（a）多毛症治疗前；（b）IPL 治疗 5 次后部分缓解，但患者对结果不满意，故停止了治疗（图片来自 Fodor 和 Ullmann 所著的第 1 版）

疗的原则、替代治疗方案（激光、剥脱术、手术）、麻醉类型、治疗时间、恢复期、长期结果、可能的副作用和并发症以及预期费用等。第一次会诊后，患者需要将知情同意书带回家，仔细阅读并填写。另外，治疗很少在会诊当天进行，我们更倾向于先进行治疗测试，并请患者在 1 周后回来再次进行评估。如果计划治疗区域（脸、手、腿）较大时，则患者必须进行治疗测试。设置适合患者的参数并施加单个光脉冲来进行治疗测试。测试的目的并非观察可能的治疗结果，而是评估可能发生的副作用和并发症，同时有助于避免专业性错误。出现并发症时，可以调整治疗参数（如降低能量密度，增加脉冲延迟），随后在不同区域进行第二次测试。当有必要进行多次治疗时，有时即使经过了多次治疗，疗效也并非永久性的，患者应当理解这一点。在治疗 Fitzpatrick 皮肤分型 IV ~ VI 型患者时，应采取更多的预防措施，而且在治疗前还应向患者解释有可能发生更多的并发症。虽然治疗前都会使用表面麻醉药，但应告知患者在治疗过程中仍有可能会感到疼痛。所有治疗开始之前都需要患者签署知情同意书。

保持治疗后的沟通也很重要。如果患者在治疗后出现了并发症，或进行了其他处置，需要与医生进行更多的交流。这些患者通常要求会更高，医生应积极处理[4]。

治疗方案

此处仅描述基本治疗方案。脱毛、面部年轻化和血管治疗的具体细节将在相应章节中描述。

若治疗测试结果显示无并发症，助理护士就会接收患者。以湿纱布清洗需要治疗的区域并卸妆，因为化妆品会干扰光的传输和吸收。一般来说，治疗都需要使用表面麻醉药，术中的痛觉因人而异。我们遇到过一些患者进行 IPL 治疗时不需要麻醉，也遇到过患者使用表面麻醉药后仍然主诉疼痛感。研究发现，波长较长、能量密度较高时更容易引起疼痛。

表面麻醉药通常由三种主要成分构成，即芳香环、酯或酰胺键和叔胺，通过靶向定位阻止位于真皮层内的游离神经末梢产生和传递神经冲动[5]。表面麻醉药有很多，如倍他卡因 -LA、丁卡因、托比卡因和 S- 卡因，而 EMLA（阿斯特拉制药公司）和 ELA-MAX（芬代尔实验室）是使用最广泛的表面麻醉药[5]。表面麻醉药可有效减轻皮肤治疗引起的疼痛，但有时也需要延长治疗时间（超过 1 h）[6-7]。相较于丁卡因和倍他卡因 -LA 软膏，ELA-MAX 和 EMLA 在使用后 60 min 后有较好的麻醉效果[8]。IPL 治疗不需要使用神经阻滞或静脉内镇静等侵入性麻醉方法。

EMLA 乳膏是 5% 利多卡因和丙胺卡因的混合

物，是由 25 mg/ml 利多卡因和 25 mg/ml 丙胺卡因组成的水包油乳剂[8]。大多数封闭敷料下的皮肤麻醉作用是在 60 min 后起效，有报道称仅用 30 min 会出现镇痛不足的现象[9-10]。EMLA 乳膏的镇痛效果在敷料移除后 15 ~ 30 min 内逐渐增加，这可能是由于累积在角质层的麻醉药物持续释放所致[9, 11]。ELA- MAX 是一种脂质体包埋的乳膏，含 4% 利多卡因，不需要封闭，应用时间为 15 ~ 45 min，且 ELA–MAX 比 EMLA 价格便宜[5]。

术前使用局部麻醉药尤其是使用起效快、副作用较小而能达到有效皮肤麻醉的制剂是有帮助的。局部麻醉药最常见的副作用是红斑、水肿和皮肤发白（图 4.3）。Alster[12] 发现，在使用 EMLA 的患者中，有 10% 出现红斑，90% 皮肤发白。EMLA 最严重的并发症之一是血红蛋白转化为高铁血红蛋白，从而造成组织的持续性缺氧[13]。该并发症似乎在婴儿以及服用可诱导产生葡萄糖 –6– 磷酸脱氢酶或高铁血红蛋白血症药物的患者中更为常见[13]。

黑色素和血红蛋白是皮肤中两种主要的色基，对反射光谱有重要影响。治疗后皮肤立即出现蓝灰色（图 4.4）、皮损周围红斑、发白（图 4.5）或"荨麻疹"样反应（图 4.6）是血管反应良好的标志。不同形态的血红蛋白表现出不同特征的吸收光谱，血红蛋白浓度的变化会影响其吸收光谱[14]。

Arildsson 提出一项假设，认为麻醉后皮肤深层血管的灌注增加，以补偿具有生理活性的毛细血管数量的减少[15]。另一项研究[14] 表明，皮肤在使用 EMLA 镇痛时是通过更大、更深的血管扩张以增加血流。我们已经观察到，EMLA 在面部起效比在其他区域更快，很可能是由于该区域血管密度更高、药物吸收更快。

治疗区域麻醉完成后，患者进入治疗室，躺在特殊的治疗床上，以便在治疗过程中保持舒适。以湿纱布清理掉麻醉药膏，清洁麻醉区后，在皮肤上涂上一层薄薄的（2 ~ 3 mm）透明冷凝胶。为了保护表皮免受不必要的热损伤，需要在治疗期间和（或）治疗后为皮肤冷却。在皮肤科手术过程中，接触性皮肤冷却有时可用于麻醉。对于大多数 IPL 治疗来说，冷却至关重要，可降低表皮温度，而色基温度保持不变，治疗仍然有效。皮肤冷却还能使能量密度得以提高，同时减少了副作用的发生。

在 IPL 或激光治疗过程中，主要有三种表面冷却方式：预冷却、平行冷却和后冷却[16]。预冷却是指在脉冲前立即降低表皮的温度。平行冷却是指冷却过程与脉冲发生同时进行，更适合于脉宽较长的设备[17]。后冷却是指完成治疗后立即降温，通常用冰袋。大多数脉冲光和激光设备使用喷雾和接触式冷却的方法冷却[18]，这两种方法都需要控制

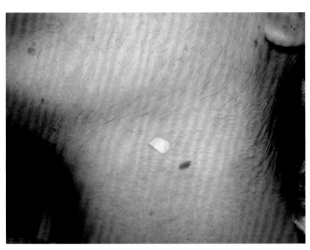

图 4.3　应用 EMLA 后皮肤发白（图片来自 Fodor 和 Ullmann 所著的第 1 版）

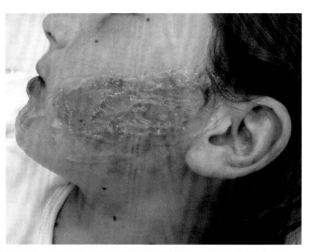

图 4.4　鲜红斑痣治疗后即刻出现蓝灰色改变（图片来自 Fodor 和 Ullmann 所著的第 1 版）

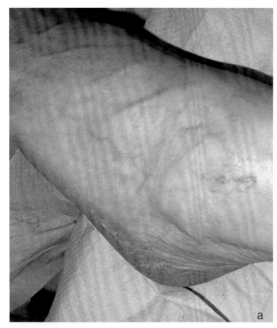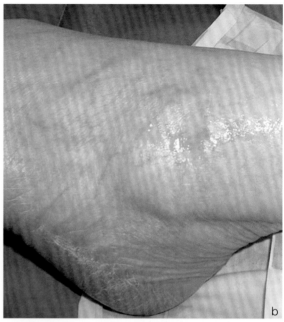

图 4.5 （a）腿部网状静脉治疗前；（b）IPL 治疗后即刻出现发白（图片来自 Fodor 和 Ullmann 所著的第 1 版）

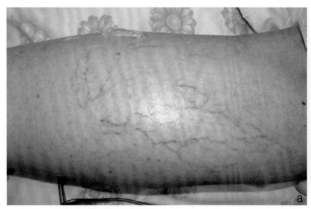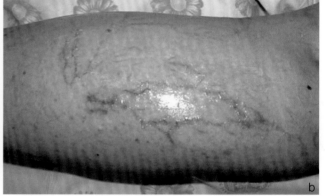

图 4.6 （a）小腿静脉治疗前；（b）治疗后即刻出现"荨麻疹"样反应（图片来自 Fodor 和 Ullmann 所著的第 1 版）

预冷时间，以达到选择性治疗的同时防止表皮冻伤。但喷雾的预冷时间不易控制[18-19]。外源性冷却介质在 50 左右进行 1 s 的预冷却是避免表皮冻伤的理想选择。大多数 IPL 设备的尺寸、能量和放电规格都要求配备一个循环冷却系统，在该系统中，水被泵送至闪光灯周围以达到冷却效果[20]。

在整个治疗过程中，患者和医护人员都要佩戴防护眼镜。特别要注意参考测试结果来选择合适的治疗参数。若治疗间隔时间过短，则易导致更多的并发症。治疗结束后，擦拭干净治疗区并用冰袋冷敷约 15 min。治疗区域较大时，每个解剖区域治疗完成后立即放置冰袋。例如，当 IPL 用于腿部脱毛时，一个解剖区域治疗完毕后，立即使用冰袋冷却（例如小腿前侧或后侧、大腿前侧或后侧）。对于大部分治疗操作，治疗过程中和治疗后都需要冷却。如果没有冷却，热损伤不仅会影响到色基，还会影响到周围组织，容易导致表皮损伤的发生[21]。

治疗后患者即可以化妆，但是强烈建议在治疗间隔期内避免日晒或服用光敏药物。两次治疗的间隔通常为 1 个月，但如果出现并发症，那么治疗间隔可能会延长。由于治疗时间短、恢复快，IPL 治疗又被称为"周末"治疗。

实用要点

- 态度积极、目的明确的患者可能对治疗效果满意度更高。
- 在选择患者时，鉴别从身体上和心理上不适合该治疗的患者十分关键。
- 抱有不切实际的期望、过度要求、优柔寡断或性格不成熟、行事隐秘或"手术狂"、患有做作性障碍和家庭成员不赞成治疗的患者都可能是存在问题的患者。
- 应特别注意排除需要治疗的皮肤区域是否有恶性肿瘤。
- 与患者沟通，了解他 / 她的期望，可能有助于避免纠纷。
- 开始治疗前进行简单的治疗测试，以了解皮肤反应和疗效的相关细节。出现副作用时，可调整治疗参数。
- 治疗后与患者的沟通对于避免纠纷也很重要。
- EMLA 和 ELA-MAX 是 IPL 治疗中最常用的表面麻醉药。
- 治疗期间和（或）治疗后的皮肤冷却有助于保护表皮免受热损伤。
- 应特别注意参考光斑测试结果来选择合适的参数。
- 强烈建议在治疗间隔期内避免日晒或服用光敏药物。

选择题

Q1. 表面麻醉的副作用是什么

（a）结节形成

（b）水肿

（c）皮肤苍白

（d）血红蛋白转化为高铁血红蛋白导致组织缺氧

Q2. IPL 治疗中皮肤冷却的主要方法是什么

（a）预冷却，即在脉冲前立即降低表皮的温度

（b）使用空气冷却

（c）后冷却，即在处理后立即降低温度

（d）平行冷却主要用于脉冲时间较短的设备

Q3. 下列哪些是可能存在问题的患者

（a）有严重畸形但极少担忧的患者

（b）有不切实际期望的患者

（c）有过度需求的患者

（d）有良好动机的患者

Q4. 与患者的讨论应该包括对下列哪些问题的解释

（a）诊断

（b）替代治疗

（c）IPL 治疗原则

（d）恢复期

Q5. IPL 治疗前应采取以下哪些预防措施

（a）患者应签署书面知情同意书

（b）对 Fitzpatrick 皮肤分型 Ⅳ ~ Ⅵ 型的患者应采取更多的预防措施

（c）必须用 EMLA 表面麻醉药膏

（d）评估患者的健康状况

Q6. 下列哪些患者最不适合接受 IPL 美容治疗

（a）动机良好的患者

（b）解剖学上不适合的患者

（c）有严重畸形但极少担忧的患者

（d）心理不适的患者

Q7. IPL 治疗后血管反应良好的标志有哪些

（a）"荨麻疹"样反应

（b）周围红斑

（c）皮肤变白

（d）蓝灰色改变

Q8. IPL 治疗后患者应该注意什么

（a）使用化妆品

（b）使用光敏药物

（c）避免阳光暴晒

（d）使用麻醉药膏

Q9. 治疗前测试的主要目的是什么

（a）评估治疗后的效果

（b）评估可能的副作用和并发症

（c）使患者适应 IPL 治疗

（d）校准设备

Q10. IPL 治疗的绝对禁忌证和相对禁忌证有哪些

（a）皮肤恶性肿瘤

（b）妊娠

（c）明显静脉功能不全

（d）毛细血管扩张

参考文献

[1] Gorney M, Martello J. Patient selection criteria. Clin Plast Surg. 1999; 26(1):37–40, vi.

[2] Martello J, Bailey CW Jr. Doctor-patient relationship. The consultation. Clin Plast Surg. 1999; 26(1):53–5, vi.

[3] Goldwyn R. The patient and the plastic surgeon. Boston: Little, Brown and Company; 1991.

[4] Webb MS. Failure in communication. The common denominator. Clin Plast Surg. 1999; 26(1):41–51, vi.

[5] Friedman PM, Mafong EA, Friedman ES, et al. Topical anesthetics update: EMLA and beyond. Dermatol Surg. 2001; 27(12):1019–26.

[6] Huang W, Vidimos A. Topical anesthetics in dermatology. J Am Acad Dermatol. 2000; 43(2 Pt 1):286–98.

[7] Lener EV, Bucalo BD, Kist DA, et al. Topical anesthetic agents in dermatologic surgery. A review. Dermatol Surg. 1997; 23(8): 673–83.

[8] Friedman PM, Fogelman JP, Nouri K, et al. Comparative study of the efficacy of four topical anesthetics. Dermatol Surg. 1999; 25(12):950–4.

[9] Evers H, von Dardel O, Juhlin L, et al. Dermal effects of compositions based on the eutectic mixture of lignocaine and prilocaine (EMLA). Studies in volunteers. Br J Anaesth. 1985; 57(10):997–1005.

[10] Greenbaum SS, Bernstein EF. Comparison of iontophoresis of lidocaine with a eutectic mixture of lidocaine and prilocaine (EMLA) for topically administered local anesthesia. J Dermatol Surg Oncol. 1994; 20(9):579–83.

[11] Arendt-Nielsen L, Bjerring P. Laser-induced pain for evaluation of local analgesia: a comparison of topical application (EMLA) and local injection (lidocaine). Anesth Analg. 1988; 67(2):115–23.

[12] Alster TS, Lupton JR. Evaluation of a novel topical anesthetic agent for cutaneous laser resurfacing: a randomized comparison study. Dermatol Surg. 2002; 28(11):1004–6; discussion 1006.

[13] Guardiano RA, Norwood CW. Direct comparison of EMLA versus lidocaine for pain control in Nd: YAG 1, 064 nm laser hair removal. Dermatol Surg. 2005; 31(4):396–8.

[14] Haggblad E, Larsson M, Arildsson M, et al. Reflection spectroscopy of analgesized skin. Microvasc Res. 2001; 62(3):392–400.

[15] Arildsson M, Asker CL, Salerud EG, et al. Skin capillary appearance and skin microvascular perfusion due to topical application of analgesia cream. Microvasc Res. 2000; 59(1): 14–23.

[16] Anderson RR. Lasers in dermatology—a critical update. J Dermatol. 2000; 27(11):700–5.

[17] Carroll L, Humphreys TR. LASER-tissue interactions. Clin Dermatol. 2006; 24(1):2–7.

[18] Zenzie HH, Altshuler GB, Smirnov MZ, et al. Evaluation of cooling methods for laser dermatology. Lasers Surg Med. 2000; 26(2):130–44.

[19] Altshuler GB, Zenzie HH, Erofeev AV, et al. Contact cooling of the skin. Phys Med Biol. 1999; 44(4):1003–23.

[20] Ash C, Town GA, Martin GR. Preliminary trial to investigate temperature of the iPulse intense pulsed light (IPL) glass transmission block during treatment of Fitzpatrick II, IV, V, and VI skin types. Lasers Med Sci. 2007; 22(1):4–9.

[21] Greve B, Raulin C. Professional errors caused by lasers and intense pulsed light technology in dermatology and aesthetic medicine: preventive strategies and case studies. Dermatol Surg. 2002; 28(2):156–61.

第 **5** 章
强脉冲光治疗的麻醉

Ileana Mitre,
Calin Mitre　著

杨扬，尹锐　译

💿 **学习目标**

- 了解如何选择麻醉方法。
- 了解麻醉时可能出现的并发症。
- 镇静原则。

引言

近年来，随着皮肤病治疗和美容需求的逐渐增加，IPL 和激光治疗等被人们广泛接受，并迅速普及。这些现代的治疗方法需要一系列昂贵而复杂的设备，但在大多数情况下，临床工作中是用不到这些设备的。然而，仍有许多疾病可以从这些治疗方法中受益。IPL 治疗过程可能会伴有不适感和疼痛。为了减轻患者的不适感和疼痛，我们可以在手术室外环境下实施一些麻醉干预[1-4]。

在手术室外环境下实施麻醉

近几十年来，数百种手术或非手术治疗已经实现了在手术室外环境下实施麻醉。在实施麻醉时需要关注的问题包括：治疗室、患者的选择、相关人员资质、对监测和麻醉装置的需求以及安全护理等。

有些患者不适合在手术室外进行麻醉，例如心功能或呼吸功能不全的患者、85 岁以上的老人和早产儿，上述患者在实施麻醉时通常需要一个复杂的医疗团队，而只有在医院才会配备这样齐全的团队[5]。治疗所需麻醉装置较多，有些空间小不足以实施麻醉。一般情况下，手术室外麻醉和监护设备

的配置以及医护人员的组成，可能与手术室内有所差异。

即便如此，手术室外麻醉事故处理的质量和处置能力也必须与手术室内相同[6]。保证患者的安全是整形美容手术中的一个重要问题。为了防止不良反应的发生，麻醉医师在实施麻醉时必须非常小心。

麻醉方法或麻醉药的选择

痛觉的程度取决于几个因素：焦虑程度、患者的病理状态、受影响区域的水平和范围、患者的年龄和遗传特征。

IPL 治疗一般需要多次重复治疗，因此保证患者的舒适度十分重要。

进行 IPL 治疗时，对麻醉类型的选择取决于患者的年龄和偏好、给药的舒适度、医生的偏好以及对疼痛程度的评估。

IPL 治疗可选择的麻醉方法有：

- 不进行麻醉
- 局部麻醉
- 镇静
- 全身麻醉

局部麻醉

一些患者可以忍受或更倾向于选择没有麻醉的情况下进行某些治疗。若患者是成年人，或当治疗区域较小时，接受 IPL 治疗并不痛苦；然而，对于儿童和较大的治疗区域，IPL 治疗可能会感到疼

痛。有些患者采用局部麻醉是有益的。大多数治疗是通过经皮肤和（或）黏膜的局部麻醉来进行的。在某些情况下，可采用皮肤局部的浸润麻醉。在 IPL 治疗中很少用到侵入性局部麻醉方法，如神经阻滞等。

为了提高局部麻醉应用的满意度，了解局部麻醉药的一些药理学特性十分重要 [7-8]。

局部麻醉药的化学结构

1884 年，可卡因的局部麻醉作用被发现，随之发明了局部麻醉药。局部麻醉药呈弱碱性，其化学结构由亲水基团和亲脂基团相连而成。局部麻醉药的亲水基团（通常是叔胺）和亲脂基团（通常是不饱和芳香族环）是实现局部麻醉效果的重要基础。

根据亲水基团和亲脂基团之间相连部分是酯类还是氨基类，局部麻醉药可以分为酯类局部麻醉药或酰胺类局部麻醉药。

局部麻醉药的作用机制

局部麻醉药的作用机制是通过膜稳定作用阻断感觉神经纤维中痛觉信号的传导。另外，根据剂量的不同，自主神经纤维和运动神经纤维也可能会受到影响。这一作用是通过可逆地阻断位于神经膜（轴突）的钠通道来实现的。为了实现这一作用，局部麻醉药必须扩散到轴突。

局部麻醉药能以亲脂形式（非离子化）穿过神经膜。一旦它们的分子接触轴浆，就会以电离形式解离，与肌纤维膜上的钠通道结合 [9-10]。这种可逆结合防止钠离子在去极化过程中进入轴突，从而干扰了神经纤维去极化，使动作电位无法传导。

表面麻醉

表面麻醉是直接在皮肤或黏膜上应用局部麻醉药来产生麻醉效果。神经纤维位于表皮、真皮和黏膜下层。对于皮肤而言，局部麻醉药要发挥作用，必须渗透皮肤最外层的角质层，因为这一层是不透水的，所以表面麻醉药不能用亲水性溶液配制，可以用软膏或凝胶等制剂。

表面麻醉药

理想的局部麻醉药应具有高效、安全、应用方便、镇痛作用迅速并能最大限度地减少医疗活动的中断和延迟、最少的全身吸收率、不影响真皮组织、无副作用、药效持久、价格合理等药理学特性（https://www.uptodate.com/contents/clinical-use-of-topical-anesthetics-in-children/contributors）。遗憾的是，目前还没有这样理想的麻醉药物。

大多数患者在进行 IPL 治疗时都可以使用表面麻醉药。

在局部应用含有局部麻醉药的凝胶、乳膏或软膏后，药物可以通过被动扩散的方式穿透皮肤，也可以通过离子电渗疗法、热增强扩散或加压气体输送等方法来增强穿透作用。

局部麻醉中最常用的表面麻醉药有利多卡因、丙胺卡因和丁卡因（阿梅卡因）。前两种属于酰胺类局部麻醉药，后一种属于酯类局部麻醉药 [11-12]。

利多卡因（西罗卡因）可以配制成乳膏、软膏或与其他局部麻醉药联合使用，可从局部用药区域吸收进入血液循环，所以在使用时应该遵从说明书建议的剂量，以减少毒性反应。对于 3 岁以下的儿童，这一点尤为重要。成人建议给药剂量按体重不超过 300 mg/kg，每日给药剂量不超过 1000 mg [13]，最大安全剂量约为 4.5 mg/kg。

脂质体利多卡因（LMX 4，LMX 5）是一种局部使用的包裹有利多卡因的脂质体。数字表示含有利多卡因的百分比。该制剂使用时无须封闭敷料即可发挥效果。脂质体使利多卡因吸收率提高，代谢率降低，使用 30 min 后开始起效，比单独使用利多卡因作用持续时间更长。该制剂管状包装有 5 g、15 g 和 30 g。用最小的药管可以更准确地估计乳剂含量。1 个月以上的婴儿和儿童可以使用，剂量为 1 ~ 2 g（LMX 4）。

利多卡因离子电渗疗法是通过放置两个能产生电流（最大 4 mA）的电极，可以提高离子化的利多卡因从角质层向真皮神经末梢转运的速度。药物递送取决于作用时间和电流强度。表面麻醉起效时间为 10～20 min，可持续 30 min。

4% 丙胺卡因凝胶（Ametop）制剂的每 1 g 凝胶中含有 40 mg 丙胺卡因（丁卡因）。一管含有 1.5 g 凝胶。使用时需要采用封闭式敷料覆盖 30～45 min，麻醉作用可持续 4～6 h。由于丁卡因的血管舒张作用，使用后可导致红斑。

自热式赛罗卡因和丁卡因贴片（Synera, Pliaglis）含有 70 mg 赛罗卡因和 70 mg 丁卡因。

EMLA 是局部麻醉药共晶混合物的缩写，由含有 2.5% 利多卡因和 2.5% 丙胺卡因的乳膏组成。该产品的商品名有 Oraqix、Lidopril、Priloxx[14]。

将本品涂抹于需要局部麻醉的区域，用封闭敷料覆盖 45～60 min，确保药物达到作用部位（镇痛深度 1 h 后约为 3 mm，1.5～2 h 后约为 5 mm）。移除乳剂后镇痛作用持续 1～2 h。

一管 EMLA 为 5 g 或 30 g，1 g EMLA 含有 25 mg 利多卡因和 25 mg 丙胺卡因。对于年龄超过 5 岁、体重大于 5 kg 的儿童，推荐用量是 1～2 g。

表面麻醉的起效时间各不相同（https://www.uptodate.com/contents/clinical-use-of-topical-anes-thetics-in-children/contributors）[11-12, 15]。对于配方较陈旧的制剂，起效时间约为 60 min；而对于配方较新的制剂，起效时间更短，有的甚至只需要 5 min（表 5.1）。

表面麻醉药成分众多，但最常用于皮肤/激光操作的仍然是 EMLA。

表 5.1　表面麻醉药制剂（最新）

表面麻醉药	起效时间/持续时间（min）	观察结果
EMLA 乳膏（Oraqix、Lidopril、Priloxx）	60～90/60～120	儿童使用 1～2 g 封闭式敷料
利多卡因脂质体（LMX）	30/60～120	儿童使用 LMX 4、LMX 5 利多卡因百分比：4 岁以下用 1 g，4 岁以上可用 2 g
热利多卡因/丁卡因贴片（Synera）1 片含有 70 mg 利多卡因和 7 mg 丁卡因	20～30/90	非酰胺类或酯类过敏者；1 个月以上儿童使用；长期使用会产生毒性反应；可能会出现发红或局部肿胀；用于冷冻治疗、胶原蛋白注射和各种激光治疗中
丁卡因凝胶（Ametop）	30～45/250～360	
利多卡因电离子渗透疗法	10～20/30～60	应用起来比较困难
无针式传输利多卡因浸润麻醉	1～3/60	每次给予 1% 缓释赛洛卡因，含 2～2.5 g 赛洛卡因；当儿童出现焦虑时，可以听流行音乐缓解；使用前需仔细阅读用药指南

局部/表面麻醉的并发症

局部麻醉药在临床实践中很少遇到过敏反应，一般以接触性皮炎最为常见。若患者有局部使用麻醉药后出现水疱性皮损或局限性湿疹的病史，最好避免使用局部麻醉药。用药前应询问患者是否有酯类或酰胺类局部麻醉药过敏史。

若局部麻醉药作用于神经纤维以外部位，或局部浸润注射大剂量局部麻醉药，或血管内意外注射大剂量局部麻醉药，或者大面积施用局部麻醉药，尤其是在儿童和（或）在促进吸收的情况下（如皮肤破损、皮肤受刺激或有炎症、特应性皮炎），可能会出现局部麻醉药毒性反应[16-17]。虽然该并发症非常罕见，但仍有可能发生，重要的是要意识到它并在出现时迅速治疗。为避免上述毒性反应的发生，应小心注射，避免血管内给药，缓慢注射局部麻醉药，使用含肾上腺素的局部麻醉药并注意剂量[18-19]。就利多卡因来说，发生毒性反应的血浆内含量高于 10 µg/ml。

毒性反应的临床表现类似于血管迷走神经反应，其作用机制与局部麻醉药对心脏和中枢神经系统细胞膜的稳定作用有关。

毒性反应症状为：耳鸣、口中金属味、口周麻刺感、舌麻刺感、头晕、躁动、震颤、昏迷、抽搐、低血压、心动过缓等心律失常、呼吸抑制或停止（表 5.2）。

治疗包括：立即停止局部麻醉药注射，吸氧，治疗抽搐、低血压、心动过缓，必要时可给予心血管和（或）呼吸系统支持治疗（表 5.2）。

表 5.2　局部麻醉药并发症的临床表现及处理 [9, 20]

局部麻醉药并发症	症状 / 体征	治疗措施	观察结果
毒性反应第一阶段	震颤、躁动、刺痛、口中金属味、头晕、呼吸困难	停止局部麻醉药使用，吸氧，最终给予安定类药物	中枢神经系统受刺激
毒性反应第二阶段	心动过缓、房室传导阻滞、低血压、昏迷、抽搐、心搏呼吸骤停	阿托品、插管 / 人工通气、心肺复苏	中枢神经系统 / 心血管系统受抑制
高铁血红蛋白血症	发绀、呼吸困难、头痛	静脉注射亚甲蓝、抗坏血酸 3 g	

对非常严重的病例，可以使用脂质乳剂，并将患者转送至急诊科进行紧急治疗。

在某些情况下，高铁血红蛋白血症可能是局部麻醉的并发症。高铁血红蛋白是一种异常的血红蛋白，没有运输氧气的能力。当大剂量使用局部麻醉药，尤其是患者是幼儿或患者有吸收增强（特应性皮炎）的情况下，可因麻醉药过量使用而引起高铁血红蛋白血症。易导致高铁血红蛋白血症发生的因素包括还原酶的缺乏，使用某些化学制剂如非那西汀、亚硝酸盐、磺胺，或某些局部麻醉药如丙胺卡因、赛洛卡因和苯佐卡因等。

医生应能识别相应的临床表现。患者可表现出对吸氧治疗无效的发绀、呼吸急促、心动过速、头痛、意识模糊，甚至死亡[21-22]。

治疗旨在将高铁血红蛋白血症中出现的三价铁离子 Fe^{3+}（结合氧的能力降低）还原为亚铁离子 Fe^{2+}，后者存在于血红蛋白的血红素结构中，具有运输氧的能力。可静脉注射还原剂亚甲蓝或抗坏血酸。

一些患者即使用局部麻醉药治疗时也会感觉到疼痛。针对此类患者，有时可以使用镇静或全身麻醉。

镇静与全身麻醉

在 IPL 治疗时，患者通常需要多次治疗，有时可能需要镇静或全身麻醉。镇静尤其适用于儿童，也适用于某些具有特殊情况的成人。少数情况下，儿童甚至成人会使用全身麻醉。在这种情况下，医疗机构必须对麻醉操作和麻醉过程进行严格监控。给药、监护以及医护人员素质对于预防并发症和处理不良反应至关重要。上述原则参考了不同国家的麻醉安全委员会对于手术室外环境下麻醉提出的建议（https://www.uptodate.com/contents/office-based-anesthesia/contributors）[23]。

麻醉前评估

常规进行麻醉前评估，包括病史 / 患者面谈，回顾病历或既往病史，以及呼吸系统、心血管系统和神经系统的临床 / 体格检查。在某些情况下，还需要进行实验室检查或其他检查。麻醉医师必须了解患者的健康状况、用药史、乳胶过敏史、目前正在服用的药物以及口服药物的时间和性质 / 类型[5]。麻醉前，必须取得患者的知情同意。

禁食

对于儿童和成人的镇静及全身麻醉，术前禁食非常重要，禁食时间根据不同的年龄和疾病类型而不同。欧洲麻醉学协会（European Society of Anesthesiology，ESA）和美国麻醉医师协会（American Society of Anesthesiologists，ASA）提出了术前禁食的建议[24-28]（表 5.3）。

门诊手术救护中心配备有标准监测设备。

表 5.3　镇静和全身麻醉前的禁食时间（以小时为单位）
（ESA/ASA 建议）

	0~12 个月	12个月至2岁	>2岁	成人
清水	2/2	2/2	2/2	2/2
母乳	4/3	4/6	4/4	—
配方奶	6/4	6/6	6/6	—
固体食物	6/6	6/6	6/6	6/6
高脂餐	—	—	—	-/8

监测

所有实施麻醉的患者都需要监测，特别是在镇静或全身麻醉的情况下，必须有麻醉师或者助理麻醉师在场。

传统的监测仪器用于连续监测心电图、脉搏血氧饱和度、自动无创测量血压和二氧化碳。有经验的麻醉师可以通过观察麻醉者的呼吸运动来评估其呼吸是否充分[29]。

在镇静情况下，若患者镇静程度超过预期水平，负责异丙酚给药的麻醉师必须具备紧急抢救能力，最重要的是有气道管理技能。

镇静 / 全身麻醉药物

异丙酚是门诊最常用的药物之一。

在镇静情况下，药物可能具有抗焦虑、镇静和镇痛作用。由于治疗结束后患者需要回家，所以首选作用时间短的药物[30]。门诊最常用的药物有咪达唑仑、异丙酚、氯胺酮、一氧化氮和芬太尼[31-32]。

为了减少麻醉药引起呼吸抑制的风险以及获得良好的心血管系统稳定性，一些医生更倾向于使用分离麻醉[33]。尤其是对儿童，使用一氧化二氮镇静是很有用的。一些适应证也可以使用右旋美托咪啶。

全身麻醉时，应尽量选择副作用较少的麻醉药[34]。

术后恢复

为了防止并发症，麻醉师必须持续观察患者 / 儿童直至他们苏醒。术后护理包括止痛、预防并处理恶心和呕吐症状。

目前为止，根据美国和英国的指南，患者必须有人陪同才能回家，并确保在出现并发症时进行干预后能观察患者。当发生某些罕见并发症时，必须能将患者送入病房或重症监护室进行观察或紧急入院治疗。治疗后与患者进行充分沟通，也是避免纠纷的关键。

选择题

Q1. 关于 IPL 操作，下列哪项是正确的

（a）必须使用局部麻醉药

（b）可以使用镇静剂

（c）必须使用镇静剂

（d）必须使用表面麻醉药

（e）可以不使用麻醉药

Q2. 关于局部麻醉药，下列哪项是正确的

（a）其化学结构含有亲脂基团

（b）其化学结构含有亲水基团

（c）可以分为脂类和酰胺类

（d）酯类局部麻醉药不含亲脂基团

（e）仅酰胺类局部麻醉药可以阻断钠通道

Q3. 关于表面麻醉药，下列哪项是正确的

（a）表面麻醉药必须穿透角质层才能到达作用部位

（b）表面麻醉药配置在亲水溶液中

（c）软膏可用于制备表面麻醉药

（d）凝胶不用于局部给药

（e）丙胺卡因是一种理想的表面麻醉药

Q4. 关于表面麻醉药，下列哪项是正确的

（a）可用于 IPL 患者

（b）通过局部麻醉药的被动扩散可以实现透皮吸收

（c）电离子渗透疗法可增强局部麻醉药的透皮吸收

（d）丁卡因不用于表面麻醉

（e）利多卡因是一种脂类局部麻醉药

Q5. 关于利多卡因，下列哪项是正确的

（a）可包埋于脂质体中

（b）使用利多卡因脂质体时必须采用封闭式敷料

（c）脂质体可以减少利多卡因的吸收

（d）利多卡因脂质体起效时间快于利多卡因乳膏

（e）最大安全剂量约为 4.5 mg/kg

Q6. 关于 EMLA 乳膏，下列哪项是正确的

（a）含有相同浓度的利多卡因和丙胺卡因

（b）适用于无破损的皮肤区域

（c）不需要封闭敷料

（d）麻醉起效时间为 10 min

（e）麻醉起效时间超过 45 min

Q7. 关于局部麻醉药的毒性反应，下列哪项是正确的

（a）局部麻醉后不会有毒性反应

（b）在大面积皮肤上使用局部麻醉药后可能会出现毒性反应

（c）局部麻醉药吸收增强时可能会出现毒性反应

（d）儿童需要特别注意给药剂量

（e）利多卡因的血浆毒性水平为 > 10 μg/ml

Q8. 局部麻醉药中毒可出现哪些症状

（a）躁动

（b）口腔刺痛感

（c）抽搐

（d）接触性皮炎

（e）全身红斑

Q9. 关于高铁血红蛋白血症，下列哪项是正确的

（a）在大范围使用局部麻醉药的情况下可因剂量过大而出现

（b）局部麻醉药吸收增强时可出现

（c）高铁血红蛋白血症与使用丙胺卡因、赛罗卡因和苯唑卡因有关

（d）患者出现发绀、呼吸急促、心动过速、意识模糊、头痛

（e）采用还原剂亚甲蓝或抗坏血酸静脉注射治疗

Q10. 关于 IPL 使用镇静 / 全身麻醉，下列哪项是正确的

（a）没有必要使用

（b）在镇静下进行 IPL 治疗不需要术前禁食

（c）可使用咪达唑仑

（d）分离麻醉可维持良好的心血管系统稳定性

（e）异丙酚是门诊最常用的药物

参考文献

[1] Arita R, Mizouguchi T, Fukuona S, Morishige N. IPL treatment for refractory MGD. Cornea. 2018; 37:1566–71.

[2] Bossack R, Lieblich S. Anesthesia complications in the dental office. Ames: Wiley Blackwell; 2014.

[3] Ellsworth WA, Bob Basu C, Iverson R. Preoperative considerations for patient safety during cosmetic surgery-preventing complications. Can J Plast Surg. 2009; 17(1):9–16.

[4] Kang HY, Kim JH, Goo BC. The dual toning technique for melasma treatment with the 1064 nm Nd: YAG LASER: a preliminary study. Laser Ther. 2011; 20(3):189–94.

[5] Bettelli G. High risk patients in day surgery. Minerva Anestesiol. 2009; 75:259–68.

[6] Orr TM, Orr DL. Pulseless ventricular tachycardia during office-based anesthetic in a four-year-old child. Anesth Prog. 2015; 62:162–5.

[7] Taifour L, Terezhalmy GT. Pharmacology of local anesthetics: clinical implications. www. dentalcare. com/en-us/professional-education/ce-courses/ce449. Crest®+ Oral-B®at dentalcare. com | The trusted resource for dental professionals, pp. 1–25.

[8] Zempsky WT. Pharmacologic approaches for reducing venous access pain in children. Pediatrics. 2008; 122(Suppl 3):S140.

[9] Yentis S, Hirsch N, Smith G. Anesthesia and intensive care A to Z. An encyclopedia of principles and practice. 2nd ed. Edinburgh: Elsevier Science; 2003.

[10] Barash P, Cullen B, Stoelting R. Clinical anesthesia. 5th ed. Philadelphia: Lippincott Williams & Wilkins; 2006.

[11] Kundu S, Achar S. Principles of office anesthesia: part II. Topical anesthesia. Am Fam Physician. 2002; 66(1):99–102.

[12] Lee H. Recent advances in topical anesthesia. J Dent Anesth Pain Med. 2016; 16(4):237–44.

[13] Kravitz N. The use of compound topical anesthesia. A review. J Am Dent Assoc. 2007; 138:1333–9.

[14] Donaldson D, Gelskey SC, Landry RG, Matthews DC, Sandhu HS. A placebo-controlled multi-centred evaluation of an anaesthetic gel (Oraqix) for periodontal therapy. J Clin Periodontol. 2003; 30:171–5.

[15] Davies L, Gately C, Holland P, Coulman S, Birchall J. Accelerating topical anaesthesia using microneedles. Skin Pharmacol Physiol. 2017; 30:277–83.

[16] MacRae M. Closed claims studies in anesthesia: a literature review and implications for practice. AANA J. 2007; 75(4):267–75.

[17] Verlinde M, Hollmann M, Stevens M, Hermanns H, Werdehausen R, Lirk P. Local anesthetic–induced neurotoxicity. Int J Mol Sci. 2016; 17(339):1–14.

[18] Becker D, Reed K. Local anesthetics: review of pharmacological considerations. Anesth Prog. 2012; 59:90–102.

[19] Blanton P, Jeske A. Avoiding complications in local anesthesia induction. J Am Dent Assoc. 2003; 134:888–93.

[20] Sirtl C, Jesch F. Anasthesiologisches notizbuch, 4 Aufl. Wiesbaden, Wiss Verlag; 1995.

[21] Hahn I, Hoffman R, Nelson L. EMLA- induced methemoglobinemia and systemic topical anesthetic toxicity. J Emerg Med. 2003; 26(1):85–8.

[22] Covino BG. Pharmacology of local anaesthetic agents. Br J Anaesth. 1986; 58:701–16.

[23] Bridenbaugh P. Office- based anesthesia: requirements for patient safety. Anesth Prog. 2005; 52:86–90.

[24] Cook-Sather SD, Litman RS. Modern fasting guidelines in children. Best Pract Res Clin Anaesthesiol. 2006; 20:471–81.

[25] Smith I, Kranke P, Murrat I, Smith A, O'Sulivan G, Soreide E, Spies C, Velt B. Perioperative fasting in adults and children: guidelines from the European Society of Anaesthesiology. Eur J Anaesthesiol. 2011; 28:556–69.

[26] American Society of Anesthesiologists Committee. Practice guidelines for preoperative fasting and the use of pharmacologic agents to reduce the risk of pulmonary aspiration: application to healthy patients undergoing elective procedures: an updated report by the American Society of Anesthesiologists Committee on Standards and Practice Parameters. Anesthesiology. 2017; 126:376–93.

[27] Thomas M, Engelhardt T. Think drink! Current fasting guidelines are outdated. Br J Anaesth. 2017; 118(3):291–3.

[28] Buller Y, Sims C. Prolonged fasting of children before anaesthesia is common in private practice. Anaesth Intensive Care. 2016; 44(1):107–10.

[29] Girling R, Salisbury M. Sedation monitor for the office-based plastic surgery setting. Semin Plast Surg. 2007; 21(2):123–8.

[30] Mason K, Burkle C. Do patients require "escorts" or "carers" for discharge following day surgery and office-based anesthesia? Both sides of the debate explored. Minerva Anestesiol. 2018; 84(8):980–6.

[31] Friedberg B. Propofol in office-based plastic surgery. Semin Plast Surg. 2007; 21(2):128–32.

[32] Stoelting R, Hillier S. Pharmacology and physiology in anesthetic practice. 4th ed. Philadelphia: Lippincott Williams & Wilkins; 2006.

[33] Vinnik C. Dissociative anesthesia in plastic surgery practice. Semin Plast Surg. 2007; 21(2):109–14.

[34] Urman R, Punwani N, Shapiro F. Educating practitioners about safety in the office-based setting. Ochsner J. 2012; 12:383–8.

第**6**章
强脉冲光治疗室的建设

Lucian Fodor,
Luiza Bot 著

兰婷，尹锐 译

学习目标

- 了解 IPL 治疗时所需的保护性装置。
- 了解 IPL 治疗室关于水、电、通风、保护措施和房间布置等方面的特殊要求。
- 了解对患者拍照存档和相关治疗记录的建议。

必备的设备

设备

IPL 和激光在医疗行业被 FDA 划分为 3 级或者 4 级医疗设备。该分类涉及设备的危险程度以及医助或护士是否需要在医生的指导下才能操作这类设备。IPL 设备价格从几千美元到超过十万美元不等，具体取决于生产厂家和设备性能，医疗机构可选择购买或者租赁 IPL 设备。医疗机构在选择设备时，必须考虑到资金投入、维护成本、治疗费用以及预估的患者数量。如果治疗次数不多，可以考虑租用设备。若需购买设备，应提前比较各供应商、保修范围和售后服务可用性等。租用设备的好处是可以随时更新技术设备，而购买后更换设备则需要较高的经济成本。

所有激光和 IPL 仪器必须符合现有标准（例如医用激光器的 BS EN 60601-2-22: 2013 和 IPL 的 BS EN 60601-2-57: 2011）。仪器必须带有符合标准的标签，标明具体的波长或波长范围以及所发射的最大能量密度、能量和功率。这些标签必须置于仪器的正面或者侧面，并且清晰可见。

防护性装置

防护性装置包括眼部防护、手套、一次性用品和警告标志。对患者眼睛防护需要的用品包括：①纱布、棉球、胶带；②眼内和眼外金属眼罩；③一次性防护罩；④激光防护镜或护目镜。

暴露于危险水平的激光辐射或者 IPL 光时，IPL 治疗室内所有人员都必须佩戴有效的防护眼镜。防护眼镜必须标注与之匹配的波长范围，防护需要参考激光的 BS EN 207: 2009 以及 IPL 的 BS ISO 12609-1 和 -2: 2013 标准。

同一间治疗室内有多种设备或者激光时，需注意各个设备专用匹配的防护镜不能混用[1]。

治疗室内应准备多副护目镜或眼镜以供治疗室内的所有患者、医生、助手和其他人员使用（图 6.1）。使用前需要检查护目镜是否有凹陷、破裂、划痕或者变色等。

对眼睑区域进行治疗时建议使用塑料眼罩，这

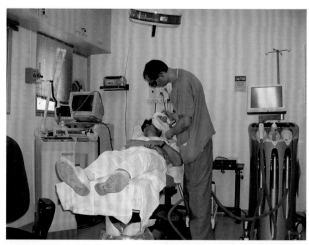

图 6.1 各种 IPL 设备（图片来自 Fodor 和 Ullmann 所著第 1 版）

类眼罩有不同尺寸（小号、中号和大号），且重量较轻。将眼罩嵌入眼内前需对角膜进行表面麻醉以减轻眼部不适感。像其他有光泽的仪器一样，应该避免在激光室内使用有光泽的金属眼罩，因为它们可能会反光。我们强烈建议治疗时使用塑料眼罩和不反光的手术器械。

治疗时无须佩戴无菌手套。

警告标志需张贴在治疗室内外的门上。警告标志上必须说明正在使用的设备的类型和功率。建议将要使用的针对特定波长的光 / 激光的合适护目镜也放在门外。

设备工作时应保持治疗室门关闭。

治疗室和辅助设备

治疗室应该有足够的空间容纳所需要的治疗床、IPL 设备、桌子、小型储物柜、冰箱和麻醉设备（图 6.1）。各个国家 / 地区对于治疗室大小规定各不相同。若需进行全身麻醉，则至少需要 30 m^2 的面积。在治疗室入口处的门上应张贴醒目的激光安全标识。门的开关方向应注意保护治疗室内患者隐私。还应摆放置物架或指定区域用于储存和维护必要用品。

如果治疗室有窗户或镜子，应使用窗帘或其他方式进行遮挡，以免 IPL 在玻璃界面发生散射或者反射。

治疗床以放置于房间正中为最佳，至少需要保证治疗床每一侧和床脚留出 90 cm 的间隙。治疗床应为白色或铺上白色床单，床体可为固定或折叠式。有些治疗床有踏板或者手柄，患者可以根据姿势进行调节，舒适度更高。

为了避免激光意外发射，操作结束时应将设备调节至待机或关闭模式。操作仪器时，操作者应对治疗室内所有人员的安全负责。同一治疗室内，激光或者 IPL 不得同时进行操作。

治疗室内地板表面应易于维护、清洁以及耐磨，不应铺设地毯。

治疗室内应配备免持水龙头和液体 / 泡沫洗手液泵的洗手台。水槽应设计成深盆，材质为陶瓷或固体表面材料。

除洗手台外，还应配备洗手液泵。所有洗手台均应设有干手装置。

激光操作应在照明良好处进行，使瞳孔保持收缩，以减少可能意外入眼的激光能量。

激光或 IPL 治疗室内严禁吸烟。

必要时可在室内安装排烟系统，保证充分通风。治疗室内应始终备好灭火器，避免在室内使用易燃胶带、皮肤脱脂剂、预备溶液和麻醉药。确认电源线完好无损，电源插头已插入合适的插座中。

如果发现室内漏水，为确保安全应切断仪器电源。当仪器设备插上电源时，需要确保操作人员位于干燥的地面上。仪器脚踏开关必须始终保持在干燥的地面上。

治疗室的窗帘材质建议选用不易燃的聚丙烯材料，勿使用纸质或者棉布窗帘。

用于支撑或固定仪器的装置应当是可移动的，以便根据需要变换位置[2]。冰箱用于储存透明凝胶、冷却凝胶以及其他药物。治疗室内照明灯应位于治疗床正上方，以取得更好的照明效果。应在治疗室内放置几个储物柜以存放一次性物品，并准备好各类非反光材质的工具。比较重要的物品包括：

- 备皮刀（脱毛治疗前若患者未剃除毛发，则需使用一次性剃须刀备皮）
- 不同尺寸的无菌、非无菌纱布
- 棉垫
- 卸妆液
- 麻醉药膏（图 6.2a）
- 塑料薄膜，在治疗前用于局部包覆麻醉药膏（图 6.2b）
- 卷纸
- 手套
- 涂抹麻醉药膏或者凝胶的压舌板或刮板

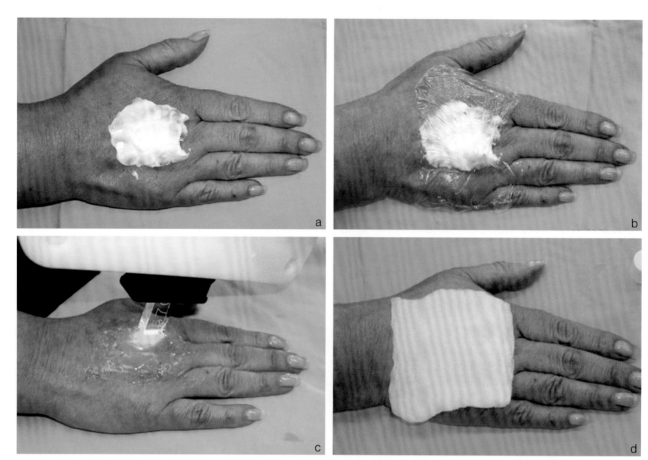

图 6.2 （a）在治疗前将麻醉药膏 EMLA 敷在治疗部位；（b）使用塑料薄膜封包麻醉药膏；（c）治疗前擦除麻醉药膏，在治疗部位涂抹透明凝胶；（d）治疗后即刻在治疗区域敷上冷纱布冷却（图片来自 Fodor 和 Ullmann 所著的第 1 版）

· 透明凝胶，涂在皮肤表面与 IPL 治疗头直接接触，最好选择 IPL 生产商提供的凝胶（图 6.2c）

· 凝胶面膜，通常由丙二醇和水制成，带有塑料覆盖物；有不同设计（眼罩和全脸面罩），可为 IPL 治疗后提供必要的即刻冷却。将湿纱布块或纱布卷提前放在冰箱中也可用于表皮冷却，此法更为经济（图 6.2d）

· 一次性内裤、胸罩、比基尼短裤

文书

应保存好患者的书面知情同意书以及病史、体格检查结果和既往治疗信息等相关资料[3]。除了知情同意书，其他资料都可以保存在电脑中。大多数情况下，对儿童进行治疗需要全身麻醉。全身麻醉治疗必须经麻醉医生当面评估，并且患者或者家属签署全身麻醉知情同意书并抽血检查后方能进行。

治疗报告需要记录在专门的表格或电脑上，应记录治疗参数，如能量密度、脉宽和脉冲延迟时间。治疗前需评估先前治疗的参数并将其与治疗结果关联分析，这很重要。应根据治疗结果调整参数。治疗后应提供书面说明详尽告知患者术后注意事项，口头上交代，患者并不容易完全记住。

照片拍摄与数字影像

数码相机是必须配备的。

推荐使用优于普通相机的数码单反或者单反相机。不推荐使用移动手机的相机，因为缺少专用的近摄或者微距模式，难以保持标准化设置，故不适合用于精确的临床拍摄。照相时，要求患者保持固定姿势以暴露解剖位置。背景最好是纯淡蓝色、黑色或绿色非反光性幕布，如亚麻布。白天光照充足的情况下拍摄最好，若光线不足，可以在被拍摄者前方平行平面上左右 45° 角位置各放一盏照明灯。为了使成像标准化，必须配备三脚架。

在电脑上可以即刻阅览所拍摄的照片，并能观察一些细节，所以需要准备电脑和显示器用于查看和处理数码照片，台式或者笔记本电脑均可。同时也需要安装一些软件用于查看、排列和编辑照片，并具有调整亮度、对比度和灰度校正等功能。另外，可能还需要图片注释和测量工具。医生可以利用电脑中存储的模拟照片向患者说明治疗后可能的效果，但实际治疗效果可能与照片有一定差距，所以应谨慎使用这些程序 [4]。打印机可用于打印和复印患者诊疗记录、治疗后建议以及患者治疗前后的照片。

📋 **实用要点**

- 医疗机构可以购买或租借 IPL 设备，应提前分析哪种方法最适合。
- 如果诊疗人数不多，可以考虑租借设备。
- 同一间治疗室里有几台激光仪器或者 IPL 设备时，需要注意不要混用防护镜或护目镜等保护性装备。
- 当治疗睑周区域时建议使用塑料眼罩。
- 治疗室需有足够的空间容纳治疗床、IPL 设备、桌子、小型储物柜、冰箱和麻醉设备。
- 应注意防护措施、房间规格、用电和水的安全。
- 应当记录保存好患者的书面知情同意书、病史、体检结果以及既往治疗等相关资料。
- 为了得到最佳治疗记录，需要考虑数码相机的规格以及拍摄环境。
- 医生可以利用电脑中存储的模拟照片向患者说明治疗后可能的效果，但实际治疗效果可能与照片有一定差距，所以解释说明时需谨慎使用。

选择题

Q1. IPL 仪器标签必须遵循以下原则
- （a）必须详细说明波长或波长范围
- （b）必须位于仪器的背面
- （c）必须说明仪器发射的最大脉冲能量密度 / 能量 / 功率
- （d）必须置于仪器前方或者侧方并清晰可见
- （e）必须有特殊颜色

Q2. 患者的眼睛保护措施包括
- （a）纱布、棉球、胶带
- （b）眼内眼罩
- （c）眼外眼罩
- （d）一次性眼罩
- （e）眼镜或护目镜

Q3. 防护眼镜必须遵循以下原则
- （a）治疗室内的所有人都必须佩戴
- （b）只有患者和操作仪器的医生或者其他人佩戴
- （c）护目镜或眼镜必须标明防护波长范围
- （d）不推荐使用塑料眼罩
- （e）所有的防护性眼镜都必须是无菌的

Q4. 关于警告标志，以下说法正确的是
- （a）必须张贴在治疗室门外和门内
- （b）不是必需的
- （c）必须说明仪器的类型和功率
- （d）还应张贴于办公室门前
- （e）以上均是

Q5. 治疗室的大小应该遵循以下原则
- （a）治疗室需要有足够的空间容纳所需要的治疗床、IPL 设备、立式桌子、小型储物柜、冰箱和麻醉设备

（b）每个国家／地区对于治疗室大小的规定各不相同

（c）如果需要全身麻醉，治疗室至少需要 30 m² 的面积

（d）房间布置需要满足在治疗床的每一侧和床脚留出至少 90 cm 的间隙

（e）以上均是

Q6. 以下哪些建议是正确的

（a）如果治疗室有窗户，应使用窗帘进行遮挡以避免 IPL 的散射或者反射

（b）如果治疗室有镜子，需要进行遮挡

（c）建议使用不易燃的聚丙烯材质窗帘

（d）建议使用纸质或者布窗帘

（e）建议治疗床是白色的

Q7. 以下关于治疗室地板的建议哪些是错误的

（a）地板的表面应该易于维护、易于清洁且耐磨

（b）治疗室不得铺设地毯

（c）在治疗室铺设地毯是最好的选择

（d）操作设备时地面应保持干燥

（e）地面应该是白色的

Q8. 关于 IPL 治疗室的烟雾要求，以下说法正确的是

（a）在激光治疗室或者 IPL 治疗室内严禁吸烟

（b）如果治疗（比如脱毛）过程中产生较多的烟雾，治疗室应当配备排烟器，以保证充分通风

（c）灭火器必须始终保证可随时使用

（d）避免在治疗室内使用易燃胶带、皮肤脱脂剂、预备溶液和麻醉药

（e）确认电源线状况良好，电源插头插在适当的插座上

Q9. 关于治疗文档，以下说法正确的是

（a）治疗档案记在专门的表格或电脑上没有强制性的要求

（b）治疗后应当记录好治疗参数，比如能量密度、脉宽和脉冲延迟时间

（c）应根据治疗后效果调整治疗参数

（d）治疗后应书面告知患者术后注意事项

（e）口头交代注意事项与书面交代效果一样

Q10. 关于照片拍摄，以下说法正确的是

（a）建议拍照时患者保持固定姿势以暴露解剖位置

（b）背景最好是纯淡蓝色、黑色或者绿色非反光性亚麻布

（c）建议使用数码单反或者单反相机

（d）始终建议采用模拟程序向患者展示治疗后的效果

（e）白天有充足的自然光线时拍照最好

参考文献

[1] Ben-Zvi S. Laser safety: guidelines for use and maintenance. Biomed Instrum Technol. 1989; 23(5):360–8.

[2] Maloney M. The dermatologic surgical suite design and materials. New York: Churchill Livingstone; 1991.

[3] Dover JS, Arndt KA, Dinehart SM, et al. Guidelines of care for laser surgery. American Academy of Dermatology. Guidelines/outcomes committee. J Am Acad Dermatol. 1999; 41(3 Pt 1): 484–95.

[4] Greve B, Raulin C. Professional errors caused by lasers and intense pulsed light technology in dermatology and aesthetic medicine: preventive strategies and case studies. Dermatol Surg. 2002; 28(2):156–61.

第7章
强脉冲光用于面部皮肤年轻化治疗

Sarah E. Yagerman,
David J. Goldberg 著

兰婷，尹锐 译

学习目标

- 了解内源性衰老和外源性光损害引起皮肤老化的表现。
- 了解 IPL 是怎样通过靶向作用于血红蛋白和黑色素颗粒引起光热和光化学损伤，最终导致胶原重塑。
- 了解 IPL 治疗不同类型光老化皮肤的参数设置及终点反应。

引言

IPL 的光源是一种能够产生非相干光即多色光的闪光灯，能通过滤光片对可见光至近红外光谱范围内的波段进行过滤，其光谱范围波长为 500 ~ 1200 nm。在特定光谱范围内，IPL 利用计算机控制的电源和带通滤波器（bandpass filters）来控制可变的、特定的脉宽和能量密度的光脉冲[1]。IPL 作用原理是基于 Anderson 和 Parrish 最先提出的选择性光热作用[2]。由于光源的多色性，IPL 设备的选择性滤光片可以使不同波段的光靶向作用于血红蛋白和黑色素颗粒。血红蛋白和黑色素颗粒是皮肤年轻化的主要靶色基，其中血红蛋白的吸收峰值在 580 nm，黑色素颗粒的吸收峰值在 400 ~ 750 nm[3]。IPL 与发射相干单色光的激光器相比，其主要的优势就在于应用范围更广泛，可以通过同一设备对多种皮肤问题（比如毛细血管扩张、雀斑样痣和真皮萎缩性疾病等）进行治疗。此外，IPL 与激光相比

具有更大的治疗光斑，从而使非剥脱性光治疗的面积更大，患者误工期更短。虽然同一块皮肤区域的很多靶基都可以在一个疗程中得到治疗，但由于 IPL 缺乏选择性以及选择合适的截止滤光片的复杂性，非特异性热损伤产生不良反应的风险会更大。

面部皮肤不断地暴露在外界环境的众多因素中，主要包括紫外线引起的对表皮和真皮的氧化应激损害。这些暴露因素最终导致皮肤松弛和丰满度缺失，同时破坏正常血管内皮细胞及黑素细胞的结构和功能。皮肤松弛主要是由于异常弹性蛋白和纤维蛋白“日光性弹性变”的积累所致[4]。胶原蛋白的降解是由于降解胶原蛋白的酶、基质金属蛋白酶的表达增加引起的[5]。

光子嫩肤术已经成为一种广泛应用于皮肤科和美容科的美容项目，一般一个疗程需要 4 ~ 6 次的 IPL 治疗[6-7]。光子嫩肤术治疗过程是基于清除血管和色素，以及通过热损伤刺激机体自然创伤愈合机制，从而改善皮肤外观[8]。在鼠类动物模型中首次证实了光子嫩肤术的一个主要机制是通过刺激胶原蛋白重塑，使皮肤紧致以改善与衰老有关的皮肤松弛[9]。一项纳入 5 名患者的研究从组织病理学上已经证实了 IPL 通过促进新胶原形成以及重塑皮肤胶原纤维来减少皱纹[10]。

非剥脱性光子嫩肤术改善皮肤的过程主要是通过以下三种机制来实现的[11]：第一，通过光机械和光热作用使皮肤受热，引起成纤维细胞活化和胶原重塑以及Ⅲ型前胶原蛋白合成增加[9]。第二，通过光损伤后真皮的替换以及表皮和真皮质地的改善，引

起皮肤外观的修复。第三，光子嫩肤术引起内皮细胞破坏、细胞因子活化，进一步促进了胶原重塑。与剥脱性激光嫩肤术相比，光子嫩肤术最主要的不同在于治疗后表皮保持完整，而剥脱性激光治疗后表皮受到破坏。光子嫩肤术可进一步细分为两个具体的亚型：Ⅰ型作用于脉管系统、色素沉着和毛囊皮脂腺单位，而Ⅱ型可应用于改善皮肤和皮下组织的衰老[11]。Ⅰ型治疗系统可进一步细分为：Ⅰa型可应用于玫瑰痤疮和毛细血管扩张，Ⅰb型可应用于毛孔粗大和皮肤粗糙，Ⅰc型可应用于色素性皮肤病。

临床案例

色素性皮肤病

　　色素不均或明显的色素沉着是内源性老化和外源性光老化的标志。众所周知，随着年龄的增长，皮肤的黑素细胞会逐渐减少，导致残留的黑素细胞分泌的色素颗粒分布不均匀[12]。这些色素变化可能表现为雀斑，这是源于基底层黑色素增多和黑素细胞增大。雀斑样痣是棕色斑，更准确地说是日光性雀斑样痣，是由于皮肤暴露于阳光，基底层黑素细胞和黑色素颗粒增加所形成。IPL 设备靶向作用于

这些过量的黑色素基团，通过光热损伤，使得皮肤外观更年轻、肤色更均匀（图 7.1～7.6）。另外一种色素性皮肤病黄褐斑表现为不规则的棕色或者浅灰色斑片。黄褐斑的形成可能与基因遗传易感性、激素因素（如妊娠和口服避孕药）及炎症有一定关系。IPL 治疗不仅可以靶向作用于黑色素颗粒增多的色斑，还可以作用于炎症性黄褐斑的血管部分。

　　西瓦特皮肤异色病是面颈部最终的色素沉着状态，可以通过 IPL 治疗改善外观。西瓦特皮肤异色病是一种红棕色色素沉着伴有毛细血管扩张。由于 IPL 可以靶向作用于多种色基，而该病的靶色基是黑色素颗粒和血红蛋白，这使得 IPL 成为治疗此种大面积光损伤性皮肤病的理想选择。

血管性皮肤病

　　内源性因素和光老化都可以引起血管内皮层脆性增加，这就意味着血管外周压力的轻微增加也可导致毛细血管扩张加重，以及外伤后更容易出现老年性紫癜（图 7.7）。IPL 能够靶向作用于血红蛋白，可以有效改善毛细血管扩张（图 7.8）。红斑和毛细血管扩张的减少可以使皮肤看起来更年轻、肤色更均匀。

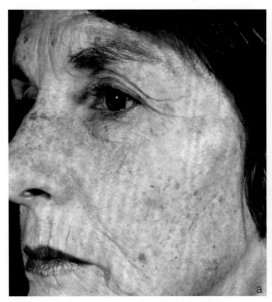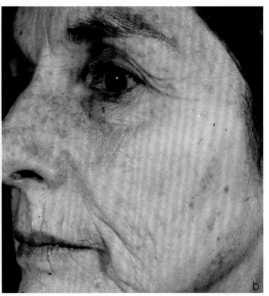

图 7.1 （a）治疗前雀斑样痣与光损伤表现；（b）IPL 治疗 5 次 3 个月后

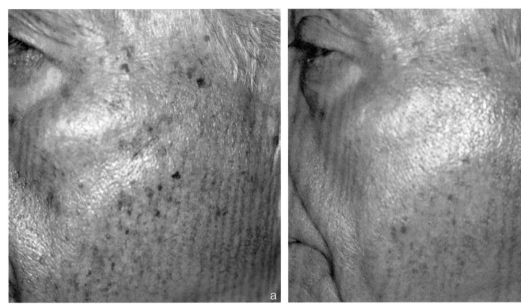

图 7.2 （a）治疗前雀斑样痣表现；（b）IPL 治疗 3 次 3 个月后

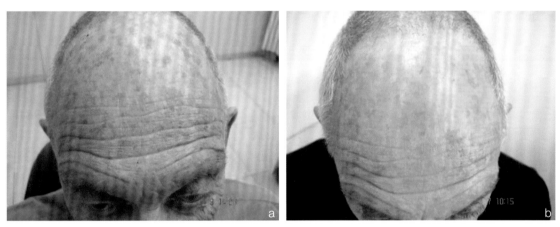

图 7.3 （a）头皮和额头区域的雀斑样痣；（b）1 次 IPL 治疗后可见轻微的改善（图片来自 Fodor 和 Ullmann 所著的第 1 版）

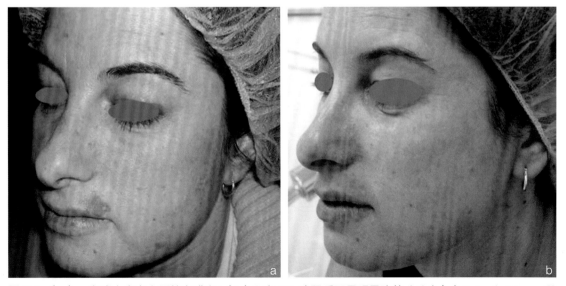

图 7.4 （a）一名成人患者上唇的咖啡斑；（b）2 次 IPL 疗程后可见明显改善（图片来自 Fodor 和 Ullmann 所著的第 1 版）

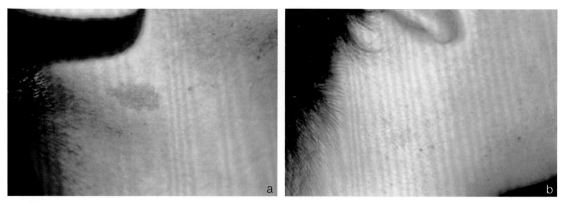

图 7.5 （a）一名儿童患者的咖啡斑；（b）2 次 IPL 治疗后（图片来自 Fodor 和 Ullmann 所著的第 1 版）

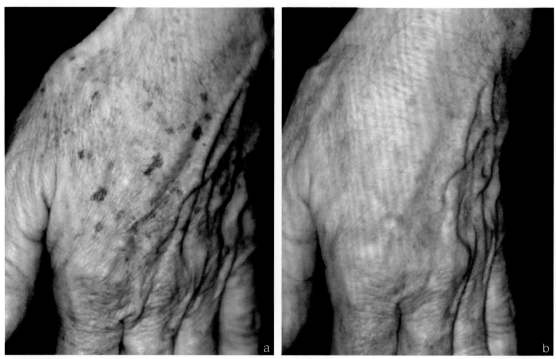

图 7.6 （a）位于手背的雀斑样痣；（b）2 次 IPL 疗程后可见明显改善（图片来自 Fodor 和 Ullmann 所著的第 1 版）

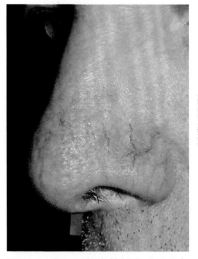

图 7.7 　鼻部毛细血管扩张（图片来自 Fodor 和 Ullmann 所著的第 1 版）

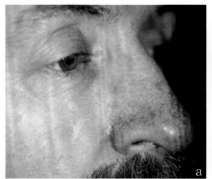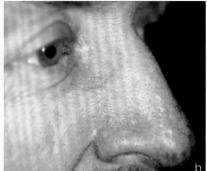

图 7.8 （a）IPL 治疗前毛细血管扩张表现；（b）IPL 治疗 4 次 3 个月后

皮肤纹理的改善

光老化导致皮肤外观粗糙主要是由于糖胺聚糖在真皮的位置异常引起的[13]。此外，光老化性皮肤中尽管弹性蛋白含量有所增加，但是皮肤弹性下降，导致皮肤松弛和皱纹的出现[14]。在 IPL 治疗后，有 80% ~ 93% 的患者表现出胶原纤维重塑，而穿透到真皮的热损伤可以启动皮肤的创伤愈合修复机制以及基因表达的改变。IPL 治疗后引起细胞外基质的增加可以改善眼周和口周皱纹[6, 15-16]。IPL 还可以通过减少毛囊皮脂腺单位的体积和抑制痤疮丙酸杆菌在皮肤的增殖来减少皮脂分泌，从而改善皮肤质地（图 7.9 ~ 7.12）[17]。

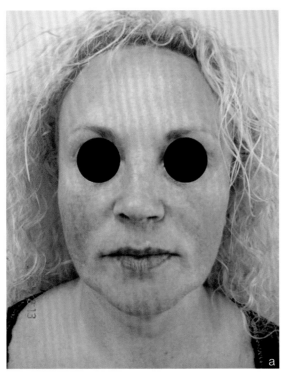
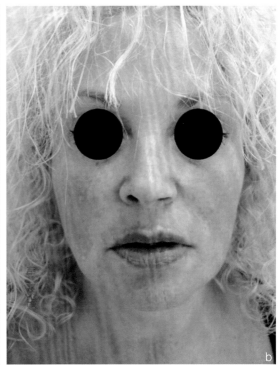

图 7.9 （a）治疗前；（b）单次 IPL 治疗后 3 个月（图片来自 Fodor 和 Ullmann 所著的第 1 版）

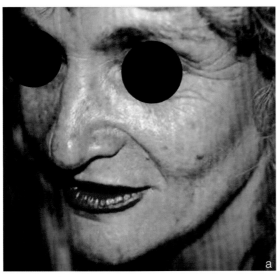
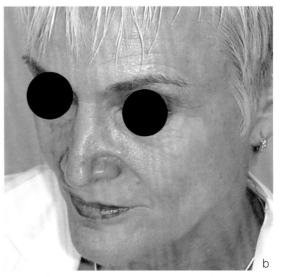

图 7.10 （a）一名 56 岁的女性患者面部主要为色斑表现；（b）IPL 治疗 3 次 6 个月后（图片来自 Fodor 和 Ullmann 所著的第 1 版）

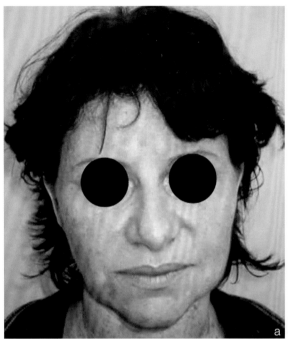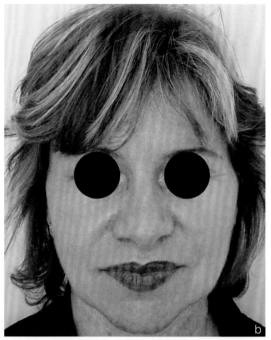

图 7.11 （a）光老化性皮肤表现；（b）经过 3 次 IPL 治疗疗程后皮肤更紧致、肤色更均匀（图片来自 Fodor 和 Ullmann 所著的第 1 版）

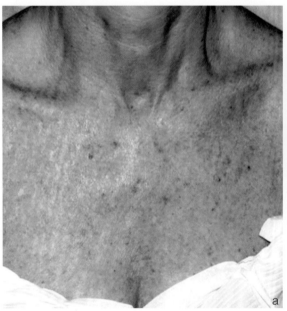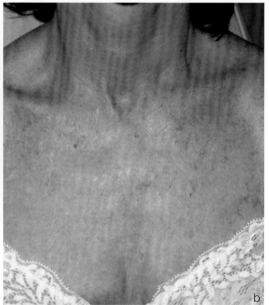

图 7.12 （a）治疗前；（b）皮肤色素和纹理显著改善（图片来自 Fodor 和 Ullmann 所著的第 1 版）

临床要点

设备选择

　　市面上有很多 IPL 设备平台，拥有多种个性化的参数设置。20 世纪 90 年代首次引进的 IPL 设备比较陈旧，随着脉冲增加，光束强度也会发生变化。随后，设备在技术上进行了大量改进，改进后的设备对患者来说更为安全，出现红斑、水疱和结痂等副作用更少。新设备在具有较低能量密度的整个脉宽内能提供恒定的光子发射，从而使 IPL 治疗更安全 [1, 18]。尽管大部分 IPL 设备只有 1~2 个滤光片，但可用的滤光片包括 515 nm、550 nm、560 nm、570 nm、590 nm、615 nm、645 nm、690 nm 和 755 nm。滤光片的作用是可阻止比滤光片波长更短波长的光发射。选择带有滤光片的 IPL 设备时，应使设备能适合大部分人群和皮肤问题的治疗，这点非常重要。此外，IPL 设备的脉宽设置在 0.2 ~ 100 ms 范围内，具体取决于设备的品牌和型号[3]。迄今为止，市面上有超过 10 家 IPL 设备生产制造商，新设备更强效、更安全、结果更可预测。新平台结合了 1320 nm、1064 nm 和 2940 nm 剥脱性铒激光，进一步扩大了可供患者选择的治疗范围。一台好的 IPL 设备应该具有多种滤光片和高质量的冷却系统，还需要可通过大小不等的晶体输送系统传递能量。

患者选择

普遍认为 IPL 对 Fitzpatrick 皮肤分型中的Ⅰ、Ⅱ、Ⅲ型皮肤都是比较安全的，如果选择合适的滤光片也可用于Ⅳ型皮肤。长波滤光片能够减少对黑色素颗粒的吸收，因此对肤色更深的人更为安全。一些研究表明，IPL 对具有顽固性黄褐斑和光老化表现的亚洲肤色人群也是安全有效的[19-21]。使用较低的能量密度治疗可预防对深肤色人群造成表皮损伤及减少不良反应出现。此外，IPL 设备的冷却晶体治疗头应与皮肤表面完全接触，这对于保护表皮、预防并减少皮肤烫伤和炎症后色素沉着至关重要。

IPL 治疗也能作用于毛发区域，具有一定的脱毛作用，因此治疗特定区域皮损时需要用选择性更强的治疗设备以减少对毛发的损伤。例如，胡须区域的血管性皮损最好使用选择性更强的血管性激光设备，如 PDL 或者 KTP。虽然有一定局限性，但 IPL 相比于传统激光仍有确切的优势，例如，患者误工期更短，而且其治疗光斑面积更大，所以能够更快地治疗大面积皮损，还能够用同一台设备同时治疗多种皮损比如色素性、血管性疾病以及改善皮肤纹理。

选择题

Q1. 光子嫩肤术的主要靶色基是
（a）水
（b）黑色素
（c）血红蛋白
（d）胶原纤维
（e）B + C
（f）以上均是

Q2. 与皮肤老化有关的三种皮损是
（a）雀斑样痣
（b）毛细血管扩张
（c）色素痣
（d）西瓦特皮肤异色病
（e）雀斑

Q3. 以下对 IPL 治疗反应最好的是
（a）雀斑
（b）真皮黄褐斑
（c）痤疮瘢痕
（d）手术后瘢痕

Q4. 面部皮肤老化的主要病因是
（a）正常胶原蛋白结构和功能的缺失
（b）黑素细胞缺失
（c）异常弹性蛋白沉积增加
（d）以上均是

Q5. 请判断对错：IPL 是一种点阵式剥脱性表皮重建治疗设备
（a）正确
（b）错误

Q6. 使用 IPL 对Ⅰ型皮肤的雀斑样痣进行治疗，治疗后误工期最短和不良反应最少的最佳参数是

（a）滤光片 560 nm，能量密度 10 J/cm^2

（b）滤光片 560 nm，能量密度 20 J/cm^2

（c）滤光片 515 nm，能量密度 15 J/cm^2

（d）滤光片 515 nm，能量密度 20 J/cm^2

Q7. 请判断对错：使用 515 nm 滤光片一次就能有效改善西瓦特皮肤异色病

（a）正确

（b）错误

Q8. 使用 IPL 后由于以下变化可改善皮肤纹理，除了

（a）新胶原形成

（b）皮脂分泌减少

（c）痤疮丙酸杆菌减少

（d）弹性组织变性增加

Q9. 以下选项中除了哪一项外都是 IPL 可用的滤光片

（a）515 nm

（b）560 nm

（c）690 nm

（d）755 nm

（e）2940 nm

Q10. IPL 成功治疗的直接终点包括以下所有内容，除了

（a）色素减退

（b）风团

（c）色素性皮损轻微加深

（d）血管一过性变白

参考文献

[1] Ross EV. Laser versus intense pulsed light: competing technologies in dermatology. Lasers Surg Med. 2006; 38:261–72.

[2] Anderson RR, Parrish JA. Selective photothermolysis: precise microsurgery by selective absorption of pulsed radiation. Science. 1983; 220:524–7.

[3] Raulin C, Greve B, Grema H. IPL technology: a review. Lasers Surg Med. 2003; 32:78–87.

[4] Bernstein EF, Chen YQ, Tamai K, Shepley KJ, Resnik KS, Zhang H, et al. Enhanced elastin and fibrillin gene expression in chronically photodamaged skin. J Invest Dermatol. 1994; 103:182–6.

[5] Fisher GJ, Wang ZQ, Datta SC, Varani J, Kang S, Voorhees JJ. Pathophysiology of premature skin aging induced by ultraviolet light. N Engl J Med. 1997; 337:1419–28.

[6] Bitter PH. Noninvasive rejuvenation of photodamaged skin using serial, full-face intense pulsed light treatments. Dermatol Surg. 2000; 26:835–43.

[7] Goldberg DJ, Cutler KB. Nonablative treatment of rhytids with intense pulsed light. Lasers Surg Med. 2000; 26:196–200.

[8] Clement M, Daniel G, Trelles M. Optimising the design of a broad-band light source for the treatment of skin. J Cosmet Laser Ther. 2005; 7:177–89.

[9] Liu H, Dang Y, Wang Z, Chai X, Ren Q. Laser induced collagen remodeling: a comparative study in vivo on mouse model. Lasers Surg Med. 2008; 40:13–9. https://doi.org/10.1002/lsm.20587.

[10] Goldberg DJ. New collagen formation after dermal remodeling with an intense pulsed light source. J Cutan Laser Ther. 2000; 2:59–61.

[11] Sadick NS. Update on non-ablative light therapy for rejuvenation: a review. Lasers Surg Med. 2003; 32:120–8.

[12] Castanet J, Ortonne JP. Pigmentary changes in aged and photoaged skin. Arch Dermatol. 1997; 133:1296–9.

[13] Bernstein EF, Underhill CB, Hahn PJ, Brown DB, Uitto J. Chronic sun exposure alters both the content and distribution of dermal glycosaminoglycans. Br J Dermatol. 1996; 135:255–62.

[14] Fusco FJ. The aging face and skin: common signs and treatment. Clin Plast Surg. 2001; 28:1–12.

[15] Heymann WR. Intense pulsed light. J Am Acad Dermatol. 2007; 56:466–7.

[16] Trelles MA, Mordon S, Calderhead RG. Facial rejuvenation and light: our personal experience. Lasers Med Sci. 2007; 22:93–9.

[17] Wang C-C, Hui C-Y, Sue Y-M, Wong W-R, Hong H-S. Intense pulsed light for the treatment of refractory melasma in Asian persons. Dermatol Surg. 2004; 30:1196–200.

[18] Feng Y, Zhao J, Gold MH. Skin rejuvenation in Asian skin: the analysis of clinical effects and basic mechanisms of intense pulsed light. J Drugs Dermatol. 2008; 7:273–9.

[19] Li Y-H, Chen JZS, Wei H-C, Wu Y, Liu M, Xu Y-Y, et al. Efficacy and safety of intense pulsed light in treatment of melasma in Chinese patients. Dermatol Surg. 2008; 34:693–700.

[20] Dierickx CC, Anderson RR. Visible light treatment of photoaging. Dermatol Ther. 2005; 18:191–208.

[21] Fodor L, Peled IJ, Rissin Y, Ramon Y, Shoshani O, Eldor L, et al. Using intense pulsed light for cosmetic purposes: our experience. Plast Reconstr Surg. 2004; 113:1789–95.

第 **8** 章
强脉冲光用于手部及胸部皮肤年轻化治疗

Laura Sita-Alb,
Lucian Fodor　著

范莉莉，尹锐　译

⟳ 学习目标

- 了解手背部和胸部皮肤的光损伤。
- 了解 IPL 在改善手部和胸部光老化皮肤的应用。
- 了解根据手部和胸部皮损情况调整 IPL 设备的必要性。
- 了解 IPL 对手部和胸部色素性病变、皮肤萎缩和血管病变的治疗效果。

▌引言

皮肤光老化是指皮肤出现一系列特征性改变，如皮肤松弛、萎缩，皱纹增多，毛细血管扩张等血管问题以及色素沉着等颜色改变，常见于暴露在阳光下的老化区域[1]。光子嫩肤术能够改善由于衰老导致的多重皮肤问题[2]。

除了日晒和吸烟，还有一些遗传因素和多种疾病也会影响皮肤质地。日晒时间越长，皮肤损伤越大，这就是为什么暴露在阳光下的皮肤区域受光老化影响最大。这些部位包括面部、颈部、胸部和手部。此外，肤色越白（Fitzpatrick Ⅰ、Ⅱ型，甚至Ⅲ型），越容易受到日光损害[3]。

▌手部年轻化

手背部皮肤随年龄增长而变化。

色素变化

手部最常见的美容问题是手背皮肤的色素变化[4]，最开始常表现为手背上的棕色小皮损，称为黑子或雀斑样痣。它常见于 40 岁以上皮肤白皙的患者，随着年龄的增长以及日晒对皮肤损伤的累积而增多和扩大。人工美黑设备和光疗也会以和日晒同样的方式导致皮肤光损伤[5]。雀斑样痣除了影响美观外，还会增加皮肤癌的患病率[6]。

有许多治疗方法可以改善皮肤色素变化，但对于使用哪种治疗方法效果最佳还没有达成一致意见。目前有多项研究旨在比较不同治疗方案或联合治疗方案的效果，以提高色素病变的治疗成功率。

对于医生和患者来说，局部脱色剂是最简单的治疗方法。这些局部药物可以减轻色素沉着，但这类治疗不能将皮损全部去除。如果要选择更积极的治疗方式，还可以采取机械和化学剥脱，以及冷冻治疗，但这些治疗方式更容易导致诸如瘢痕、色素减退等副作用。随着新技术的不断开展，这些皮肤问题也可以用 IPL 和激光设备进行治疗。

已有多项研究证实 IPL 对淡化日光性雀斑样痣的有效性。用激光治疗色素问题时，应选用专门作用于黑色素的 550 mm 波长滤光片[5]。

一般需要多次 IPL 治疗以改善色素问题，但第一次治疗后，医生和患者就能看到改善并感到满意（图 8.1 ~ 8.3）。

治疗前，患者应进行全面检查。IPL 治疗的禁忌证包括：近期接受过美黑、使用过产生光敏性的

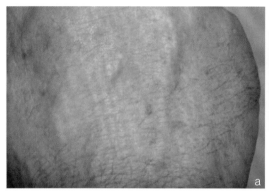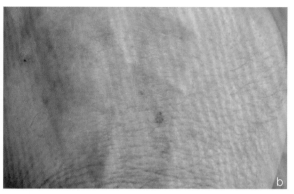

图 8.1 （a）手背皮肤色素性病变；（b）IPL 治疗后 3 天，皮损颜色加深（图片来自 Fodor 和 Ullmann 所著的第 1 版）

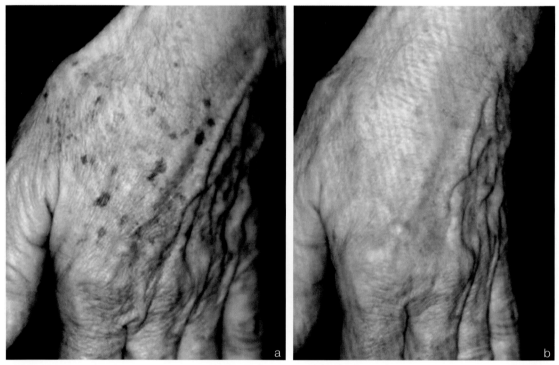

图 8.2 （a）雀斑样痣通常位于手背（日晒部位）；（b）2 次治疗后效果明显（图片来自 Fodor 和 Ullmann 所著的第 1 版）

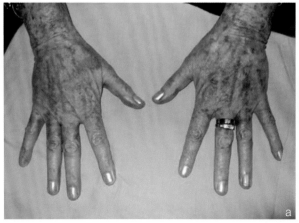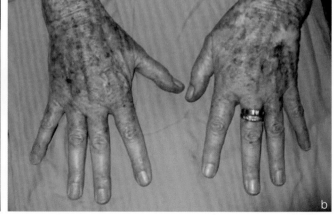

图 8.3 （a）手背雀斑样痣；（b）1 次 IPL 治疗后反应良好（图片来自 Fodor 和 Ullmann 所著的第 1 版）

药物或在皮肤镜检查中发现可疑病变的患者。深色皮肤类型尽管更容易出现副作用，但并不是 IPL 治疗的绝对禁忌证，可以通过严格把握治疗指征以及采用合适的治疗波长和能量密度（增加波长和降低能量密度）来降低发生副作用的风险[5]。

治疗后可能会出现一过性结痂，但可自愈。IPL 治疗后可能会出现副作用，但如果在适应证范围内，并且由有经验的医生操作，很少会出现色素沉着和红斑[7]，罕有永久性的副作用。

为了保护皮肤免受治疗时的热损伤，皮肤冷却是十分必要的。

治疗后几周内应涂防晒霜，避免曝晒并对治疗部位进行保湿。

皮肤厚度与皱纹

手部另一个常见的美容问题是皮肤厚度减少，皮下组织出现营养不良和萎缩。研究发现，25 岁时手背皮肤厚度平均为 1.2 mm，而 70 岁时皮肤厚度为 0.75 mm，减少约 40%[8]。

IPL 已被证实可以增加真皮中胶原的形成。组织学研究表明，在乳头层和网状层中有新生胶原蛋白形成[9]。新生胶原蛋白能改善皮肤质地，可以减少甚至消除细小皱纹，增加皮肤厚度。需要改善皱纹问题时，最好使用 560 nm 波长的滤光片[10]。

单独使用 IPL 治疗皮肤和皮下组织萎缩的确能改善皮肤纹理，但填充剂和脂肪移植物可填充掌骨和整个手背之间的凹陷，有助于改善外观。

性别

男性手背皮肤特征与女性不同，男性手背上毛发明显，皮肤更厚、更粗糙。在治疗男性患者时，可能需要更多疗程，包括去除雀斑样痣或淡化皱纹。手背 IPL 治疗有可能引起局部脱毛，可能为一过性或永久性。

胸部皮肤年轻化

与面部和手背一样，胸部也是一个暴露于日晒的区域，易出现光老化。由于女性服饰更容易暴露胸前靠近乳沟处的皮肤，所以该区域的皮肤改善也常是女性患者的诉求。胸部的皮肤老化表现为色素性病变、毛细血管扩张、皱纹、皮肤变薄、皮肤松弛和皮肤异色病。

血管扩张和其他血管病变

血管病变有多种治疗方法可选择：激光治疗效果良好（脉冲染料激光），但较严重的病例由于手术后紫癜严重会导致恢复时间更长。IPL 术后不会出现紫癜，恢复时间短，是很好的选择。IPL 靶向作用于血管病变内的血红蛋白，通过加热引起血红蛋白和血管壁凝固，而后凝固物被重新吸收并由纤维组织代替。IPL 可作用于多种血红蛋白：氧合血红蛋白、脱氧血红蛋白和高铁血红蛋白，从而达到治疗红色和蓝色血管病变的效果[6]。

治疗毛细血管扩张和血管性问题的最佳波长取决于靶目标血红蛋白的组成比例，氧合血红蛋白的最佳波长为 418 nm，脱氧血红蛋白的最佳波长为 542 nm，高铁血红蛋白的最佳波长为 577 nm[11]。

扩张的毛细血管可源于小静脉、小动脉或毛细血管，直径在 0.1 mm 以下。

IPL 对浅表血管病变（血管瘤、毛细血管扩张）的治疗效果最好。随着其波长增加，IPL 还能穿透较深的血管病变发挥作用。

治疗血管病变时，计算脉冲间隔很关键。当脉冲频率过高，和皮肤热弛豫时间不匹配时，就可能会出现副作用和表皮灼伤。血管越大，脉冲之间的间隔时间越长（0.1 mm 的血管在 1 ms 之间，0.3 mm 的血管大约在 100 ms 之间）[6]。两次治疗间隔时间建议 3 ~ 8 周。

色素变化与皮肤萎缩

由于老化和长时间日晒，乳沟区和胸部也会出现色素变化、皮肤松弛、皮下组织萎缩和皱纹。这些症状结合血管病变是胸部光老化患者经常咨询的问题。如前所述，IPL 是一种有效治疗色素沉着的方法，同时也能改善皮肤厚度（图 8.4 ~ 8.6）。

对患者自我评估的研究发现，上述皮肤问题在 IPL 治疗后均有改善。随访 4 年，色素性病变改善 79%，皮肤纹理改善 83%，与毛细血管扩张改善率（82%）基本相同。IPL 平均治疗次数为 3 次[12]。

为了获得更好的效果，无论治疗色素沉着还是血管病变，可以选择不同的脉冲技术和脉宽。双脉冲技术其脉宽可从色素性病变的 3 ms 到毛细血管扩张的 4 ms 不等[13]。组织热弛豫时间与皮肤类型和血管直径有关，肤色越深、血管越大，脉冲之间所需冷却时间越长，从而避免皮肤损伤。

胸部皮肤比面部皮肤更薄、毛囊更少[14]。因此，在治疗该区域时要注意通过调试设备参数与治疗区域匹配，尽量减少 IPL 治疗的副作用。

讨论

经证实，IPL 治疗有助于改善手部和胸部皮肤老化。有多项研究比较了 IPL 和激光 / 射频治疗，或比较单独 IPL 与 IPL 联合不同激光、填充剂、局部脱色软膏、射频治疗等的治疗效果。

对于手部皮肤老化，IPL 联合射频对色素性病变有很好的效果，在治疗后 1 个月和 3 个月可见皮肤纹理的改善[15]。当 IPL 与掺钕钇铝石榴石（Nd: YAG）激光联合应用，与单用 Nd: YAG 激光治疗手部皮肤老化比较，差异有统计学意义。IPL 联合

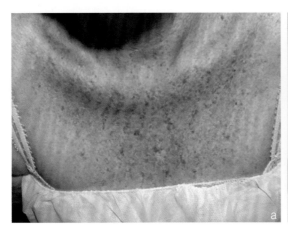
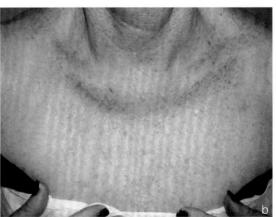

图 8.4 （a）胸部皮肤光损伤治疗前；（b）2 次治疗后（图片来自 Fodor 和 Ullmann 所著的第 1 版）

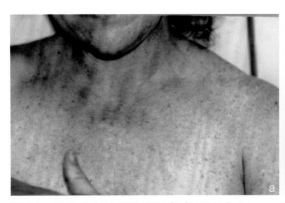
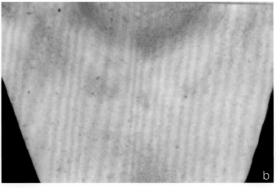

图 8.5 治疗前（a）和治疗后（b）（图片来自 Fodor 和 Ullmann 所著的第 1 版）

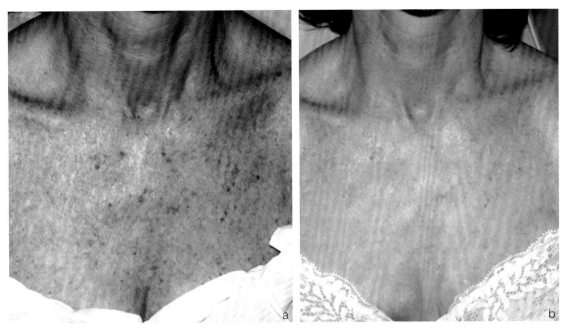

图 8.6　2 次 IPL 治疗后色素明显改善。（a）治疗前；（b）治疗后，皮肤同时变得紧实（图片来自 Fodor 和 Ullmann 所著的第 1 版）

Nd: YAG 激光对皮肤纹理、色素沉着、细纹及手背凹陷的改善明显优于对照组（同一患者的右手与左手对比）[16]。

在治疗手部和胸部时，我们会遇到很多问题。具有不同波长的 IPL 具有较宽的光谱，能同时改善多种皮肤问题。在治疗复杂病例时，很多研究者认为联合治疗比单一治疗效果更好。我们可以将 IPL 与注射、脂肪填充、血管激光、剥脱和非剥脱点阵激光、皮秒和 Q 开关激光相结合应用，以获得更好的效果。另外，可以在同一天使用多种治疗方法，这对治疗的安全性没有明显影响[17]。

📋 **实用要点**

- 皮肤的光老化是多种皮肤特性的变化，包括皮肤松弛、萎缩、皱纹增多，毛细血管扩张等血管问题和色素沉着等颜色变化常见于暴露在阳光照射的部位。

- 手部美容咨询中最常见的问题是手背皮肤的色素变化[4]。它们通常从手背上小的棕色病变开始，称为黑子或雀斑样痣。这些皮疹多见于 40 岁以上皮肤白皙的患者，皮疹会随着

年龄的增长和长期日晒的累积而增多和扩大。

- IPL 对淡化日光性雀斑样痣的有效性已得到证实，尽管可能需要多次 IPL 治疗以改善色素问题，但在第一次治疗后，医生和患者就会看到满意的效果。

- IPL 已被证实可以增加真皮中胶原的形成。组织学研究表明，在乳头层和网状层中有新生胶原蛋白形成[9]。新生胶原蛋白能改善皮肤质地，可以减少甚至消除细小皱纹，增加皮肤厚度。

- IPL 靶向作用于血管病变内的血红蛋白，通过加热引起血红蛋白和血管壁凝固，而后凝固物被吸收并由纤维组织代替。IPL 可作用于多种血红蛋白：氧合血红蛋白、脱氧血红蛋白和高铁血红蛋白，从而达到治疗红色和蓝色血管病变的效果[6]。

- 治疗男性患者时可能需要更多疗程以去除雀斑样痣和淡化皱纹。

- 尽管深色皮肤类型更容易产生副作用，但深肤色不是 IPL 治疗的禁忌证。可以通过严格把握治疗指征和选择合适的治疗波长和能量密度（增加波长和降低能量密度）来降低副

作用风险[5]。

- IPL 治疗胸部和手部后可能会出现结痂，但罕有永久性副作用。如果在适应证范围内，并且由有经验的医生操作，IPL 治疗后很少会出现色素沉着和红斑等副作用。
- 皮肤冷却能有效保护皮肤免受治疗前后的热损伤，因此十分必要。治疗后几周内应避免日晒，治疗部位应保湿，并涂抹防晒霜。

选择题

Q1. 与皮肤光损伤相关的因素有

（a）阳光

（b）水

（c）盐

（d）美黑仪器

（e）光疗

Q2. 哪项是手部年轻化咨询中最常见的问题

（a）毛细血管扩张

（b）色素性病变

（c）皮肤松弛

（d）皮肤干燥

（e）手背毛发

Q3. 雀斑样痣容易发展为皮肤肿瘤吗

（a）是

（b）否

Q4. 手背日光性雀斑样痣需要多少次治疗

（a）一次治疗

（b）可能需要多次治疗

（c）可能需要多次治疗，但在一次治疗后即可看到改善

（d）IPL 不适用于治疗日光性雀斑样痣

（e）需要 2 次治疗

Q5. IPL 治疗后的组织热弛豫时间

（a）与皮肤类型有关

（b）与血管大小有关

（c）皮肤肤色越深，需要的冷却时间越长

（d）血管越粗，需要的冷却时间越长

（e）应用 IPL 没有热弛豫时间

Q6. IPL 会增加胶原蛋白的形成吗

（a）是的，IPL 已被证实可以增加真皮中胶原蛋白的形成

（b）组织学研究发现真皮乳头层有新的胶原蛋白形成

（c）组织学研究显示真皮网状层中有新的胶原蛋白形成

（d）老化的皮肤不需要增加胶原蛋白

（e）不会，已经证明 IPL 不能促进真皮中胶原蛋白的形成

Q7. IPL 如何改善血管病变

（a）IPL 靶向作用于血管病变内的血红蛋白

（b）IPL 靶向作用于多种血红蛋白，如氧合血红蛋白、脱氧血红蛋白和高铁血红蛋白

（c）IPL 有助于治疗红色和蓝色血管病变

（d）IPL 仅治疗浅表毛细血管扩张

（e）IPL 不用于改善血管病变

Q8. 请判断对错：胸部皮肤比脸上皮肤厚

（a）是

（b）否

Q9. IPL 是否可用于 Fitzpatrick Ⅳ型和Ⅴ型皮肤

（a）肤色较深的皮肤类型是 IPL 治疗的禁忌证

（b）肤色较深的皮肤类型不是 IPL 治疗的禁忌证

（c）深肤色皮肤类型更容易出现副作用

（d）Fitzpatrick Ⅳ型和Ⅴ型皮肤不容易产生副作用

（e）调整治疗波长和能量密度来减少副作用不是强制性的

Q10. IPL 治疗对手部和胸部皮肤有副作用吗

（a）IPL 是一种美容方式，没有副作用

（b）IPL 治疗胸部和手部后，可能会出现结痂

（c）永久性副作用极为罕见

（d）可能出现色素减退的副作用

（e）可能出现红斑的副作用

参考文献

[1] Peterson JD, Goldman MP. Rejuvenation of the aging chest: a review and our experience. Dermatol Surg. 2011; 37(5):555–71. https://doi.org/10.1111/j.1524-4725.2011.01972.x.

[2] Rokhsar CK, Lee S, Fitzpatrick RE. Review of photorejuvenation: devices, cosmeceuticals, or both? Dermatol Surg. 2005; 31(9 Pt 2): 1166–78; discussion 1178.

[3] Fisher GJ, Varani J, Voorhees JJ. Looking older: fibroblast collapse and therapeutic implications. Arch Dermatol. 2008; 144(5):666–72.

[4] Briganti S, Camera E, Picardo M. Chemical and instrumental approaches to treat hyperpigmentation. Pigment Cell Res. 2003; 16:101–10.

[5] Goldman A, Prati C, Rossato F. Hand rejuvenation using intense pulsed light. J Cutan Med Surg. 2008; 12(3):107–13.

[6] Goldberg DJ. Current trends in intense pulsed light. J Clin Aesthet Dermatol. 2012; 5(6):45–53.

[7] Li YH, Chen JZ, et al. Efficacy and safety of intense pulsed light in treatment of melasma in Chinese patients. Dermatol Surg. 2008; 34(5):693–700; discussion 700–701.

[8] Brodar V. Observations of skin thickness and subcutaneous tissue in man. Z Morph Anthrop. 1960; 50:386.

[9] Goldberg DJ. New collagen formation after dermal remodeling with an intensed pulsed light. J Cut Laser Ther. 2000; 2:59–61.

[10] Maruyama S. Hand rejuvenation using standard intense pulsed light (IPL) in Asian patients. Laser Ther. 2016; 25(1):43–54.

[11] Anderson RR, Parrish RR. Selective photothermolysis: precise microsurgery by selective absorption of pulse radiation. Science. 1983; 220:524–7.

[12] Weiss RA, Weiss MA, Beasley KL. Rejuvenation of photoaged skin: 5 years results with intense pulsed light of the face, neck, and chest. Dermatol Surg. 2002; 28(12):1115–9.

[13] Peterson JD, Goldman MP. Rejuvenation of the aging chest: a review and our experience. Dermatol Surg. 2011; 37(5):555–71. https://doi.org/10.1111/j.1524-4725.2011.01972.x.

[14] Campbell TM, Goldman MP. Adverse events of fractionated carbon dioxide laser: review of 373 treatments. Dermatol Surg. 2010; 36:1645–50.

[15] Verner I, Kutscher TD. Clinical evaluation of the efficacy and safety of combined bipolar radiofrequency and optical energies vs. optical energy alone for the treatment of aging hands. Lasers Med Sci. 2017; 32(6):1387–92. https://doi.org/10.1007/s10103-017-2257-z.

[16] Oktem A, Kocyigit P. Comparison of effectiveness of 1, 064-nm Nd: YAG laser and Nd: YAG laser-IPL combination treatments in hand skin rejuvenation. J Cosmet Laser Ther. 2016; 18(5):270–4. https://doi.org/10.3109/14764172.2016.1157366.

[17] Peterson JD, Kilmer SL. Three-dimensional rejuvenation of the Décolletage. Dermatol Surg. 2016; 42(Suppl 2):S101–7. https://doi.org/10.1097/DSS.0000000000000758.

第9章
强脉冲光用于脱毛治疗

Yehuda Ullmann,
Yeela Ben Naftali 著

范莉莉，尹锐 译

学习目标

- 描述毛发的解剖学和生理学。
- 了解毛发过多性疾病的分类。
- 概述可用于脱毛的治疗方法。
- 解释 IPL 光脱毛机制。
- 描述 IPL 脱毛治疗方案。
- 描述不同皮肤类型的不同治疗方法。

背景介绍

毛发解剖与生理学

毛囊是一个复杂的、受激素调控的结构，是毛发生长分化的基础[1]。毛囊主要由漏斗部、峡部和带有真皮毛乳头的毛球三部分组成。毛乳头接受毛发生长所需的血液供应并吸收营养物质，它调控着头发的直径、长度和生长周期[2]。与表皮和其他皮肤附属器一样，毛囊包含自己的干细胞群，位于毛球附近的皮肤表面下 1 ~ 1.5 mm 处的外根鞘和隆突区域内[1, 3-4]。它们不仅具有再生毛囊的能力，还具有再生皮脂腺和表皮的能力。毛囊的深度根据解剖区域而不同[5-6]。

毛发生长周期

毛发生长周期分为三个阶段：生长期、退行期和休止期。

- 生长期：在活跃的生长期，毛球基质细胞增殖并分化为伴生层、内根鞘和毛干。

- 退行期：生长期后，由于细胞凋亡，毛球发生退化。

- 休止期：即静止期，不生长的毛发被恒定区包裹。毛发会随着生长阶段的重新开始而再次生长[1]。

生长期的毛囊最易受到 IPL 影响。这个阶段的持续时间是可变的，可持续长达 6 年[1, 7]。退行期是相对恒定的，通常持续 3 周左右。大多数时候，大多数毛囊处于生长期（80% ~ 85%），而其余的毛囊要么处于退行期（2%），要么处于休止期（10% ~ 15%）[7]。毛囊不同生长阶段的转变随解剖区域而异[8]。休止期毛囊在头皮的比例为 15%，而在四肢为 75%[5, 9-10]。毛发在头皮的生长期为 2 ~ 6 年，在面部为 2 个月至 1 年，在四肢为 1 ~ 6 个月。因此，需要对每个区域进行多次 IPL 治疗，以便作用于生长期毛囊。其他因素如年龄、性别、解剖区域和激素等都会影响生长期的持续时间[1, 8]。

在毛发生长周期中，血管也会发生变化，可能与毛发生长周期的调节有关。毛囊在生长期高度血管化，而在退化期，血管化程度明显降低[8, 11]。

毛发过多性疾病

女性多毛症

女性多毛症是一种以女性毛发过度生长，呈男性样分布为表现的皮肤病[12]。毛发分布存在种族和民族差异[13]。对多毛症最常用的分级方法是 Ferriman–Galway 评分表[14]。据 Ehrmann 研究，美国有 5% 的妇女患有多毛症。年龄也会影响毛发的分布，过多的面部毛发在绝经后妇女中更为常见[15]。这种情况通常是由于内分泌紊乱造成的，其特征是循环雄激素水平升高或毛囊中雄激素受体敏感性增加[12]。内分泌问题的根源可能源于垂体（库欣病）、肾上腺（增生或肿瘤）或卵巢（多囊卵巢疾病、肿瘤）。外源性合成代谢性类固醇也与多毛症有关。多毛症最常见的激素原因是多囊卵巢疾病[16]。建议在开始脱毛治疗前，对突然出现并迅速进展、与月经功能障碍相关或肥胖相关的中重度多毛症患者进行雄激素水平检测[17]。但是，多毛症的严重程度与雄激素水平没有很强的相关性。毛囊对过量雄激素的反应存在个体差异[18]。口服避孕药和抗雄激素药物是最常见的药物治疗[17, 19]。多囊卵巢综合征患者的多毛症治疗相对困难，有报道显示治疗 36 个月后，毛发生长率为 25%[12, 20]。此外，在某些情况下，多毛症也可能为特发性的，而此类患者排卵功能和雄激素水平大多正常[12]。

多毛症

多毛症的特征是毛发过度生长，比正常年龄、性别和种族的人毛发生长得较长且粗大（图 9.1 和图 9.2）。虽然有很多关于多毛症发病机制的描述，但引发这些机制的诱因尚不清楚[21]。多毛症的先天性形式包括痣细胞痣、错构瘤、偏侧肥大症、手肘多毛症、神经纤维瘤、掌跖毛状皮肤畸形、脊柱多毛症、颈前部多毛症以及以全身性多毛症为主要特征的几种先天性综合征。与多毛症相关的获得性疾病包括贝克尔痣、耳廓多毛症、与局部炎症相关的多毛症、药物相关多毛症（环孢素、可的松、链霉素）和其他获得性全身多毛症（皮肌炎、甲状腺功能亢进、甲状腺功能减退）。脱毛后偶尔会出现反常性多毛症，相对更容易发生在 III 型皮肤和应用 IPL 脱毛后[22-23]。反常性多毛症的可能机制包括光刺激对毛囊生发细胞或干细胞的作用，伴或不伴细胞因子及介质（如角质形成细胞生长因子和成纤维细胞生长因子）的早期诱导作用[23]。

非美容性的脱毛应用

脱毛偶尔也可以用于非美容性的治疗[24]。例如，用带毛发的胸大肌瓣进行消化道重建可能会导致乏力甚至口臭[25]；使用阴囊或阴部带毛皮瓣重建尿道 / 阴道可能会影响排尿或增加感染风险[26-27]。皮瓣脱毛可有效改善这一问题。脱毛对复发性毛囊炎的治疗也是有效的，如须部假性毛囊炎、藏毛窦和痤疮瘢痕疙瘩等疾病[22]。

脱毛的治疗方案

以往的脱毛方法包括剃毛、拔毛、打蜡、脱毛膏和电解法。电解法、热分解法和混合法是外科手术电脱毛的三种方法。大多数属于暂时性脱毛方

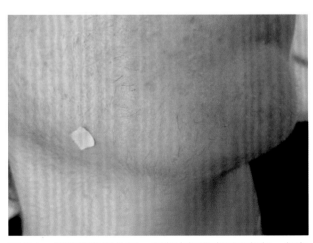

图 9.1 细发的典型外观，毛发比标准类型更纤细，颜色浅（图片来自 Fodor 和 Ullmann 所著的第 1 版）

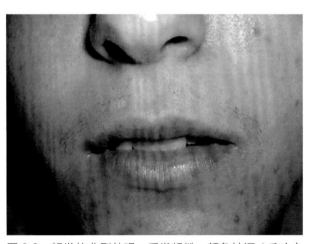

图 9.2 粗发的典型外观，毛发粗糙，颜色较深（图片来自 Fodor 和 Ullmann 所著的第 1 版）

法，相对便宜。常见的副作用有：

- 剃毛：皮炎、轻微割伤和假性毛囊炎。
- 打蜡：疼痛、轻微烫伤、刺激、毛囊炎、炎症后色素沉着。
- 电解法：水肿、红斑、疼痛、瘢痕、炎症后色素变化。
- 外用脱毛膏：痤疮、假性毛囊炎、皮肤烧灼感[5]。

永久性脱毛有三种方法：电解法、IPL和激光治疗。虽然过去广泛使用电解法，但患者有时对电解法的耐受性较差，每次治疗只有15%~50%的毛发被永久性脱除[28]。脉冲光和激光治疗可能比电解法更可靠，使用率也更高。

可用于脱毛的光源

IPL设备和激光目前都可用于脱毛（表9.1）。Haedersdal等[29-30]研究了1990—2004年期间进行的脱毛临床对照试验，比较了激光和光脱毛的效果，共有9项随机对照试验和21项对照试验，其

中只有2项关于IPL的研究。然而由于有很多因素会影响结果，所以很难将数据整合，这些影响因素包括能量密度、波长、光斑大小、脉宽、皮肤是否进行冷却以及患者个体差异。

许多研究证实了IPL脱毛的远期效果。IPL具有宽光谱（400~1200 nm）波长，比翠绿宝石或红宝石激光具有更好的穿透性。较短的波长适合浅肤色人群的红棕色毛发，但脱毛效果较深色毛发差。Bjerring评估了IPL和红宝石激光脱毛效果，经过3次治疗后的IPL治疗组毛发减少93.55%，而红宝石激光治疗组减少54.8%。增加IPL疗程仅增加6.6%的毛发减少率。红宝石激光组的疼痛程度是IPL治疗组的3.5倍[31]。

在一项对232例Ⅱ~Ⅳ型皮肤患者采用IPL、半导体激光和翠绿宝石激光脱毛疗效的研究中，结果发现治疗后6个月时脱毛效果最佳，各组之间没有显著差异（IPL组清除率为66.9%，翠绿宝石组为68.7%，二极管组为71.7%）[32]。

Amin和Goldberg比较了两种不同IPL（Palomar/Starlux-Rs，Palomar/Starlux-Y）、半导体激光和翠绿宝石激光的疗效差异。210天后通过对治疗区域拍照比较发现，4组毛发数量都减少了约50%，但翠绿宝石激光组的疼痛评分最高[33]。

Marayiannis等人比较了长、短脉冲翠绿宝石激光与IPL光源对389例患者进行治疗的结果，发现三者疗效无统计学差异。但长脉冲翠绿宝石的瞬时副作用最大，而IPL系统的瞬时副作用最小。在使用长脉冲翠绿宝石激光治疗面颈部位时，有3.1%的患者在治疗区域边缘诱导出毛发生长[34]。

另一项研究比较了30例患者使用半导体激光与IPL脱毛的疗效差别。这两种设备都使毛发数量显著减少。半导体激光治疗组在最后一次治疗后3个月和12个月与基线相比，毛发平均减少率分别为59.7%和69.2%，IPL治疗组分别为42.4%和52.7%。使用半导体激光脱毛治疗中有明显的疼痛，但耗时较短。两种疗法均未观察到严重副作用[35]。

表9.1　可用于脱毛的光源[22]

光源（波长）	备注
红宝石（694 nm）	• 红光通过合成红宝石晶体激发产生 • 对毛发深而肤色较浅者更有效（Ⅰ~Ⅲ型皮肤）
翠绿宝石（755 nm）	• 作用皮肤层次更深 • 适用于毛发颜色偏浅的Ⅰ~Ⅲ型皮肤
二极管（810 nmn）	• 穿透更深，传递能量密度更好，故表皮损伤更少 • 在深色皮肤类型Ⅰ~Ⅴ型中更安全
Nd: YAG[a]（1064 nm）	• 穿透更深，表皮损伤更少，黑色素吸收相对较少 • Ⅰ~Ⅵ型皮肤适用
IPL[b]（400~1200 nm）	• 闪光灯发出的高强度脉冲多色、非相干光 • 不同滤光片可使发出的波段具有选择性 • 可用于深色皮肤 • 光斑尺寸较大，可覆盖较大范围 • 价格比激光便宜

[a]Nd: YAG：掺钕钇铝石榴石（Nd: YAG）激光。

[b]IPL：强脉冲光。

Goh 使用 IPL 和 Nd: YAG 激光逐个部位治疗了 11 位患者，结果无显著性差异。Nd: YAG 激光比 IPL 疼痛更明显[36]。Szima 等人还比较了 38 名患者使用 Nd: YAG 激光和 IPL 脱毛的差异，得到相似结果，结论是两种脱毛方式均安全有效，但 IPL 疼痛更轻，副作用（如红斑、灼烧感、水肿）较少，满意度评分更高[37]。

尽管已有研究表明，相较于其他光源治疗，IPL 痛感更轻微，但使用 IPL 产生局部疼痛和刺激的程度可能更多依赖于操作者的技术水平。然而，由于 IPL 具有较宽的光谱，其应用非常广泛，尤其适用于毛发或肤色不适合激光脱毛的情况（表9.2）[38-39]。IPL 对黑发和浅肤色的人群如白种人和亚洲人的脱毛效果最好。第一次 IPL 或激光脱毛后几个月长出的毛发更细、颜色更浅，是 IPL 再次治疗最合适的候选者[39]。

光动力疗法（PDT）和可调脉冲光（VPL）

光动力疗法（photodynamic therapy，PDT）通过应用光敏药物（如 5- 氨基酮戊酸，ALA）在适当波长照射后引起组织选择性破坏。Grossman 应用 PDT 的原理治疗了 11 例多毛患者。首先对需脱毛区域局部用 20% ALA 外敷，3 h 后对该区域按波长 630 nm、能量密度 100~200 J/cm² 进行处理。治疗 3 个月后，毛发再生率减少 50%[40]。

可调脉冲光（variable pulsed light, VPL）系统能提供一系列滤过的可见光脉冲，每个序列包含 15 个微脉冲。Nahavandi 评估了 VPL 治疗 77 名志愿者多余毛发的效果。VPL 可以发出脉冲光序列，每个序列包含 15 个微脉冲。使用者可以调节序列中微脉冲的宽度和延迟时间。研究结果发现在 88.3% 的患者中观察到超过 50% 的毛发得到清除[41]。Holzer 等在 42 例患者中使用该系统去除非面部深色体毛，42.9% 的患者疗效为"非常好"（毛发减少量＞76%），33.3% 的患者为"好"（毛发减少 51%~75%）[42]。

表 9.2 Fitzpatrick 皮肤分型[38]

皮肤类型	对日光的反应	色素特征
I	总是晒伤，不会晒黑	皮肤苍白，眼睛为蓝色/绿色，头发为金色/红色
II	容易晒伤，不容易晒黑	皮肤白皙，眼睛为蓝色
III	一晒就容易晒黑	较深的白皮肤
IV	轻微晒伤，很容易晒黑	浅棕色皮肤
V	很少灼伤，容易晒黑	褐色皮肤
VI	从不晒伤，总是晒黑	深棕色或黑色皮肤

IPL 光脱毛

在激光系统中，IPL 脱毛的作用机制是基于选择性光热作用原理：光被毛球、毛干、漏斗部外毛根鞘和生长期毛囊基质区的内源性靶色基——黑色素吸收，产生热能破坏毛乳头，同时保留表皮黑色素[22, 43-44]。

黑色素吸收 690~1000 nm 范围内的光（红光和红外光谱），在此波长范围内的光源对于脱毛有效[22, 37]。毛发中有三种黑素小体。红黑色素存在于红发中，而真黑色素和褐黑色素以不同比例存在于金发和黑发中。在白发或灰色毛发中，毛发基质的黑素细胞大量减少，并表现出退行性变化[45]。真黑色素和褐黑色素吸收峰波长不同，研究表明在波长为 694 nm 的条件下，褐黑色素的吸收率比真黑色素低 30 倍。褐黑色素在 750~800 nm 范围光吸收率非常低[44]。由于金发或白发缺乏黑色素，所以不适合进行 IPL 治疗。如上所述，脱毛的目标区域位于毛乳头和毛囊隆突区。热介导的发干损伤导致毛发"脱落"。真皮层生发区的损伤会引发休止期休克反应，导致休止期脱落延长，形成纤细、色素沉着的营养不良性毛发[46]。皮肤黝黑人群的表皮内黑色素含量高，会吸收更多能量，容易造成周围皮肤热损伤。因此，在治疗 Fitzpatrick V 型和

Ⅵ型皮肤人群时要格外注意。

在对 9 名受试者进行单次 IPL 治疗后的组织学检查中发现黑色素聚集、毛囊和毛干凝固性坏死。48 h 时，半数毛囊内发现凋亡的角质形成细胞，并出现毛囊周围水肿，部分毛囊出现毛囊周围出血。治疗后较长时间内（2 周至 20 个月），多数毛囊内可见凋亡角质形成细胞、毛囊周围纤维化和噬黑素细胞[47]。

为避免表皮黑素细胞吸收光造成表皮损害，需要对毛囊间的表皮进行冷却[37]。选择性光热作用的最佳脉宽应小于或近似等于靶组织的热弛豫时间。周围组织具有不同的热弛豫时间，要最大限度减少对其造成的损伤[44]。小鼠的组织学研究表明，生长期毛囊对光脱毛更为敏感，这意味着生长期色素沉着和（或）生长活跃对诱导毛囊的光热损伤至关重要[48]。低强度的光脱毛会对生长期毛囊造成局部轻微的损伤，从而中断毛发生长周期，诱导退行期样改变，最终造成毛发脱落[49]。

根据大多数文献研究报道，Ⅰ ~ Ⅳ型皮肤患者 IPL 脱毛后的清除率从 20% 至 93.5% 不等。其中，不同研究者使用了不同滤光片和不同的能量密度，IPL 设备也不尽相同。Weiss 观察到，在 $40 \sim 42 \ J/cm^2$ 的两组治疗中，6 个月时毛发数量减少 33%，同时伴有剩余毛囊的减少[50]。Goldberg 使用 $6.25 \sim 6.45 \ J/cm^2$，脉宽 35 ms 治疗 1 ~ 3 次后，毛发减少的比例为 27%，相对较低[51]；而当能量密度升高至 $55 \ J/cm^2$，治疗后 12 周毛发减少 60%[52]。Trolius 使用 600 nm 的滤光片，平均能量密度 $19.3 \ J/cm^2$，脉宽44.5 ms，治疗后 8 个月毛发清除率为 80.2%[53]。Sadick 对Ⅳ型皮肤分别应用 590 nm、615 nm、645 nm、695 nm 滤光片来脱毛，能量密度 $40 \sim 42 \ J/cm^2$，单次和多次治疗后 6 个月，毛发分别减少 54% 和 64%，无明显差异[49]。Trolius 的另一项研究发现，Fitzpatrick Ⅱ型皮肤使用 615 nm、$39 \sim 42 \ J/cm^2$ 脱毛，Ⅲ、Ⅳ型皮肤选择 645 nm、$34 \sim 40 \ J/cm^2$，Ⅴ型皮肤选择 695 nm、$38 \sim 40 \ J/cm^2$，

平均治疗 3.7 次后毛发减少 76%。采用光脱毛治疗 1 ~ 3 次后即可实现最大获益[48]。

治疗流程

初次问诊

- 病史：在问诊中，详细的病史采集是非常重要的。应有针对性地提出具体问题，以确定有无内分泌问题导致多毛症。肥胖者、多囊卵巢综合征患者或其他内分泌疾病患者应首先咨询内分泌科医生，但这并不意味着他们不能从 IPL 治疗中获益[54]。大多数医师选择避免对正在进行异维 A 酸治疗的患者使用光或激光治疗，他们认为这是治疗的相对禁忌证[55]。一些研究报告显示这可能会导致愈合延迟和瘢痕形成[56-59]，因此建议该类药物停药后 6 ~ 12 个月再进行治疗。但随着异维 A 酸用药的日益普遍，近期文献报告显示出不再延迟治疗的趋势[60-62]。其他的治疗禁忌证为有瘢痕疙瘩和结缔组织疾病的患者[5]。

- 体格检查：应对计划脱毛的所有区域仔细进行检查，关键是要排除皮肤恶性肿瘤和皮肤感染。还要注意该区域有无色素沉着或文身，这可能会增加烫伤风险[63]。治疗可能造成这些部位色素改变，因此我们建议治疗时用一个小的白色衬垫覆盖这些区域。对近期晒黑患者的治疗要推迟数周，以减少副作用，特别是色素减退的风险。评估皮肤和毛发类型，选择合适的参数。应该对将要去除的多余毛发进行仔细分析，包括与毛发分布正常的健康人群比较毛囊数量、颜色和质量。所有上述信息都应该向患者解释，说明毛发的实际分布、自我感觉或主观期望之间可能存在差距。

- 术前沟通：寻求脱毛治疗的患者都希望能将毛发彻底脱除。大多数患者把"永久脱毛"理解为"毛发永远不会再长"。而根据 FDA 的定义，"永久脱毛"是指毛囊的显著减少，并在一定时间能保

持稳定，而这一时间段要比毛囊固有的完整生长周期更长[64]。对患者进行教育并解释预期疗效及可能的并发症非常关键。应向患者说明，脱毛需要多次治疗，但即便如此也不能达到永久脱毛的效果（图9.3和图9.4）。每次治疗的结果都应在表格上记录下来。如果7~8次治疗后无明显改善，建议停止治疗。

准备

• 剃毛：剃须刀刮除毛发是唯一不会破坏毛球的方法，除此之外，任何脱毛方法在治疗前至少2个月均应停止，否则治疗无效。治疗前2~3天剃除待脱毛部位毛发，在未剃毛的部位进行治疗可能会导致更多的并发症，皮肤上的深色毛发吸收能量可能会灼伤表皮。对于比基尼区脱毛，须告知患者穿白色内衣，因为深色内衣更容易使治疗产生副作用。

• 防晒霜：在治疗前4~6周可能需要使用防晒霜，特别是在日光暴露区域。

• 麻醉：小面积治疗可不用表面麻醉。在比基尼区和乳晕周围等敏感区域或其他大面积区域脱毛时，建议在治疗前1 h敷EMLA或ELA Max局部麻醉乳膏。

• 冷却：当治疗较大区域时需要较长的冷却时间，使用冰袋间断冷敷，治疗后继续冷却15 min。

• 治疗档案与知情同意：签署知情同意书，术前拍摄照片，完成治疗反应的评估记录。

• 安全
  - 眼睛保护：对操作者和患者都要进行眼睛保护。
  - 工作区域：工作区域附近避免出现金属物体或可反光的表面。
  - 体位：让患者保持舒适体位。
  - 皮肤准备：清洁皮肤，去除油脂。
  - 测试：在开始治疗前进行测试。

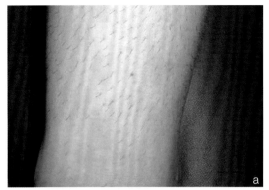
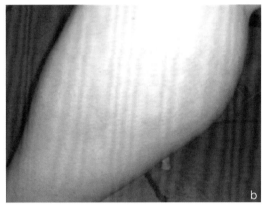

图9.3 （a）IPL治疗前小腿的粗发；（b）5次治疗（2年）后效果良好（图片来自Fodor和Ullmann所著的第1版）

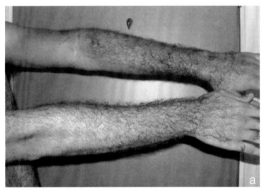
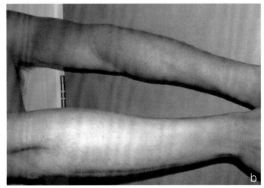

图9.4 （a）治疗前，典型粗发表现；（b）7次治疗后明显改善，仍可见部分毛囊，但整体更细、更平滑（图片来自Fodor和Ullmann所著的第1版）

技术参数

- 参数的选择：应根据每个患者的具体情况选择合适的参数，特别是对于本身肤色较深的患者。只要采取适当的预防措施，注意调节光斑的大小、波长、脉宽和冷却方法的使用，大多数并发症都是可以预防的。IPL 设备相对容易操作，计算机软件会根据患者的毛发颜色、类型和皮肤类型提供建议的治疗参数。皮肤与毛发颜色反差、发色类型和黑色素含量是 IPL 能否成功脱毛的重要影响因素[65]。

  - 光通量：也称为能量密度，它是对靶目标内组织结构达到峰值温度影响最大的参数。

  - 光斑大小：若照射区域太小，则光的穿透深度会受限。为避免能量径向耗散的影响，光斑大小应大于光穿透组织的深度，为 5 ~ 10 mm[66]。

  - 脉宽：脉宽是在给定温度下作用的时间长度。当脉宽接近靶色基的热弛豫时间（thermal relaxation time，TRT）时，会发生高选择性热损伤，这与色基大小有关（毛囊 TRT 为 10 ~ 100 ms）[67]。双脉冲或三脉冲分布可导致毛囊逐步升温，而延长脉宽会带来表皮损伤风险。

  - 脉冲延迟：建议脉冲延迟大于 3 ms，以使得表皮充分冷却[68]。

  - 波长：首选较长的波长，因为色基位于皮肤深处。波长越长，光穿透皮肤的深度越大。较短的波长对浅色和偏细的棕色毛发更有效[69]。

- 治疗操作：治疗头垂直于皮肤。治疗时建议对皮肤略施压力，有助于排空下方血管内血液，使血红蛋白对光能的吸收降至最低。

- 优化治疗

  - 治疗参数：需要根据上一次治疗后的皮肤反应进行调整。当一次治疗后出现副作用或并发症时，能量减少 2 ~ 4 J/cm²，脉冲延迟增加 10%（图 9.5）。我们建议整个治疗期间持续记录患者评价及副作用。若几种副作用的表现相互矛盾，说明治疗过程有中断。

  - 治疗间隔时间：根据脱毛区域毛发生长周期和毛发类型的不同，治疗间隔时间也有所不同。一般来说，面部（图 9.6）、颈部、腋窝（图 9.7）和比基尼区的治疗间隔为 5 ~ 6 周。四肢（图 9.8 和图 9.9）和胸部（图 9.10 和图 9.11）的治疗间隔为 7 ~ 8 周[5]。几乎所有患者在治疗后都会出现短时间的水肿和红斑，须向患者解释这是正常反应。另外，应告知患者在治疗后几天内毛发仍会生长（图 9.12 和图 9.13），

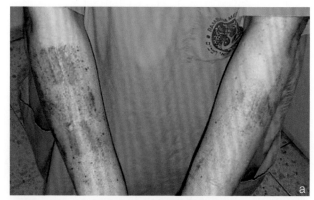
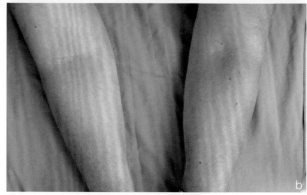

图 9.5 （a）脱毛后第 4 天，注意术后皮肤的强烈反应；（b）治疗 1 年后。对于该名患者，实际治疗参数比推荐治疗方案降低了两倍（Reprinted with permission of Lippincott, Williams and Wilkins, Wolters Kluwer: L. Fodor, M. Menachem, Y Ramon, O Shoshani, Y Rissin, L. Eldor, D Egozi, IJ Peled, Y. Ullmann. Hair Removal Using Intense Pulsed Light（Epilight）. Annals of Plastic Surgery, 2006, 54: 11）（图片来自 Fodor 和 Ullmann 所著的第 1 版）

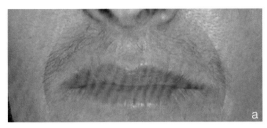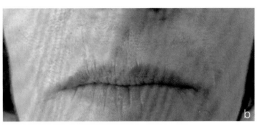

图 9.6 （a）治疗前；（b）5 次 IPL 脱毛后，注意上唇周围仍残留的毛囊。由于该部位皮肤不规则，治疗相对困难（图片来自 Fodor 和 Ullmann 所著的第 1 版）

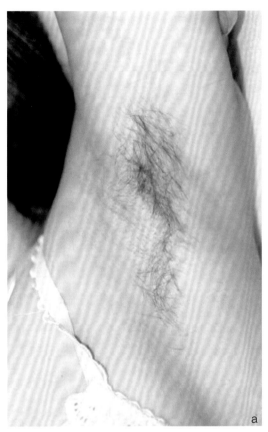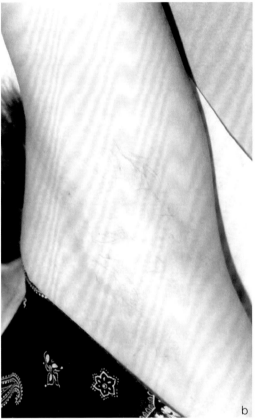

图 9.7 （a）治疗前；（b）6 次 IPL 脱毛后（图片来自 Fodor 和 Ullmann 所著的第 1 版）

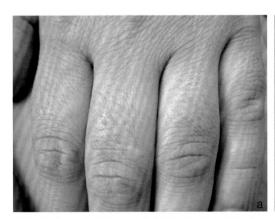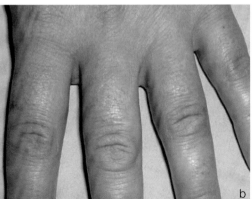

图 9.8 （a）治疗前；（b）5 次治疗后（图片来自 Fodor 和 Ullmann 所著的第 1 版）

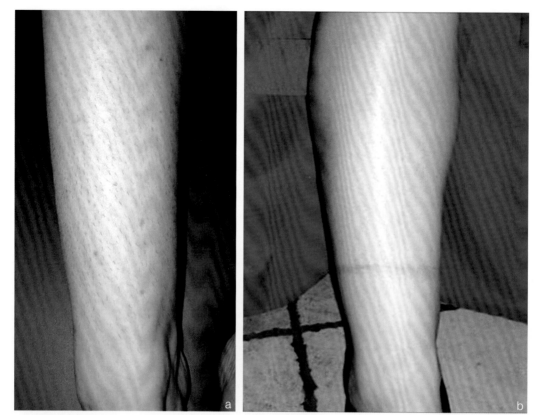

图9.9 （a）用剃刀剃除腿毛几天后的情况，IPL 脱毛治疗前；（b）5次治疗（2年）后（图片来自 Fodor 和 Ullmann 所著的第1版）

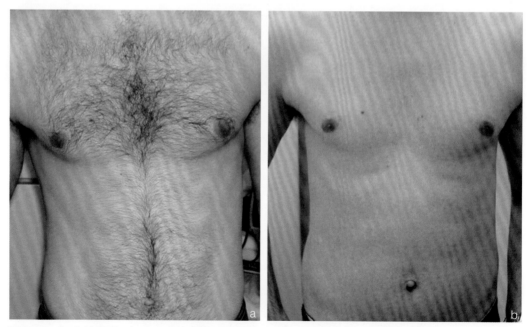

图9.10 （a）治疗前；（b）6次治疗后（图片来自 Fodor 和 Ullmann 所著的第1版）

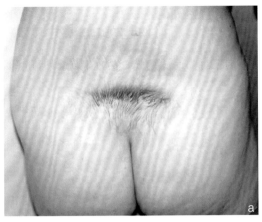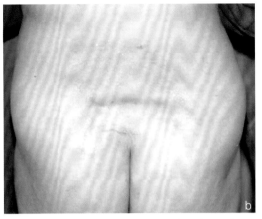

图 9.11 （a）青少年骶前区多毛症；（b）5 次治疗后（图片来自 Fodor 和 Ullmann 所著的第 1 版）

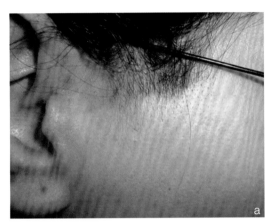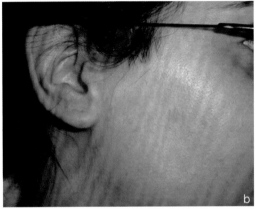

图 9.12 （a）鬓角脱毛前；（b）脱毛后，效果比较理想（图片来自 Fodor 和 Ullmann 所著的第 1 版）

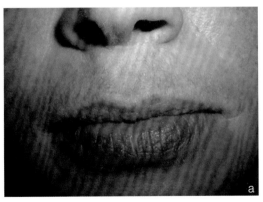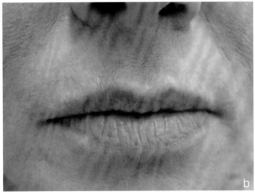

图 9.13 （a）治疗前；（b）治疗后，小毛囊也有所改善，但不如典型粗发类型治疗效果明显（图片来自 Fodor 和 Ullmann 所著的第 1 版）

这也是正常反应，表明受损的毛发从毛囊中挤出，不应视为治疗失败。深色皮肤表型在 IPL 辅助治疗中仍然存在问题。

- 治疗次数：建议至少进行 3 次治疗，目前没有关于何时终止治疗的建议 [69]。除非有明显的改善，我们通常在 7~8 次治疗后停止。治疗不同部位时，应根据毛囊的静止期调整治疗间隔，大多数医生倾向于间隔 4~6 周治疗一次。

术后护理

- 冷却：如前文所述，虽然多数仪器都配备了冷却系统，但术后仍建议使用冰袋或冷却剂进一步减轻疼痛和肿胀。

- 防晒：严格防晒，必须使用防晒霜。

- 表皮损伤：表皮意外损伤时，处理方式与其他浅表烧伤相同。

- 维持保养：随着时间推移，毛发生长情况可能会发生变化。Vissing 等人通过研究建议在停止 IPL 治疗后，局部使用依氟鸟氨酸（eflornithine）可能有助于维持多毛患者的毛发减少[12]。

并发症

脱毛过程中，毛囊内除黑色素以外，其他相邻的表皮结构可能与黑色素存在竞争，导致表皮吸收光能。除了影响治疗效果，还会因邻近上皮细胞损伤引起不良反应[70]。除红斑外，IPL 脱毛的常见不良反应包括治疗后的疼痛和灼烧感。更严重的不良反应包括水疱、结痂、色素沉着，很少出现瘢痕。意外伤害引起的眼部并发症也可能会出现。如前所述，反常性多毛症很少发生，但相对在Ⅲ型皮肤中更为多见[23]。在靠近 IPL 光脱毛的未治疗区域可能出现毛发生长（"反常效应"）[54]。更多详情请参阅有关的并发症章节。

特殊注意事项

患者满意度

患者的满意度水平难以预测。在一项回顾性研究中，Lor 等评估了 207 名患者的满意度：22% 非常满意，45% 满意，33% 不满意[71]。Fodor 对 80 例患者进行了满意度评价，参数为 35 ~ 39 J/cm², 645 ~ 695 nm，其中 51 名患者采用脉冲延迟 < 40 ms，29 名脉冲延迟为 > 40 ms。接受治疗次数

较少的患者（1 ~ 3 次）比接受 7 次以上治疗的患者满意度更高。根据作者分析，最好的治疗效果通常是在最初的几次治疗后出现，所以此时满意度较高[72]。提前发现患者不切实际的期望有助于提高患者满意度。

疼痛

疼痛是限制医生使用高能量达到更显著疗效的因素之一[73]。较短的波长，疼痛会更明显，可能与表皮吸收了大部分波长有关。皮肤活检显示，由"光电二极管"产生的光穿透深度可达 1.3 mm[74-75]。如上所述，疼痛管理包括局部麻醉药、冷却设备和保守的非伤害性皮肤刺激等[1]。

深色皮肤类型患者脱毛

深色皮肤患者由于表皮黑色素丰富，发生副作用的风险较高，如色素沉着和瘢痕。应用更长的波长、更长的脉宽、较低的能量密度和高效的冷却设备，可以最大限度地减少深色皮肤患者出现并发症的风险[67]。IPL 设备通过选择不同的滤光片来实现宽波长范围，使之可有效用于深色皮肤脱毛。该建议基于多项研究得出。Johnson 报道了 3 名 V 和 VI 型皮肤患者使用长脉冲延迟（> 80 ms）脱毛治疗后达到了 85% ~ 100% 的毛发清除率，1 例出现一过性色素沉着[76]。Lee 评估了 28 名比高加索人种表皮黑色素含量更高的亚洲患者的治疗效果，其使用 645 ~ 950 nm，平均能量密度 17.1 J/cm²，腋毛清除率高达 83.4%[77]。对于皮肤黝黑的患者，脉宽应该延长，逐渐升温以减少对表皮层的损伤[78]。能量密度相同时，15 ms 的脉宽分布到皮肤上时，与 30 ms 相比，皮肤表面的温度高 6 ℃。因此，低能量密度和长脉冲延迟推荐用于深色皮肤类型。另一项研究中使用了一种光能结合射频的装置对深色皮肤进行脱毛，虽然治疗所需脉冲光能量更少，但单次治疗 3 个月后脱毛率即为 46%[79]。

目前相关研究仍然有限，我们推荐对Ⅰ ~ Ⅳ型

皮肤和黑发色患者进行 IPL 脱毛。皮肤越深、毛发越浅，治疗效果就越差。我们不使用 IPL 为 V、VI 型皮肤或金发、白发患者进行脱毛。对于较深的皮肤类型，一些研究者更倾向于使用 Nd: YAG 激光[67, 80]。

脱毛的扩展应用

大多数研究报道中指出脱毛多用在最需要治疗的身体部位如面部、腋窝和比基尼区。然而，Moreno-Arias 报道了用 IPL 成功治疗刮除术后复发的带毛皮内痣[81]。IPL 也被成功用于纠正植发后发际线位置不当，3 次治疗即可解决[82]。IPL 的应用已经扩展到治疗毛发移植和皮瓣。对 4 例肿瘤切除后的患者，需要皮瓣重建面部或乳房，利用 IPL 成功进行了脱毛。脱毛还同时改善了皮肤粗糙、色素沉着和红斑问题[24]。Schroeter 在变性患者脱毛案例中发现，毛发减少达到 90%，平均随访 44 个月效果良好[83]。另外据 Schroeter 报道，脱毛与患者年龄呈负相关，这可能是唯一一项报道患者年龄与毛发清除量相关的研究。

📋 实用要点

- 女性多毛症表现为女性末梢毛发粗糙伴有过度生长，呈男性样分布。
- 多毛症的表现为毛发过粗、过长，高于相同年龄、性别和种族正常水平。
- 生长期的毛囊最适合进行 IPL 脱毛治疗。
- 不同解剖区域的毛囊生长周期转化阶段不同。
- 生长期因所处解剖区域不同而不同。
- 黑色素是脱毛的靶色基。
- 在白发或灰色毛发中，毛发基质的黑素细胞大量减少，呈现退化性变化。这些类型的毛发对 IPL 治疗不太敏感。
- 脱毛的靶区域是毛乳头和隆突区域。
- 治疗前应明确有无内分泌相关的问题。
- 晒黑皮肤的脱毛治疗需要推迟几周再进行。

- 在治疗前向患者告知"永久脱毛"的概念，解释治疗目标并非使"毛发永远不会再长"可能有助于提高患者满意度。
- 通常需要多次治疗，但如果 7~8 次治疗后无明显改善，应考虑终止治疗。
- 剃刀剃除毛发是 IPL 治疗前唯一推荐的备皮方法。
- 治疗参数需要根据上一次治疗的结果进行调整。
- 大多数医生倾向于两次治疗的间隔时间为 4~6 周。
- 脱毛效率随发色深浅及脱毛能量的增加而增加。
- 肤色越深、毛发越浅，治疗效果越差。

选择题

Q1. 处于哪一阶段的毛囊最适合接受 IPL 治疗
- （a）生长期
- （b）退行期
- （c）休止期
- （d）再生期

Q2. 以下关于 IPL 脱毛中黑色素的说法哪项是正确的
- （a）黑色素吸收 690~1000 nm 范围内的光
- （b）红发中含有红黑色素颗粒
- （c）由于金发缺乏黑色素，所以不适合进行 IPL 治疗
- （d）以上均正确

Q3. 导致多毛症最常见的激素性病因是什么
- （a）库欣病
- （b）多囊卵巢疾病
- （c）甲状腺功能减退
- （d）肾上腺增生

Q4. 以下哪一种激光最适合深色皮肤人群脱毛

（a）翠绿宝石激光

（b）红宝石激光

（c）Nd: YAG 激光

（d）二极管激光

Q5. 以下波长相对应的激光类型是

A. 755 nm　B. 694 nm　C. 1064 nm　D. 810 nm

（a）红宝石

（b）翠绿宝石

（c）二极管

（d）Nd: YAG

Q6. 在 IPL 脱毛前对患者有什么建议

（a）手术前 4 ~ 6 周不要刮毛

（b）手术前几周不要晒黑

（c）在术前 1 周使用脱毛膏准备

（d）在术前 1 周使用脱毛蜡准备

Q7. 以下关于光疗脱毛中疼痛的说法哪个是正确的

（a）波长越长，疼痛越明显

（b）脉冲延迟时间越长，疼痛越明显

（c）能量越大，疼痛越明显

（d）治疗范围较小时，必须使用局部麻醉药

Q8. 以下哪项可以最大限度地减少深色皮肤患者的光脱毛并发症

（a）较短的波长

（b）较短的脉宽

（c）冷却设备

（d）以上均不正确

Q9. 以下关于 IPL 光脱毛术后并发症的说法哪项是正确的

（a）治疗后疼痛常见

（b）瘢痕是一种罕见的并发症

（b）反常性多毛症在Ⅲ型皮肤中更为常见

（c）以上均正确

Q10. 下列关于治疗的说法哪项是错误的

（a）在治疗期间应避免阳光暴晒

（b）出现副作用或并发症时，能量密度可减少 $2 \sim 4 \ J/cm^2$

（c）通常治疗间隔为 3 个月

（d）毛发颜色越浅，治疗效果就越差

参考文献

[1] Aimonetti JM, Ribot-Ciscar E. Pain management in photoepilation. J Cosmet Dermatol. 2016; 15(2):194–9.

[2] Morgan BA. The dermal papilla: an instructive niche for epithelial stem and progenitor cells in development and regeneration of the hair follicle. Cold Spring Harb Perspect Med. 2014; 4:a015180.

[3] Ross EV. Extended theory of selective photothermolysis: a new recipe for hair cooking? Lasers Surg Med. 2001; 29(5):413–5.

[4] Mandt N, Troilius A, Drosner M. Epilation today: physiology of the hair follicle and clinical photo-epilation. J Investig Dermatol Symp Proc. 2005; 10(3):271–4.

[5] Warner J, Weiner M, Gutowski KA. Laser hair removal. Clin Obstet Gynecol. 2006; 49(2):389–400.

[6] Ohyama M. Hair follicle bulge: a fascinating reservoir of epithelial stem cells. J Dermatol Sci. 2007; 46(2):81–9.

[7] Goldberg DJ. Laser- and light-based hair removal: an update. Expert Rev Med Devices. 2007; 4(2):253–60.

[8] Alonso L, Fuchs E. The hair cycle. J Cell Sci. 2006; 119(Pt 3):391–3.

[9] Greppi I. Diode laser hair removal of the black patient. Lasers Surg Med. 2001; 28(2):150–5.

[10] Sadick NS, Prieto VG. The use of a new diode laser for hair removal. Dermatol Surg. 2003; 29(1):30–3; discussion 33–34.

[11] Godynicki S, Gasse H, Schwarz R, et al. Nutritional and functional blood vessels of anagen and telogen vibrissal follicles in the cat. Acta Anat (Basel). 1997; 160(2):83–7.

[12] Vissing AC, Taudorf EH, Haak CS, et al. Adjuvant eflornithine to maintain IPL-induced hair reduction in women with facial hirsutism: a randomized controlled trial. J Eur Acad Dermatol Venereol. 2016; 30(2):314–9.

[13] Muller SA. Hirsutism. Am J Med. 1969; 46(5):803–17.

[14] Ferriman D, Gallwey JD. Clinical assessment of body hair growth in women. J Clin Endocrinol Metab. 1961; 21:1440–7.

[15] Ehrmann DA, Rosenfield RL. Clinical review 10: an endocrinologic approach to the patient with hirsutism. J Clin Endocrinol Metab. 1990; 71(1):1–4.

[16] Liew SH. Unwanted body hair and its removal: a review. Dermatol Surg. 1999; 25(6):431–9.

[17] Martin KA, Chang RJ, Ehrmann DA, et al. Evaluation and treatment of hirsutism in premenopausal women: an endocrine society clinical practice guideline. J Clin Endocrinol Metab. 2008; 93(4):1105–20.

[18] Rosenfield RL. Clinical practice. Hirsutism N Engl J Med. 2005; 353(24):2578–88.

[19] Conn JJ, Jacobs HS. The clinical management of hirsutism. Eur J Endocrinol. 1997; 136(4):339–48.

[20] Falsetti L, Galbignani E. Long-term treatment with the combination ethinylestradiol and cyproterone acetate in polycystic ovary syndrome. Contraception. 1990; 42(6):611–9.

[21] Wendelin DS, Pope DN, Mallory SB. Hypertrichosis. J Am Acad Dermatol. 2003; 48(2):161–79; quiz 180–161.

[22] Vaidya T, Kumar DD. Hair, laser removal. StatPearls [internet]. Treasure Island: StatPearls Publishing; 2018.

[23] Radmanesh M. Paradoxical hypertrichosis and terminal hair change after intense pulsed light hair removal therapy. J Dermatolog Treat. 2009; 20(1):52–4.

[24] Moreno-Arias GA, Vilalta-Solsona A, Serra-Renom JM, et al. Intense pulsed light for hairy grafts and flaps. Dermatol Surg. 2002; 28(5):402–4.

[25] Kuriloff DB, Finn DG, Kimmelman CP. Pharyngoesophageal hair growth: the role of laser epilation. Otolaryngol Head Neck Surg. 1988; 98(4):342–5.

[26] Gil-Vernet A, Arango O, Gil-Vernet J Jr, et al. Scrotal flap epilation in urethroplasty: concepts and technique. J Urol. 1995; 154(5):1723–6.

[27] Karacaoglan N. Hair growth in the vagina after reconstruction with pudendal thigh flaps in congenital vaginal agenesis. Plast Reconstr Surg. 1997; 100(6):1618.

[28] Gorgu M, Aslan G, Akoz T, et al. Comparison of alexandrite laser and electrolysis for hair removal. Dermatol Surg. 2000; 26(1): 37–41.

[29] Haedersdal M, Gotzsche PC. Laser and photoepilation for unwanted hair growth. Cochrane Database Syst Rev. 2006; 4:CD004684.

[30] Haedersdal M, Wulf HC. Evidence-based review of hair removal using lasers and light sources. J Eur Acad Dermatol Venereol. 2006; 20(1):9–20.

[31] Bjerring P, Cramers M, Egekvist H, et al. Hair reduction using a new intense pulsed light irradiator and a normal mode ruby laser. J Cutan Laser Ther. 2000; 2(2):63–71.

[32] Toosi P, Sadighha A, Sharifian A, et al. A comparison study of the efficacy and side effects of different light sources in hair removal. Lasers Med Sci. 2006; 21(1):1–4.

[33] Amin SP, Goldberg DJ. Clinical comparison of four hair removal lasers and light sources. J Cosmet Laser Ther. 2006; 8(2):65–8.

[34] Marayiannis KB, Vlachos SP, Savva MP, et al. Efficacy of long- and short pulse alexandrite lasers compared with an intense pulsed light source for epilation: a study on 532 sites in 389 patients. J Cosmet Laser Ther. 2003; 5(3–4):140–5.

[35] Klein A, Steinert S, Baeumler W, et al. Photoepilation with a diode laser vs. intense pulsed light: a randomized, intrapatient left-to-right trial. J Dermatol. 2013; 168(6):1287–93.

[36] Goh CL. Comparative study on a single treatment response to long pulse Nd: YAG lasers and intense pulse light therapy

[37] Szima GZ, Janka EA, Kovács A, et al. Comparison of hair removal efficacy and side effect of neodymium:Yttrium-aluminum-garnet laser and intense pulsed light systems (18-month follow-up). J Cosmet Dermatol. 2017; 16(2):193–8.

[38] Martella A, Raichi M. Photoepilation and skin photorejuvenation: an update. Dermatol Rep. 2017; 9(1):7116.

[39] Fitzpatrick TB. The validity and practicality of sun-reactive skin types I through VI. Arch Dermatol. 1988; 124(6):869–71.

[40] Grossman MWJ, Dwyer P, Flotte T, et al. PDT for hirsutism. Lasers Surg Med. 1995; 7(suppl):44.

[41] Nahavandi H, Neumann R, Holzer G, et al. Evaluation of safety and efficacy of variable pulsed light in the treatment of unwanted hair in 77 volunteers. J Eur Acad Dermatol Venereol. 2008; 22(3):311–5.

[42] Holzer G, Nahavandi H, Neumann R, et al. Photoepilation with variable pulsed light in non-facial body areas: evaluation of efficacy and safety. J Eur Acad Dermatol Venereol. 2010; 24(5):518–23.

[43] El-Domyati M, Hosam W, Moftah NH, et al. Hair follicle changes following intense pulsed light axillary hair reduction: histometrical, histological and immunohistochemical evaluation. Arch Dermatol Res. 2017; 309(3):191–202.

[44] Ross EV, Ladin Z, Kreindel M, et al. Theoretical considerations in laser hair removal. Dermatol Clin. 1999; 17(2):333–55, viii.

[45] Slominski A, Paus R. Melanogenesis is coupled to murine anagen: toward new concepts for the role of melanocytes and the regulation of melanogenesis in hair growth. J Invest Dermatol. 1993; 101(1 Suppl):90S–7S.

[46] Sadick NS, Weiss RA, Shea CR, et al. Long-term photoepilation using a broad-spectrum intense pulsed light source. Arch Dermatol. 2000; 136(11):1336–40.

[47] Sadick NS, Shea CR, Burchette JL Jr, et al. High-intensity flashlamp photoepilation: a clinical, histological, and mechanistic study in human skin. Arch Dermatol. 1999; 135(6):668–76.

[48] Lin TY, Manuskiatti W, Dierickx CC, et al. Hair growth cycle affects hair follicle destruction by ruby laser pulses. J Invest Dermatol. 1998; 111(1):107–13.

[49] Roosen GF, Westgate GE, Philpott M, et al. Temporary hair removal by low fluence photoepilation: histological study on biopsies and cultured human hair follicles. Lasers Surg Med. 2008; 40(8):520–8.

[50] Weiss RA, Weiss MA, Marwaha S, et al. Hair removal with a non-coherent filtered flashlamp intense pulsed light source. Lasers Surg Med. 1999; 24(2):128–32.

[51] Goldberg DJ, Silapunt S. Histologic evaluation of a Q-switched Nd: YAG laser in the nonablative treatment of wrinkles. Dermatol Surg. 2001; 27(8):744–6.

[52] Gold MH, Bell MW, Foster TD, et al. Long-term epilation using the EpiLight broad band, intense pulsed light hair removal system. Dermatol Surg. 1997; 23(10):909–13.

[53] Troilius A, Troilius C. Hair removal with a second generation broad spectrum intense pulsed light source--a long-term follow-up. J Cutan Laser Ther. 1999; 1(3):173–8.

for hair removal on skin type IV to VI--is longer wavelengths lasers preferred over shorter wavelengths lights for assisted hair removal. J Dermatolog Treat. 2003; 14(4):243–7.

[54] Moreno-Arias G, Castelo-Branco C, Ferrando J. Paradoxical effect after IPL photoepilation. Dermatol Surg. 2002; 28(11):1013–6; discussion 1016.

[55] Srinivas CR, Kumaresan M. Lasers for vascular lesions: standard guidelines of care. Indian J Dermatol Venereol Leprol. 2011; 77(3):349–68.

[56] Roenigk HH Jr, Pinski JB, Robinson JK, et al. Acne, retinoids, and dermabrasion. J Dermatol Surg Oncol. 1985; 11(4):396–8.

[57] Zachariae H. Delayed wound healing and keloid formation following argon laser treatment or dermabrasion during isotretinoin treatment. Br J Dermatol. 1988; 118(5):703–6.

[58] Bernestein LJ, Geronemus RG. Keloid formation with the 585-nm pulsed dye laser during isotretinoin treatment. Arch Dermatol. 1997; 133(1):111–2.

[59] McDonald KA, Shelley AJ, Alavi A. A systematic review on oral isotretinoin therapy and clinically observable wound healing in acne patients. J Cutan Med Surg. 2017; 21(4):325–33.

[60] Khatri KA, Garcia V. Light-assisted hair removal in patients undergoing isotretinoin therapy. Dermatol Surg. 2006; 32(6):875–7.

[61] Prather HB, Alam M, Poon E, et al. Laser safety in isotretinoin use: a survey of expert opinion and practice. Dermatol Surg. 2017; 43(3):357–63.

[62] Mysore V, Mahadevappa OH, Barua S. Standard guidelines of care: performing procedures in patients on or recently administered with isotretinoin. J Cutan Aesthet Surg. 2017; 10(4):186–94.

[63] Riml S, Larcher L, Grohmann M, et al. Second-degree burn within a tattoo after intense-pulsed-light epilation. Photodermatol Photoimmunol Photomed. 2013; 29(4):218–20.

[64] Dierickx C. Laser-assisted hair removal: state of art. Dermatol Ther. 2000; 13:80–9.

[65] Sanchez LA, Perez M, Azziz R. Laser hair reduction in the hirsute patient: a critical assessment. Hum Reprod Update. 2002; 8(2):169–81.

[66] Lask G, Eckhouse S, Slatkine M, et al. The role of laser and intense light sources in photo-epilation: a comparative evaluation. J Cutan Laser Ther. 1999; 1(1):3–13.

[67] Gan SD, Graber EM. Laser hair removal: a review. Dermatol Surg. 2013; 39(6):823–38.

[68] Weir VM, Woo TY. Photo-assisted epilation--review and personal observations. J Cutan Laser Ther. 1999; 1(3):135–43.

[69] Drosner M, Adatto M. Photo-epilation: guidelines for care from the European Society for Laser Dermatology (ESLD). J Cosmet Laser Ther. 2005; 7(1):33–8.

[70] Paasch U, Schwandt A, Seeber N, et al. New lasers and light sourcessold and new risks? J Dtsch Dermatol Ges. 2017; 15(5):487–96.

[71] Lor P, Lennartz B, Ruedlinger R. Patient satisfaction study of unwanted facial and body hair: 5 years experience with intense pulsed light. J Cosmet Laser Ther. 2002; 4(3–4):73–9.

[72] Fodor L, Menachem M, Ramon Y, et al. Hair removal using intense pulsed light (EpiLight): patient satisfaction, our experience, and literature review. Ann Plast Surg. 2005; 54(1):8–14.

[73] Moreno-Arias GA, Castelo-Branco C, Ferrando J. Side-effects after IPL photodepilation. Dermatol Surg. 2002; 28(12):1131–4.

[74] Gay-Escoda C, Párraga-Manzol G, Sánchez-Torres A, et al. Chronic neuropathic facial pain after intense pulsed light hair removal. Clinical features and pharmacological management. J Clin Exp Dent. 2015; 7(4):e544–7.

[75] Tse Y. Hair removal using a pulsed-intense light source. Dermatol Clin. 1999; 17(2):373–85, ix

[76] Johnson F, Dovale M. Intense pulsed light treatment of hirsutism: case reports of skin phototypes V and VI. J Cutan Laser Ther. 1999; 1(4):233–7.

[77] Hee Lee J, Huh CH, Yoon HJ, et al. Photoepilation results of axillary hair in dark-skinned patients by IPL: a comparison between different wavelength and pulse width. Dermatol Surg. 2006; 32(2):234–40.

[78] Clement M, Daniel G, Trelles M. Optimising the design of a broad-band light source for the treatment of skin. J Cosmet Laser Ther. 2005; 7(3–4):177–89.

[79] Yaghmai D, Garden JM, Bakus AD, et al. Hair removal using a combination radio-frequency and intense pulsed light source. J Cosmet Laser Ther. 2004; 6(4):201–7.

[80] Weaver SM 3rd, Sagaral EC. Treatment of pseudofolliculitis barbae using the long-pulse Nd: YAG laser on skin types V and VI. Dermatol Surg. 2003; 29(12):1187–91.

[81] Moreno-Arias GA, Ferrando J. Noncoherent-intense-pulsed light for the treatment of relapsing hairy intradermal melanocytic nevus after shave excision. Lasers Surg Med. 2001; 29(2):142–4.

[82] Moreno-Arias GA, Navarra E, Vilalta A, et al. Corrective photoepilation for improper hairline placement after hair transplantation. Dermatol Surg. 2000; 26(8):790–2; discussion 792

[83] Schroeter CA, Groenewegen JS, Reineke T, et al. Ninety percent permanent hair reduction in transsexual patients. Ann Plast Surg. 2003; 51(3):243–8.

第 10 章
强脉冲光治疗寻常痤疮

Ajay Deshpande 著

李健，尹锐 译

学习目标

- 了解寻常痤疮的病理生理学。
- 了解 IPL 在减少瘢痕组织过程中的作用。
- 了解具体的参数设置和治疗建议。

引言

寻常痤疮是毛发皮脂腺单位常见的自限性疾病，主要见于青少年[1]。痤疮通常是青春期的早期表现。对女孩而言，痤疮的发生可能比初潮提前 1 年以上。绝大多数病例发生在青少年中后期[2]。痤疮发病机制中的关键因素是毛囊开口的表皮角化过度、皮脂分泌过多、炎症和痤疮丙酸杆菌的存在[3]。该疾病的特点是尽管其中某一类型皮损占主导地位，但其临床病变种类繁多。痤疮的过程可能是自限性的，但由于它会形成凹陷性或增生性瘢痕，其后遗症可能是终身的[3]。粉刺和丘疹是非炎症性病变的主要表现形式，而脓疱、结节和囊肿则是炎症性病变的特征。凹陷性和增生性瘢痕更常见于炎性痤疮[3]。痤疮主要影响面部、颈部、上躯干和上臂。

痤疮可能对患者的生活质量产生极大影响，尤其是社会心理学方面的影响[4-5]。因此，早期和积极的干预是非常必要的，特别是对于寻常痤疮的炎症性病变[6]。系统性使用抗生素[7-8]和维 A 酸[9]是痤疮治疗的主要手段，此外还有外用抗生素[10]、过氧化苯甲酰[11]和外用维 A 酸[12]。

然而，抗生素耐药性[13-14]和局部抗痤疮药物不良反应在不断增加。已证实，基于光学的设备和技术可有效治疗痤疮[15-17]。

IPL 的作用机制

IPL 在痤疮的治疗中通过多种作用机制发挥作用。IPL 可以减少炎症发生和皮脂腺的体积[18]，并下调 TNF-α[19]，从而减少病灶数量，阻止新病灶的形成。IPL 可以增强易长痤疮的皮肤中的转化生长因子 β1/smad3 信号通路[20]。IPL 在体外也可以诱导真皮细胞外蛋白合成[21]。IPL 还可以增加真皮胶原蛋白和弹性纤维含量[22]，这有助于降低瘢痕形成率。

IPL 治疗痤疮的基本机制是对痤疮丙酸杆菌造成选择性热损伤。痤疮丙酸杆菌能生产和储存卟啉。由于激素分泌的变化，毛囊 - 皮脂腺单位的过度角化常导致毛囊皮脂腺开口阻塞，为痤疮丙酸杆菌创造了厌氧环境，继而促进其繁殖并释放卟啉。通过激活卟啉，IPL 穿透至毛囊从而靶向作用于痤疮丙酸杆菌[23]。IPL 还可以通过激活卟啉的合成以对痤疮丙酸杆菌产生杀菌活性。这有助于减少痤疮的活动性病变和新病灶的暴发。

在毛细血管扩张和其他血管疾病中，IPL 可改善血管扩张[24]，这一作用有助于减少炎症性痤疮中的红斑。

治疗参数

- 滤光片：440 ~ 1100 nm
- 连续模式：7.1 J/cm^2 × 6 遍
- 紧接着采用单脉冲模式：在活动性皮损上为 13.4 J/cm^2 × （4 ~ 6）遍
- 每周 / 每两周

- 4～6 次

- 每月维持治疗一次

IPL 可以与其他全身治疗方式安全地联合使用，例如异维 A 酸和米诺环素。不同滤光片（例如 440 nm 和 550 nm）的组合对于减少维 A 酸治疗后产生的持续性红斑非常有效（图 10.1）。另外，与米诺环素等全身性药物同时使用，可降低炎症后色素沉着和瘢痕形成的风险，尤其对于 III 级和 IV 级寻常痤疮[25]（图 10.2）。在同一位置应组合使用滤光片，即先用一个滤光片，然后再用另一个滤光片（440 nm，然后 550 nm），最好每周一次，直到清除活动性痤疮（4～6 次），然后使用 440 nm 滤光片每月进行一次维持治疗。在类固醇诱发的痤疮

中，IPL 作为单一疗法也非常有效（图 10.3）。系统性维 A 酸治疗结束后持续性红斑是一种普遍现象，尤其是在寻常痤疮的炎症性病变中。采用物理防晒霜结合局部使用含 0.33% 溴莫尼定的凝胶有助于减轻红斑。使用 550 nm 滤光片、连续模式、每 2 周一次的 IPL 治疗是非常有效的（图 10.4）。红斑减少平均需要 4～6 周（2～3 次 IPL 治疗）。

治疗要点

连续治疗模式具有均匀的光热、光化学和光免疫效应，有助于延长缓解期并有助于防止未受累皮肤形成新病变，而 IPL 单脉冲模式则可对受累区域

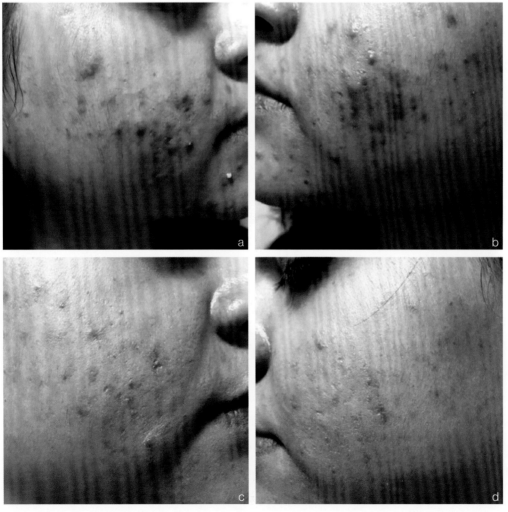

图 10.1 （a，b）治疗前；（c，d）治疗后

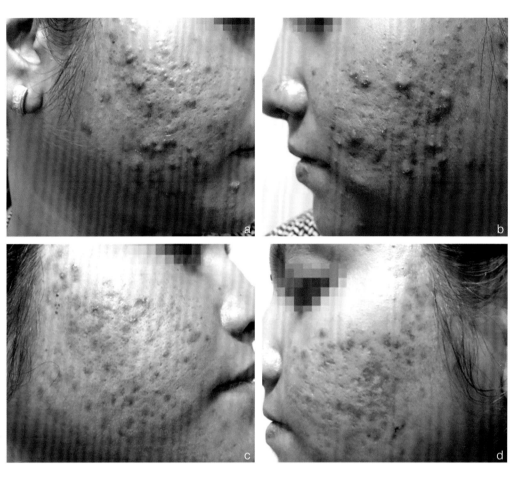

图 10.2 （a，b）治疗前；（c，d）治疗后

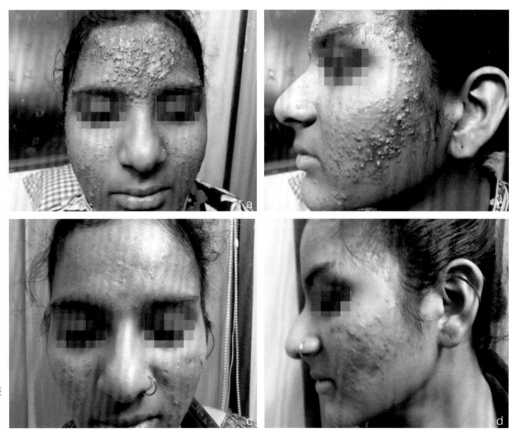

图 10.3 （a，b）类固醇诱发的痤疮；（c，d）IPL 治疗后

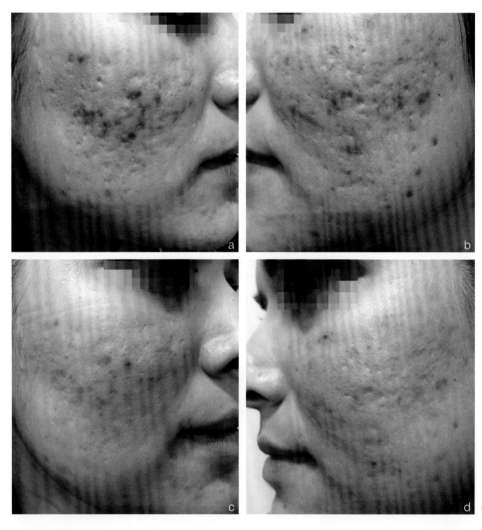

图 10.4 （a，b）维 A 酸治疗后持续性红斑；（c，d）IPL 治疗后

发挥抗菌和抗炎作用。如果仅使用单脉冲或短脉冲模式时，IPL 可能会在有色皮肤中造成炎症后色素沉着和瘢痕形成[26]。因此，建议在连续模式之后使用单脉冲模式。

IPL 光动力疗法（PDT）

PDT 是使用特殊药物（称为光敏剂）和光一起来杀死病原细胞的疗法。这些药物只有在被某些类型的光激活或"触发"后才能起作用。将光敏剂涂在皮肤上并停留一定时间，使其被毛囊 – 皮脂腺单位吸收。之后，再将皮肤暴露于波长为 550～1100 nm 的 IPL 光源中，以激活光敏剂。目前使用的光敏剂有 5– 氨基酮戊酸（ALA）和甲基氨基酮戊酸（MAL）。对于轻度痤疮患者，该疗法只需进行一次；而对于炎症性和结节性囊肿性痤疮，则需要多次治疗[27]。

选择题

Q1. IPL 是痤疮医学治疗的替代品吗

（a）是的

（b）不是

Q2. IPL 是否有助于预防或控制炎性痤疮相关的炎症后色素沉着

（a）是的

（b）不是

Q3. 孕妇能使用该疗法吗

（a）能

（b）不能

Q4. 以下哪一个波段用于治疗痤疮最有效

（a）200～300 nm

（b）300～400 nm

（c）440～1100 nm

（d）1200～1400 nm

Q5. 以下哪一个滤光片最适合治疗痤疮炎症后红斑

（a）300～400 nm

（b）400～500 nm

（c）585～1100 nm

（d）1200～1400 nm

Q6. IPL 会导致或加重炎性痤疮炎症后色素沉着吗

（a）会

（b）不会

Q7. IPL 预防痤疮后瘢痕的效果如何

（a）无效

（b）减轻炎症过程

（c）重塑胶原蛋白

Q8. IPL 能否用于全身使用异维 A 酸治疗的患者

（a）能

（b）不能

Q9. IPL 对粉刺型痤疮有效吗

（a）有效

（b）无效

Q10. 使用四环素类或维 A 酸类药物治疗的患者对 IPL 有光敏性吗

（a）有

（b）没有

参考文献

[1] Williams C, Layton AM. Persistent acne in women: Implications for the patient and for therapy. Am J Clin Dermatol. 2006; 7: 281–90.

[2] Lucky AW, Biro FM, Huster GA, Leach AD, Morrison JA, Ratterman J. Acne vulgaris in premenarchal girls. An early sign of puberty associated with rising levels of dehydroepiandrosterone. Arch Dermatol. 1994; 130:308–14.

[3] Vulgaris A, Eruptions A. Fitzpatrick's dermatology in general medicine. 7th ed. New York: McGraw-Hill; 2012. p. 690–703.

[4] Gupta MA, Gupta AK. Depression and suicidal ideation in dermatology patients with acne, alopecia areata, atopic dermatitis and psoriasis. Br J Dermatol. 1998; 139:846–50.

[5] Mallon E, Newton JN, Klassen A, Stewart-Brown SL, Ryan TJ, Finlay AY. The quality of life in acne: a comparison with general medical conditions using generic questionnaires. Br J Dermatol. 1999; 140:672–6.

[6] Haider A, Shaw JC. Treatment of acne vulgaris. JAMA. 2004; 292:726–35.

[7] Leyden JJ. Therapy for acne vulgaris. N Engl J Med. 1997; 336:1156–62.

[8] Skidmore R, Kovach R, Walker C, Thomas J, Bradshaw M, Leyden J, Powala C, Ashley R. Effects of subantimicrobial-dose doxycycline in the treatment of moderate acne. Arch Dermatol. 2003; 139:459–64.

[9] Ortonne JP. Oral isotretinoin treatment policy. Do we all agree? Dermatology. 1997; 195(Suppl 1):34–40.

[10] Weiss JS. Current options for the topical treatment of acne vulgaris. Pediatr Dermatol. 1997; 14:480–8.

[11] Bojar RA, Cunliffe WJ, Holland KT. The short-term treatment of acne vulgaris with benzoyl peroxide: effects on the surface and follicular cutaneous microflora. Br J Dermatol. 1995; 132:204–8.

[12] Gollnick H, Schramm M. Topical therapy in acne. J Eur Acad Dermatol Venereol. 1998; 11(Suppl 1):S8–12; discussion S28–9.

[13] Ross JI, Snelling AM, Carnegie E, Coates P, Cunliffe WJ, Bettoli V, et al. Antibiotic-resistant acne: lessons from Europe. Br J Dermatol. 2003; 148:467–78.

[14] Sinnott SJ, Bhate K, Margolis DJ, Langan SM. Antibiotics and acne: an emerging iceberg of antibiotic resistance. Br J Dermatol. 2016; 175:1127–8. https://doi.org/10.1111/bjd.15129.

[15] Rai R, Natrajan K. Laser and light based treatments of acne. Indian J Dermatol Venereol Leprol. 2013; 79:300–9. https://doi.org/10.4103/0378-6323.110755.

[16] Babilas P. Light-assisted therapy in dermatology - the use of IPL. Med Laser Appl. 2010; 25:61–9.

[17] Elman M, Lebzelter J. Light therapy in the treatment of acne vulgaris. Dermatol Surg. 2004; 30(2 Pt 1):139–46.

[18] Barakat MT, Maftah NH, Khayyat EI, Abdelhakim ZA. Significant reduction of inflammation and sebaceous gland size in acne vulgaris lesions after intense pulsed light treatment. Dermatol Ther. 2017; 30:e12418. https://doi.org/10.1111/dth.12418.

[19] Taylor M, Porter R, Gonzalez M. Intense pulsed light may improve inflammatory acne through TNF-alpha down regulation. J Cosmet Laser Therapy. 2014; 16:96–103. https://doi.org/10.3109/14764172.2013.864198.

[20] Ali MM, Porter RM, Gonzalez M. Intense pulsed light enhances transforming growth factor beta 1/smad3 signaling in acne-prone skin. J Cosmet Dermatol. 2013; 12:195–203.

[21] Cureda-Galindo E, Díaz-Gil G, Palomar-Gallego MA, Linares-GarcíaValdecasas R. Intense pulsed light therapy induces synthesis of dermal extracellular proteins in vitro. Lasers Med Sci. 2015; 30:1931–9. https://doi.org/10.1007/s10103-015-1787-5.

[22] Cao Y, Huo R, Feng Y, Li Q, Wang F. Effects of intense pulsed light on the biological properties and ultrastructure of skin dermal fibroblasts: potential role in photoaging. Photomed Laser Surg. 2011; 29:327–32. https://doi.org/10.1089/pho.2010.2867.

[23] Ashkenazi H, Malik Z, Harth Y, Nitzan Y. Eradication of Propionibacterium acnes by its endogenous porphyrins after illumination with high intensity blue light. FEMS Immunol Med Microbiol. 2003; 35:17–24.

[24] Liu J, Liu J, Ren Y, Li B, Lu S. Comparative efficacy of intense pulsed light for different erythema associated with rosacea. J Cosmet Laser Ther. 2014; 16:324–7. https://doi.org/10.3109/14764172.2014.957218.

[25] Deshpande AJ. Efficacy and safety evaluation of high-density Intense Pulsed Light in the treatment of Grades II and IV acne vulgaris as monotherapy in dark-skinned women of child bearing age. J Clin Aesthet Dermatol. 2018; 11:43–8.

[26] Kumaresan M, Srinivas CR. Efficacy of IPL in treatment of acne vulgaris: Comparison of single-and burst pulse mode in IPL. Indian J Dermatol. 2011; 55:370–2. https://doi.org/10.4103/0019-5154.74550.

[27] Mei X, Shi W, Piao Y. Effectiveness of photodynamic therapy with topical 5-aminolevulinic acid and intense pulsed light in Chinese acne vulgaris patients. Photodermatol Photoimmunol Photomed. 2013; 29:90–6. https://doi.org/10.1111/phpp.12031.

Brent Martin, Vineet Mishra, Daniel P. F riedmann 著

李健，尹锐 译

第 **11** 章
强脉冲光治疗玫瑰痤疮

⊙ 学习目标

- 认识玫瑰痤疮的亚型及其病理生理学。
- 熟悉 IPL 对玫瑰痤疮的循证治疗。
- 了解 IPL 用于玫瑰痤疮的治疗方案。
- 了解 IPL 治疗玫瑰痤疮的不良反应。

▎玫瑰痤疮概述

定义

玫瑰痤疮是一种面部慢性炎症性皮肤病，累及血管和毛囊皮脂腺单位，可导致社会心理障碍和功能障碍（眼部并发症）。玫瑰痤疮有四种亚型：红斑毛细血管扩张型（血管型）、丘疹脓疱型、肥大型和眼型。虽然各种治疗手段可以减轻丘疹脓疱性皮疹和潮红发作的严重程度，但针对与该病相关的慢性红斑和毛细血管扩张，光疗和激光疗法一直是主要的治疗手段。IPL 疗法已成为治疗玫瑰痤疮的一种安全有效的选择。

流行病学

据估计，有 1000 万 ~ 2000 万美国人患有玫瑰痤疮，大多数患者为北欧和东欧后裔，患病率为 2% ~ 10%[1]。非洲裔、拉丁裔或亚裔人群大约有 4% 也患有玫瑰痤疮[2]。尽管最近的研究显示肥大型玫瑰痤疮在男女之间的患病率几乎相同，但在男性中更为多见[3]。大多数患者确诊时的年龄在 30 ~ 50 岁[4]。

分类和症状

玫瑰痤疮的四个亚型包括红斑毛细血管扩张型、丘疹脓疱型、肥大型和眼型。国际玫瑰痤疮协会（National Rosacea Society）[5] 将玫瑰痤疮的临床特征分为主要和次要症状：面中部出现一个或多个主要症状是疾病的典型表现，包括短暂 / 复发性潮红、慢性红斑、毛细血管扩张、丘疹和脓疱；次要症状通常与主要症状并存（但可能独立于主要症状），包括烧灼感或刺痛、斑块、干燥、水肿、眼部表现、外周病变和肥大性改变。

红斑毛细血管扩张型玫瑰痤疮

红斑毛细血管扩张型玫瑰痤疮（erythematote-langiectatic rosacea，ETR）的特征是受刺激后反复出现长时间的面中部潮红（> 10 min），刺激因素包括情绪压力、辛辣食物、酒精、热饮、药物（例如胺碘酮、外用类固醇和烟酸）以及极端温度 / 天气[6]。潮红可能伴有烧灼或刺痛感，也可能累及耳朵、颈部和上胸部[7]。面中部的毛细血管扩张和慢性持续性红斑很常见，但对诊断并不重要[5]。

丘疹脓疱型玫瑰痤疮

丘疹脓疱型玫瑰痤疮（papulopustular rosacea，PPR）的主要表现为面中部红斑、持续性丘疹、脓疱，无粉刺[8]。与 ETR 相比，PPR 的面部潮红、烧灼痛和刺痛感比较少见（即使有，也更加温和）[7]。

肥大型和眼型玫瑰痤疮

肥大型玫瑰痤疮是一种以男性患者居多的不规

则增厚或结节性皮损，最常累及鼻部（鼻赘），但也可能出现在下颌、额头或眼睑上 [5, 9]。

眼型玫瑰痤疮可能在皮肤表现之前、之后、同时或独立出现。最常见的症状与结膜炎和睑缘炎引起的灼热、刺痛、瘙痒感和光敏感有关 [5]。

病理生理学

玫瑰痤疮的病理生理学很复杂，可能是多因素的，其中涉及血管、环境、毛囊皮脂腺和微生物等多种因素 [5]。热调节功能失衡导致面中部血管扩张明显 [10]。从组织学上能观察到有扩张的血管和淋巴管，血管周围有 T 细胞、巨噬细胞和肥大细胞浸润 [11]。尽管患者受到特定的触发因素会诱发红斑和潮红症状，但尚无证据表明这其中存在的因果关系。PPR 中的毛囊皮脂腺单位炎症表现为致密的毛囊周围有嗜中性粒细胞和巨噬细胞浸润，而蠕形螨则可能在这一过程中起到一些作用 [11]。

▌ IPL

IPL 概述

IPL 设备由加装滤光片的氙气闪光灯产生非相干、非准直的多色光 [12]。这种广谱光波长通常在 500 ~ 1200 nm 范围内（峰值在 600 nm 处），能够对脱氧血红蛋白（550 ~ 560 nm）和氧合血红蛋白（540 nm 和 575 ~ 580 nm）产生选择性光热分解作用，从而靶向破坏真皮浅层血管 [13]。这些光源的输出带宽可以通过使用滤光片进行调整，以减少穿透深度较浅、波长较短的输出光谱，进而利用较长的波长来针对更深层真皮血管进行选择性光热分解，同时限制非特异性黑色素吸收，从而提高对靶基的治疗选择性 [12]。IPL 技术已被用于治疗多种皮肤疾病，包括寻常痤疮、日光性雀斑样痣、西瓦特皮肤异色病、毛细血管畸形、ETR 和 PPR 的慢性红斑及毛细血管扩张 [14-15]。

IPL 与玫瑰痤疮

一些前瞻性研究已经证实了 IPL 治疗玫瑰痤疮特征性红斑、毛细血管扩张及丘疹脓疱性病变的安全性和有效性（表 11.1）。多个回顾性研究也证实了 IPL 对玫瑰痤疮面部红斑和毛细血管扩张可带来显著的临床改善，且不良反应发生风险较低 [35-39]。IPL 也被报道能够改善难治性肉芽肿性玫瑰痤疮 [40]。

一项半脸自身对照研究比较了 IPL 治疗后立即使用长脉冲 1064 nm Nd: YAG 激光治疗与 IPL 治疗 3 天后的疗效，在同一疗程中，这两种设备的协同作用可使扩张的面部毛细血管的清除率更高 [41]。此外，一项研究表明联合使用 IPL（470 ~ 980 nm）和双极射频进行 3 ~ 5 次治疗，可以使患者的红斑、潮红和毛细血管扩张有显著改善 [42]。5 项半脸自身对照研究比较了 IPL 和脉冲染料激光（pulsed dye laser，PDL）治疗玫瑰痤疮的疗效，其中 4 项研究结果显示两种治疗方法对红斑 [21, 32-33] 和毛细血管扩张 [21, 25] 的治疗效果没有显著差异。然而，第 5 项研究报告显示，与 IPL 相比，PDL 治疗面部毛细血管扩张的总体效果更好，血管清除率达到 75% ~ 100% 的受试者分别占 28% 和 46%（$P = 0.01$）；相较于 IPL，更多受试者（64% 和 21%，$P < 0.001$）倾向于接受 PDL 治疗 [22]。

▌ IPL 治疗玫瑰痤疮

治疗前准备

患者应在无窗的房间内用与面部呈 45° 角的柔和灯光拍摄标准化面部数码照片，并在术前签署书面知情同意书。随后，用中性清洁剂清洗患处、卸妆，除去局部用药或其他可能干扰治疗的杂质。

表 11.1　IPL 治疗玫瑰痤疮的前瞻性研究

研究	目标	例数	#治疗次数 [间隔]	波长范围 (nm)	治疗剂量 [平均] (J/cm²)	脉冲延迟 [平均] (ms)	皮肤类型	结果	AEs[a] [N = or %]	随访时间
Mark et al.[16]	红斑、TL	4	5Tx[每 3 周]	515~1200	22~25	3	未报道	毛细血管扩张占据的实际脸面积减少 29%；红斑程度降低 21%；激光多普勒扫描显示血流量减少 30%（均 $P < 0.05$）	未报道	≥ 6 月（主观上持续改进）
Taub[17]	红斑、潮红、红斑和脓疱	28	平均 3.6，范围 1~7Tx [每 3 周]	560~1200 或 570~1200	27~32 或 32~36	2.4 和 4.0 双脉冲	I~III	83% 红斑减少，75% 潮红减少，64% 痤疮样病变减少	紫癜 [N=1] 脱皮 [N=1] PIH[N=1]	3.7 个月
Schroeter et al.[18]	TL	60	平均 4.1 [未报道]	550~1200	25~35 [30.5]	4.3~6.5 [4.9]	I~IV	面部 TL 清除率 77.8%，前额病灶清除率最佳 (87%)，鼻部病变需要更多疗程 (平均 5 次)	紫癜 [11.2%] 疼痛 [0.98%] 水肿 [0.59%] 光斑印记 [0.39%] PIH [0.20%] 水疱 [0.20%]	平均 4.3 年
Kawana et al.[19]	红斑	12	3Tx[每 4 周]	550~670/ 870~1200	21	20	III	91.6% RSP- 红斑减少（100% 的 ETR 和 83.3% 的 PPR）	无	未报道
Papageorgiou et al.[20]	潮红、红斑、TL	34	4Tx[每 3 周]	560~1200	24~32	2.4 和 4.0~6.0 双脉冲	I~IV	脸颊上的 RSP- 红斑评分降低 39%，下巴上的 RSP- 红斑评分降低 22%（均 $P < 0.001$）；研究者评估红斑减少 46%，TL 减少 55%；73% 的受试者和 83% 的医生认为主观改善 > 50%	偶有瘀青，只有 1 名受试者 D/C（因水肿和结痂）	6 个月（结果持续）
Neuhaus et al.[21]	红斑、TL	26	3Tx[每 4 周]	560~1200	25~27	2.4 6.0 双脉冲	I~III	颧部和脸颊区域（$P=0.02$）的 RSP- 红斑评分降低；红斑和毛细血管扩张等级有所改善（$P < 0.01$），但与 PDL 无差异（$P > 0.6$）	1 名受试者 D/C（因 "过度肿胀和反应"）	4 周
Nymann et al.[22]	TL	39	3Tx[每 6 周]	530~750 或 555~950	8~16 或 10~20	10~14 或 10~20	I~III	76.9% 的受试者血管清除率为 50%~100%，但 28% 的受试者血管清除率 > 75%	无	3 个月
Kassir et al.[23]	红斑、潮红、TL、丘疹脓疱	102	平均 7.2，范围 1~15[每 1~3 周]	420~1200 或 530~1200	10~20 或 10~30 [16]	2.5 和 5.0 双至四脉冲	I~V	80% 红斑减少，51% TL 减少，78% 潮红减少，72% 痤疮样病变减少	无	1~3 周

研究	目标	例数	#治疗次数[间隔]	波长范围(nm)	治疗剂量[平均](J/cm²)	脉冲延迟[平均](ms)	皮肤类型	结果	AEs[a][N = or %]	随访时间
Hassan et al.[24]	红斑	7	4 Tx [每4周]	560~1200 或 590~1200	17~22	未报道	未报道	研究者评估的红斑严重程度评分(0~5)在100%的受试者中降低(−1.57, P=0.0018)。受试者整体改进得分(0~3)为2.71	未报道	4周
Tanghetti[25]	TL	16	2 Tx [每1个月]	500~670/ 870~1200	34~70	10 或 100	未报道	研究者评估的毛细血管扩张7分级评分为3.3, 与50%~75%的患者改善一致。所有受试者均满意且100%有可见的改善	一过性的PIH [N=1]	1~2个月
Lim et al.[26]	潮红、红斑、TL	50	4 Tx [每3周]	560~1200	12~16	6~7	未报道(韩国)	≤40岁的受试者在27分严重度评分量表(−73.2%vs.−57.2%, P=0.026), RSP-红斑指数(−6.44% vs.−4.22%, P=0.031), 以及由研究者(3.07 vs.2.5, P=0.044)和受试者(3.64 vs.2.42, P=0.029)进行的整体严重度评估。在所有类别中,中度至重度受试者与轻度受试者相比具有更大的改善	疼痛[N=6] PIH[N=1]	未报道
Liu et al.[27]	红斑	30	3 Tx [每3周]	540~950	10~12	12	III~V	与ETR受试者相比, PPR受试者有更高的四分位(0~3)改进评分(2.17 vs.1.40, P=0.003)和VAS(0~10)受试者满意度评分(6.87 vs.5.60, P=0.026);没有ETR受试者的红斑改善超过75%, 而PPR的改善率为33.3%(P=0.021)	无	3周
Piccolo et al.[28]	红斑、TL、丘疹和脓疱	10	2~5 Tx [每3~4周]	TL 500~950 ±PPR 550~950	12~16	5~10	II、III	TL、红斑、丘疹/脓疱显著改善;在12个月时, 70%无复发, 30%的PPR轻微复发	未报道	12个月
Belenky et al.[29]	TL	15	3~6 Tx [每3~6周]	530~1200 或 580~1200	未报道	未报道	未报道	早在2 Tx时, 面部TL就有显著改善	未报道	未报道
Gold et al.[30]	TL	11	3 Tx [每3周]交替使用双极射频	515~1200 或 580~1200	8~16	1.5~15	II、III	91%的受试者表现出TL的改善;在第12周随访时,研究者评估的血管评分(0~5)下降了42%	无	12周
Balzani et al.[31]	红斑、TL	5	4~5 Tx	500~670/ 870~1200	38~40 [38.4]	20~22 [20.4]	II、III	平均85%(范围75%~100%)改善	PIH[N=1]	1~6周

续表

研究	目标	例数	#治疗次数[间隔]	波长范围（nm）	治疗剂量[平均]（J/cm²）	脉冲延迟[平均]（ms）	皮肤类型	结果	AEs[a][N = or %]	随访时间
Handler et al.[32]	红斑	14	2 Tx [每 4 周]	560~1200	20	30	未报道	研究者评估的红斑分级量表（0~5）降低 1.07（基线时为 3.2，3 个月时为 2.13）；73% 的受试者在 3 个月时的红斑减少	无	3 个月
Kim et al.[33]	红斑，丘疹和脓疱	9	4Tx [每 3 周]	555~950	8	1.5 I	I ~ IV	RSP- 红斑从 20.6 减少到 15.6（$P < 0.001$）；IGA 从 2.67 降至 0.78（-29.2%），88.9% 的受试者在研究结束时的 IGA 为 0 或 1；88.9% 的受试者红斑减少 > 50%；研究者评估的丘疹和脓疱也减少了	无	3 周
Tsunoda et al.[34]	TL	13	3Tx [每 4~16 周]	590~1200,然后 500~635	先 22~23，然后 14~15	未报道	未报道（日本）	平均 TL 清除率为 53.5%（$P < 0.01$）；使用两个滤光片清除率为 64.5%，而只使用一个滤光片时清除率为 40.5%	未报道	未报道

Tx: treatment, 治疗; TL: telangiectasias, 毛细血管扩张; PIH: 炎症后色素沉着; RSP: reflectance spectrophotometric, 反射光度法; D/C: discontinuation, 终止; IGA: investigator global assessment, 研究者总体评价; ETR: 红斑毛细血管扩张型玫瑰痤疮; PPR: 丘疹脓疱型玫瑰痤疮。

[a] 轻度一过性红斑是理想的治疗终点，因此未列入不良反应。

周期性药物治疗

由于长期口服四环素类抗生素的光毒性风险增加，虽然有作者（Daniel P. Friedmann）在未中断口服药物治疗的情况下将 IPL 能量密度降低了20%，仍安全地进行了 IPL 治疗，但是仍然应该在 IPL 治疗前 3~5 天停药。对于 ETR 的慢性红斑，局部应用 α- 肾上腺素激动剂（如溴莫尼定或羟甲唑啉）的患者应保持先前的剂量，以使治疗时出现最大的红斑。治疗前无须停用其他局部用药（例如甲硝唑、伊维菌素、壬二酸和磺乙酰胺钠）。一般无须对单纯疱疹病毒进行预防性抗病毒治疗，但对于有局部复发史（尤其是口周）的患者，可能需要进行抗病毒治疗。从治疗前一天开始，每日 2 次口服伐昔洛韦 500 mg，持续 3 天，即可有效降低发病风险。

IPL 的禁忌证

活动性感染或局部治疗区域异常（例如恶性病变或烧伤）需要延迟治疗。若近期有晒黑、长期过度日晒或免晒美黑的情况，会增加表皮损伤的风险，也应推迟 IPL 治疗。肤色较深的 Fitzpatrick 皮肤类型（Ⅲ、Ⅳ 型皮肤）出现不良反应的风险更高，应保守地使用低能量密度和较长波长的滤光片（≥ 590 nm）进行治疗。对较罕见的 Fitzpatrick Ⅴ、Ⅵ 型皮肤的玫瑰痤疮患者，应避免进行 IPL 治疗。

治疗前麻醉

IPL 治疗通常会让患者感到不适，患者往往会表现出类似于热橡皮筋抽打的刺痛感，但很少非常痛苦，因此通常治疗前无须行表面麻醉。尽管如此，IPL 治疗之前可采用含丁卡因的表面麻醉药处理 15~30 min，以引起 ETR 患者出现背景性红斑和潮红，从而使靶色基面积尽可能变大。可选用的表面麻醉药包括有自封包作用的 7% 利多卡因 / 7% 丁卡因乳膏（Pliaglis cream；Galderma Laboratories L. P., Ft. Worth, TX）或复合的 7% 利多卡因 / 7% 丁卡因、20% 苯佐卡因 / 6% 利多卡因 / 6% 丁卡因，或 23% 利多卡因 / 7% 丁卡因。在上述用药方案中，作者（Daniel P. Friedmann）发现，在增塑剂中 23% 利多卡因 / 7% 丁卡因复合后，对皮肤产生的麻醉和刺激作用出现得最快。

IPL 治疗的眼部保护

作者通常使用一次性的黏性眼罩（LASER-Aid，DELASCO，Inc.，Columbia Bluff，IA），但也可以使用不锈钢或聚合物材料的外部眼罩。一次性黏性眼罩和 IPL 的准备材料如图 11.1 所示。由于眼眶周围的眼睑皮肤不受影响，玫瑰痤疮患者无须在角膜（眼内）放置金属护目镜。使用设备时，设备操作员和辅助人员必须全程佩戴 IPL 眼镜。

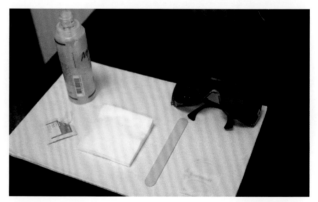

图 11.1　IPL 托盘。按顺时针方向为：冷水基超声耦合凝胶，IPL 滤光镜，一次性黏性眼罩，压舌板（用于涂胶），4 英寸 ×4 英寸纱布，异丙醇棉签

治疗

表 11.2 列出了目前已经上市的 IPL 系统。使用 IPL 治疗之前应进行系统测试，并确认滤光片与治疗头。IPL 系统的大光斑和快速脉冲传输使得完成整个面部的处理只需要 10 min 或更短的时间。患者通常需要间隔 4 周进行一次治疗，一般 2~6 次（平均 3 次），以获得显著改善（图 11.2~11.5）。

表 11.2　目前上市的 IPL 设备 [a]

硬件	波长（nm）	滤光片（nm）	晶体/s	脉宽	能量密度（J/cm²）	商品名称和制造商
单一手具	530~1200	N/A	8.9 cm²	10~110 ms（单脉冲）或 5~20 ms（具有 7~30 ms 延迟的三脉冲）	2~20 风扇冷却	Quadra Q4 Platinum, DermaMed International, Inc.
	520~1100（3 种程序：520/560/580）	N/A	10 mm×30 mm	2~12 ms（520 nm）5~29 ms（560 nm）10~60 ms（580 nm）	5~30	LimeLight, Xeo Platform, Cutera, Inc.
	500~635	N/A	6.35 mm 圆形	未知	3~24	AcuTip, Xeo Platform, Cutera, Inc.
	530~750 / 555~950	N/A	10 mm×48 mm / 90 mm² 六边形	0.5~99.5 ms（1~4 脉冲，1.5~600 ms 延迟）	2~26	Nordlys, Ellipse A/S
	535~950	N/A	48 mm×13 mm	10~25 ms	≤25	Quanta Forte, Quanta System SPA, Cartessa Aesthetics
	550~1200 / 570~1200	N/A	25 mm×13 mm	5~40 ms（脉冲串 240 ms）		Twain IPL, Quanta System SPA, Cartessa Aesthetics
	530~950	N/A	50 mm×10 mm	7~385 ms（2~15 脉冲，1~20 ms 延迟）	10~108	UltraPlus, Energist Ltd.（UK）
多手具 [b]	500~670/870~1200	N/A	10 mm×15 mm	5~100 ms	≤80	MaxG, Icon Aesthetic Platform, Cynosure, Inc.
	535~1200 / 535~680/860~1200	N/A	16 mm×40 mm / 10 mm×15 mm	10~25 ms	5~25 / 5~30	Omnimax S3 or S4, SharpLight Technologies Ltd.
	515~950 / 540~950 / 570~950	N/A	3 cm² / 6.4 cm²	10~15 ms	5~25 / 5~30	Harmony Lite or XL Pro, Alma Lasers, Inc.
	550~650		3 cm²		5~15	
	500~950	N/A	46 mm×10 mm	3~25 ms（1~3 脉冲，10~100 ms 延迟）	4~32	PhotoSilk Plus, DEKA Medical, Inc.
			46 mm×18 mm		2.5~18	
	570~1200	N/A	15 mm×50 mm	25 ms	≤22	TRIOS, Viora Medical Solutions
	515~1200 / 580~1200	N/A	30 mm×10 mm	1.5~15 ms	5~30	Lumecca, InMode MD Ltd.

续表

硬件	波长（nm）	滤光片（nm）	晶体/s	脉宽	能量密度（J/cm²）	商品名称和制造商
带有可交换滤光片的手具	420～950	420 510 570 620 670 710	12 mm × 40 mm	2～300 ms	≤ 35	SOLARI, Luttronic, Inc.
	420～950	530 560 590 640 700 800 420～600（嫩肤） 530～600（血管）	8 mm × 34 mm	1～60 ms （1～3 脉冲，1～60 ms 延迟）	10～45	SmoothCool, Perigee Medical
	415～1200	415 530 570 580 630	6.4 cm² 2.4 cm²	10～190 ms	≤ 35	V20 or V30, Viora Medical Solutions
	480～1200	515 535 550 580 615	30 mm × 30 mm 10 × 20 mm 7 × 15 mm	2～500 ms	≤ 35 ≤ 50 ≤ 90	Omnilight/NovaLight FPL, American Medical Bio Care, Inc.
	400～1200	400 540 580 640 695	40 mm × 12 mm 12 mm × 12 mm 8 mm 圆形	5～100 ms	≤ 33	IPL-SQ, Etherea Platform, Salient Medical Solutions

续表

硬件	波长（nm）	滤光片（nm）	晶体/s	脉宽	能量密度（J/cm²）	商品名称和制造商
	500~1200	500 520 550 600 650 800	48 mm×13 mm 23 mm×13 mm	3~8 ms （1~3 脉冲，5~50 ms 延迟）	2~25 （800 nm，≤65）	MiniSilk FT^T, DEKA Medical, Inc.
		550	48 mm×17 mm 可选手具			
	510~1200	420 510 530 640 800	40 mm×10 mm	1~1000 ms（1~8 脉冲）	≤50	NaturaLight, Focus Medical
带有可交换滤光片的手具	400~1200	515 560 590 615 640 695 755 400~600/800~1200 （痤疮） 530~650/900~1200 （血管）	35 mm×15 mm 15 mm×8 mm 6 mm 圆形	3~20 ms（1~3 脉冲， 5~150 ms 延迟）	10~35	Lumenis Ltd., with Optimal Pulse Technology 和 multiple-sequential pulsing
	420~1400	420 515 560 590 640 695 800	15 mm×45 mm 15 mm×15 mm 11 mm 圆形 7 mm 圆形	≤200 ms	≤30	BBL, JOULE System, Sciton, Inc.

a 为玫瑰痤疮专用手具。
b 如无特殊说明，指接触性冷却。

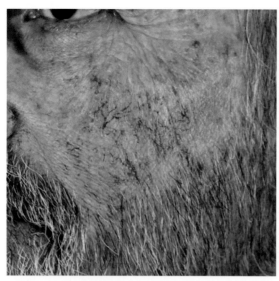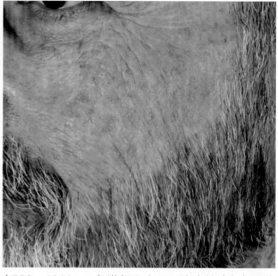

图 11.2　一名 62 岁白人男性在使用 560 nm 滤光片（560~1200 nm）进行 3 次 IPL 治疗前（左）和治疗后（右），他有面中部红斑和粗细不等的毛细血管扩张。每个疗程对面部进行两步处理，第一步使用 35 mm×15 mm 的治疗头，采用 3 ms 的双脉冲，延迟时间为 15 ms，能量密度为 17~18 J/cm² ；第二步使用 15 mm×8 mm 的晶体处理孤立的毛细血管扩张，用 18~22 J/cm² 的单脉冲，脉宽为 6~12 ms。值得注意的是皮肤上的光损伤性皮损也得到显著改善

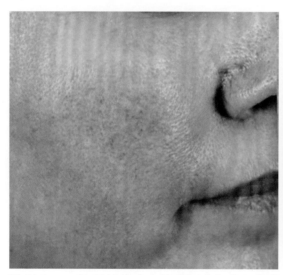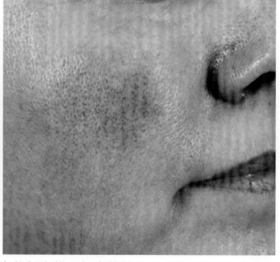

图 11.3　一名 47 岁白人女性有面中红斑和鼻翼直径粗大的毛细血管扩张，使用 560 nm 滤光片（560~1200 nm）治疗前（左）和治疗后（右）。采用 3 ms、能量密度 17 J/cm² 的双脉冲光进行照射，脉冲延迟为 15 ms，然后使用 6 mm 的圆形光斑以能量密度 24 J/cm² 、10~12 ms 单脉冲光治疗鼻翼毛细血管扩张。注意：短暂的中度红斑和血管痉挛是理想的治疗终点

集成的冷冻蓝宝石水晶头、1 mm 厚的冷水基耦合凝胶和术中冷风冷却相结合，可有效保护表皮，并将患者治疗期间的不适感降至最低。冷凝胶不仅可有效散热，还能增强晶体与治疗区域之间的光学耦合，降低了光的折射率，使得能量可以传播至更深处。水性凝胶还可以吸收非必要的、具有破坏性的、波长大于 1000 nm 的近红外光。

不同 IPL 设备的操作流程很相似，但针对不同患者的设置（例如截止滤光片波长、脉宽和能量密度）可能会有所不同。浅肤色的白人患者（Fitzpatrick Ⅰ、Ⅱ型皮肤）最好使用 530~580 nm 的滤光片进行治疗，避免较短的波长被黑色素吸收。Fitzpatrick Ⅲ、Ⅳ型

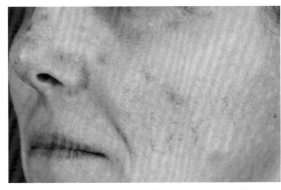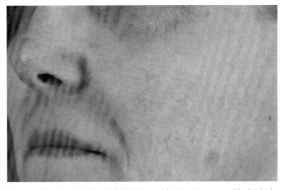

图 11.4　一名 51 岁白人女性有面中部和鼻部红斑、脸颊直径粗大的毛细血管扩张，使用 560 nm 截止滤光片（560～1200 nm）进行 3 次 IPL 治疗前（左）和治疗后（右）。孤立的毛细血管扩张用 15 mm×8 mm 手具处理，以 18～22 J/cm² 的能量密度进行 6～12 ms 的单脉冲治疗。用 35 mm×15 mm 手具治疗红斑，采用双脉冲，脉宽 3 ms，脉冲延迟为 15 ms，能量密度为 16～18 J/cm²

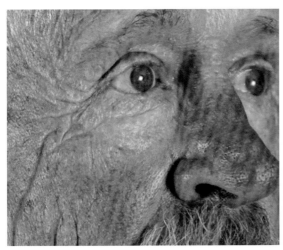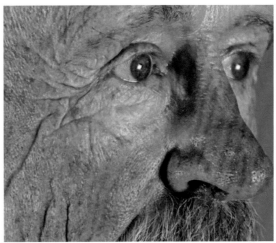

图 11.5　一名 70 岁白人男性面中部和鼻部有明显红斑，伴有细小毛细血管扩张，使用 560 nm 截止滤光片（560～1200 nm）进行 3 次 IPL 治疗前（左）和治疗后（右）。脸颊和鼻部用 35 mm×15 mm 手具处理，以 16～18 J/cm² 的能量密度，脉宽 3 ms 双脉冲治疗，脉冲延迟为 15 ms。随后用 15 mm×8 mm 手具治疗鼻部孤立的、较大的毛细血管扩张，以 18～22 J/cm² 的能量密度，单脉冲，6～12 ms 脉宽治疗

皮肤的亚裔、西班牙裔或浅肤色的非洲裔患者需要使用波长更长（580～590 nm）的截止滤光片[43]。肤色较深的皮肤类型还需要较长的脉冲间隔以避免表皮黑色素吸收，Ⅰ、Ⅱ型为 10～15 ms，而Ⅲ、Ⅳ型为 20～40 ms，并且应使用更低的能量密度（Ⅲ和Ⅳ型比Ⅰ和Ⅱ型降低 10%～20%）。

脉宽取决于目标血管的大小。作者（Daniel P. Friedmann）发现，直径小的毛细血管扩张和背景性红斑可以使用大晶体以 4 ms 和 13～17 J/cm² 进行双脉冲治疗，而直径较大的毛细血管扩张可以安全地进行单脉冲治疗，使用较小的晶体，能量密度为 19～26 J/cm²，时间为 4～12 ms。三重脉冲可用于深色皮肤类型，以进一步分散能量密度并最大程度降低过热风险。无论使用何种脉宽和能量密度，治疗的目标都是达到合适的治疗终点。毛细血管扩张的治疗终点是短暂性血管痉挛（即暂时性血管消失或暗淡变色）。在治疗红斑或毛细血管扩张时，治疗头应轻压皮肤，以免压迫靶血管。

IPL 也可以用作光动力疗法中局部氨基乙酰丙酸活化的连续光源之一。图 11.6 和图 11.7 分别显示了其对 PPR 和 ETR 的治疗效果[44]。

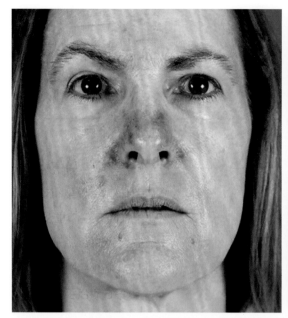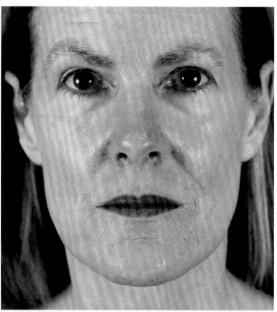

图 11.6　患者为中度丘疹脓疱型玫瑰痤疮，用非剥脱性点阵 1565 nm 激光预处理后，再孵 5- 氨基酮戊酸（ALA），然后照光行光动力治疗（ALA-PDT）2 次。图为治疗前（左）和治疗后 3 个月（右）。用 50～60 mJ 的非剥脱性点阵激光在 200～250 spots/cm² 的能量密度下处理后，用 ALA 孵育 60 min，PDT 治疗先用 417 nm 蓝色发光二极管光（在 10 J/cm² 下照射 16 min40 s），再用 595 nm 脉冲染料激光（10 mm，40 ms，7 J/cm²），最后日光照射持续 10 min（代替红光设备）后结束。患者之前曾多次常规治疗和 4 次 IPL 治疗均失败。患者自述丘疹脓疱完全消散，在随后 6 个月的随访中均维持良好疗效

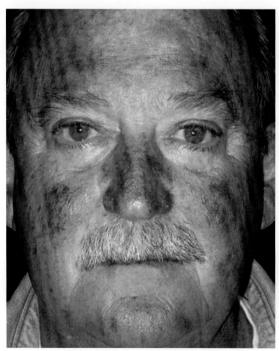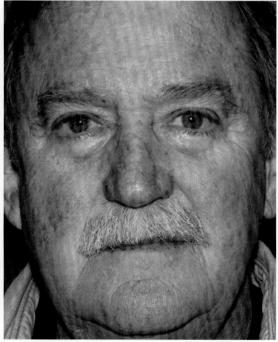

图 11.7　一名 55 岁白人男性在接受 3 次联合光源 5- 氨基酮戊酸（ALA）光动力疗法（右）后 2 个月，与基线（左）相比，面部弥漫性毛细血管扩张、红斑和中度光损伤显著改善。采用的光源有 560～1200 nm IPL（4 ms 双脉冲、30 ms 脉冲延迟、16 J/cm²）、595 nm 脉冲染料激光（7 mm、40 ms、10 J/cm²）、417 nm 蓝色发光二极管光（10 J/cm²，时间为 15 min）和 635 nm 红色发光二极管光（37 J/cm²，时间为 8 min）。ALA 外涂孵育 60 min，不封包。照片由 Mitchel P. Goldman, MD 提供（加利福尼亚州圣地亚哥）

治疗后措施

治疗结束后，将耦合凝胶擦去，可以在办公室内使用冷风或冰袋为皮肤冷却，以减少灼热感，灼热感可能会在治疗后持续 10～15 min。患者离开前应使用广谱物理（氧化锌或二氧化钛）防晒霜。强烈建议每天使用非处方保湿剂来维持皮肤的水分和屏障功能。由于 IPL 治疗是非侵入性的，且恢复时间短，因此患者术后即可正常活动。为使治疗效果最佳，建议每半年进行一次维持治疗。若暴露于紫外线，需每隔 2 h 涂抹防晒产品。

不良反应

IPL 治疗产生的不良反应通常是轻微的、自限性的。最常见的不良反应是红斑，可在数小时至 3 天内消退，并且可以轻易用绿色彩妆遮盖。治疗后立即联合使用溴莫尼定和冷风冷却，效果优于单独使用冷风冷却，可以在不影响治疗效果的前提下减少治疗后的红斑与疼痛[45]。初次全脸治疗后，一些患者可能会出现水肿，持续 24～72 h。然而，与 532 nm 或 585～595 nm 血管激光相比，IPL 引起的治疗后水肿更少。与其他部位的 IPL 治疗相比，脸部很少出现网状印迹。治疗时注意相邻脉冲之间重叠为 10%，则可有效避免该副作用。

在 IPL 治疗过程中产生紫癜非常罕见，但在使用脉冲时间过短、短波长手具或截止滤光片时会出现，在 2～5 天内消退。对于男性胡须处的有毛皮肤，例如下巴处的红斑和毛细血管扩张，应谨慎对待或完全避免 IPL 治疗，因为它会永久性地损伤深色的终毛。

如图 11.8[46-47] 所示，过度重叠、过高能量密度、表皮冷却不良或连续脉冲之间的延迟不足可导致色素沉着异常、结痂、起疱和溃疡，这些副作用极易见于棕褐色或深色皮肤的患者。由于治疗参数不合适或操作不当，有可能导致脸上留下瘢痕，但是却极为罕见[48]。如果不使用角膜保护罩，眼眶内的治疗可能会导致虹膜炎、畏光、眼痛和瞳孔畸形[49]。

> 📋 **实用要点**
> - 虽然北欧血统的浅肤色患者最常患玫瑰痤疮，但也可见于深肤色患者。
> - 冷水基质超声波凝胶可以有效散热，并增强手具晶体和治疗区域之间的光学耦合（降低

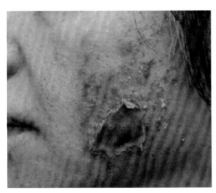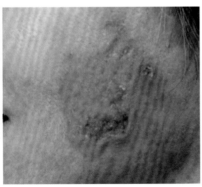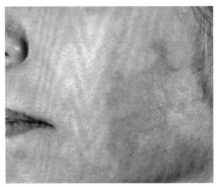

图 11.8　595 nm 脉冲染料激光（PDL）和 560～1200 nm IPL 单次治疗后，左脸颊出现溃疡伴甲氧西林敏感金黄色葡萄球菌感染。IPL 采用 4 ms 双脉冲，延脉冲迟 20 ms，能量密度 17 J/cm²；PDL 使用 7 mm 光斑、6 ms 脉宽和 7.5 J/cm² 能量密度，治疗后导致轻度疼痛和明显红斑，治疗后的几天内出现结痂和流脓。随访 1 周（左），患者出现硬结性红色斑块，伴有黄色渗出物和周围丘疹结痂。患处进行细菌培养，并给予多西环素 100 mg（每日两次口服，持续 2 周），莫匹罗星软膏每日 2 次，次氯酸钠抗菌喷雾剂每日 4 次，采用不黏敷料进行严格的伤口护理。随访 2 周（中），结痂和渗出物消失，但仍有肉芽性溃疡。在 1 个月的随访中（右），可见完全再上皮化伴残余红斑、色素异常和两处明显的小面积萎缩性瘢痕

光的折射率，使得能量传播至更深处），并吸收潜在有破坏性的、不必要的、波长＞1000 nm 的近红外光。

- 用 IPL 治疗毛细血管扩张的治疗终点是短暂性血管痉挛（暂时性血管消失或暗淡变色）。
- 治疗 Fitzpatrick Ⅲ、Ⅳ型皮肤的玫瑰痤疮患者（例如亚裔、西班牙裔或浅肤色的非洲裔美国人）需使用 580~590 nm 的截止滤光片，且脉冲之间的延迟时间要更长，以避开表皮黑色素，并且使用较低的能量密度。
- 多项半脸自身对照研究表明，IPL 在治疗玫瑰痤疮面部红斑和毛细血管扩张方面与脉冲染料激光一样有效。

选择题

Q1. 哪种类型的玫瑰痤疮不能用 IPL 治疗

（a）肥大型

（b）红斑毛细血管扩张型

（c）丘疹脓疱型

（d）眼型

（e）a 和 d

Q2. 红斑毛细血管扩张型玫瑰痤疮的主要特征是什么

（a）毛细血管扩张

（b）长时间的面中部潮红

（c）慢性红斑

（d）灼烧和刺痛

（e）丘疹和脓疱

Q3. 靶向作用于浅表皮肤血管的 IPL 治疗是基于对哪些色基的选择性光热分解作用

（a）脱氧血红蛋白

（b）黑色素

（c）氧合血红蛋白

（d）水

（e）a 和 c

Q4. 下列哪项不是 IPL 治疗的禁忌证

（a）近期晒黑

（b）近期免晒美黑

（c）Fitzpatrick Ⅴ、Ⅵ型皮肤

（d）外用甲硝唑和伊维菌素

（e）以上都不是

Q5. 以下哪项是在 IPL 治疗中使用超声冷凝胶的优点

（a）吸热效应

（b）降低光的折射率可以使得能量传播更深

（c）吸收波长＞1000 nm 的光

（d）使手具晶体与治疗部位之间光耦合更好

（e）以上都是

Q6. 哪一项不属于玫瑰痤疮的病理生理学因素

（a）热调节功能失衡

（b）血管和淋巴管扩张

（c）粉刺性毛囊堵塞

（d）蠕形螨

（e）脂溢性皮炎

Q7. IPL 设备的特点是发射哪种类型的光

（a）相干、非准直、多色光

（b）非相干、非准直、多色光

（c）非相干、准直、多色光

（d）相干、非准直、单色光

（e）非相干、准直、多色光

Q8. 对 Fitzpatrick Ⅲ、Ⅳ型皮肤的玫瑰痤疮患者而言，可能需要对治疗方案进行哪些调整

（a）采用波长更长的截止滤光片（580~590 nm）

（b）采用三重脉冲

（c）采用更长的脉冲时间延迟

（d）采用更低的能量密度

（e）以上都是

Q9. 如果在不使用角膜保护镜的情况下对患者的下
　　眼睑进行 IPL 治疗，患者眼睛的哪个部位最
　　容易受到光损伤

（a）虹膜

（b）视网膜

（c）脉络膜

（d）晶状体

（e）睫状体

Q10. 在 IPL 治疗后立即使用下列哪种疗法能有效
　　　减轻 IPL 治疗所致的红斑

（a）口服多西环素

（b）冷风

（c）冷风 + 局部溴莫尼定

（d）局部甲硝唑

（e）局部类固醇

参考文献

[1] Bamford JTM, Gessert CE, Renier CM, et al. Childhood stye and adult rosacea. J Am Acad Dermatol. 2006; 55:951–5.

[2] Halder RM, Brooks HL, Callender VD. Acne in ethnic skin. Dermatol Clin. 2003; 21:609–15.

[3] Kyriakis KP, Palamaras I, Terzoudi S, et al. Epidemiologic aspects of rosacea. J Am Acad Dermatol. 2005; 53:918–9.

[4] Tan J, Berg M. Rosacea: current state of epidemiology. J Am Acad Dermatol. 2013; 69:S27–35.

[5] Wilkin J, Dahl M, Detmar M, et al. Standard classification of rosacea: report of the National Rosacea Society expert committee on the classification and staging of Rosacea. J Am Acad Dermatol. 2002; 46:584–7.

[6] Greaves MW, Burova EP. Flushing: causes, investigation and clinical consequences. J Eur Acad Dermatol Venereol. 1997; 8:91–100.

[7] Crawford GH, Pelle MT, James WD. Rosacea: I. etiology, pathogenesis, and subtype classification. J Am Acad Dermatol. 2004; 51:327–41.

[8] Powell FC. Rosacea. N Engl J Med. 2005; 352:793–803.

[9] Jansen T, Plewig G. Clinical and histological variants of rhinophyma, including nonsurgical treatment modalities. Facial Plast Surg. 1998; 14:241–53.

[10] Steinhoff M, Schauber J. New insights into rosacea pathophysiology: a review of recent findings. J Am Acad Dermatol. 2013; 69:S15–26.

[11] Cribier B. Pathophysiology of rosacea: redness, telangiectasia, and rosacea. Ann Dermatol Venereol. 2011; 138:S184–91.

[12] Goldman MP, Weiss RA, Weiss MA. Intense pulsed light as a nonablative approach to photoaging. Dermatol Surg. 2005; 31:1179–87.

[13] Ross EV, Smirnov M, Pankratov M, et al. Intense pulsed light and laser treatment of facial telangiectasias and dyspigmentation: some theoretical and practical comparisons. Dermatol Surg. 2005; 31:1188–98.

[14] Raulin C, Greve B, Grema H. IPL technology: a review. Lasers Surg Med. 2003; 32:78–87.

[15] Wat H, Wu DC, Rao J, et al. Application of intense pulsed light in the treatment of dermatologic disease: a systematic review. Dermatol Surg. 2014; 40:359–77.

[16] Mark KA, Sparacio RM, Voigt A, et al. Objective and quantitative improvement of rosacea-associated erythema after intense pulsed light treatment. Dermatol Surg. 2003; 29:600–4.

[17] Taub AF. Treatment of rosacea with intense pulsed light. J Drugs Dermatol. 2003; 2:254–9.

[18] Schroeter CA, Haaf-von Below S, Neumann HAM. Effective treatment of rosacea using intense pulsed light systems. Dermatol Surg. 2005; 31: 1285–9.

[19] Kawana S, Ochiai H, Tachihara R. Objective evaluation of the effect of intense pulsed light on rosacea and solar lentigines by spectrophotometric analysis of skin color. Dermatol Surg. 2007; 33:449–54.

[20] Papageorgiou P, Clayton W, Norwood S, et al. Treatment of rosacea with intense pulsed light: significant improvement and long-lasting results. Br J Dermatol. 2008; 159:628–32.

[21] Neuhaus IM, Zane LT, Tope WD. Comparative efficacy of nonpurpuragenic pulsed dye laser and intense pulsed light for erythematotelangiectatic rosacea. Dermatol Surg. 2009; 35:920–8.

[22] Nymann P, Hedelund L, Haedersdal M. Long-pulsed dye laser vs. intense pulsed light for the treatment of facial telangiectasias: a randomized controlled trial. J Eur Acad Dermatol Venereol. 2010; 24:143–6.

[23] Kassir R, Kolluru A, Kassir M. Intense pulsed light for the treatment of rosacea and telangiectasias. J Cosmet Laser Ther. 2011; 13:216–22.

[24] Hassan H, Lowe NJ, Barlow R, et al. Four methods of evaluation of facial erythema and pigment treated with intense pulsed light or cream. J Cosmet Laser Ther. 2012; 87:200–6.

[25] Tanghetti EA. Split-face randomized treatment of facial telangiectasia comparing pulsed dye laser and an intense pulsed light handpiece. Lasers Surg Med. 2012; 44:97–102.

[26] Lim HS, Lee SC, Won YH, et al. The efficacy of intense pulsed light for treating erythematotelangiectatic rosacea is related to severity and age. Ann Dermatol. 2014; 26:491–5.

[27] Liu J, Liu J, Ren Y, et al. Comparative efficacy of intense pulsed light for different erythema associated with rosacea. J Cosmet Laser Ther. 2014; 16:324–7.

[28] Piccolo D, Di Marcantonio D, Crisman G, et al. Unconventional use of intense pulsed light. Biomed Res Int. 2014; 2014:618206.

[29] Belenky I, Tagger C, Bingham A. Intense pulsed light pulse configuration manipulation can resolve the classic conflict between safety and efficacy. J Drugs Dermatol. 2015; 14: 1255–60.

[30] Gold MH, Biron JA, Sensing W. Facial skin rejuvenation by combination treatment of IPL followed by continuous and fractional radiofrequency. J Cosmet Laser Ther. 2016; 18:2–6.

[31] Balzani A, Orfaniotis G, Lazzeri D, et al. Efficacy of a novel optimized pulsed light source (MaxG) for the treatment of facial vascular lesions. Photomed Laser Surg. 2017; 35:12–7.

[32] Handler MZ, Bloom BS, Goldberg DJ. IPL vs PDL in treatment of facial erythema: a split-face study. J Cosmet Dermatol. 2017; 16:450–3.

[33] Kim BY, Moon HR, Ryu HJ. Comparative efficacy of short-pulsed intense pulsed light and pulsed dye laser to treat rosacea. J Cosmet Laser Ther. 2018:1–6. https://doi.org/10.1080/14764172.2018.1528371.

[34] Tsunoda K, Akasaka K, Akasaka T, et al. Successful treatment of erythematotelangiectatic rosacea with intense pulsed light: report of 13 cases. J Dermatol. 2018; 45:1113–6.

[35] Angermeier MC. Treatment of facial vascular lesions with intense pulsed light. J Cutan Laser Ther. 1999; 1:95–100.

[36] Clementoni MT, Gilardino P, Muti GF. Facial teleangectasias: our experience in treatment with IPL. Lasers Surg Med. 2005; 37:9–13.

[37] Clementoni MT, Gilardino P, Muti GF, et al. Intense pulsed light treatment of 1, 000 consecutive patients with facial vascular marks. Aesthet Plast Surg. 2006; 30:226–32.

[38] Fodor L, Peled IJ, Rissin Y, et al. Using intense pulsed light for cosmetic purposes: our experience. Plast Reconstr Surg. 2004; 113:1789–95.

[39] Myers P, Bowler P, Hills S. A retrospective study of the efficacy of intense pulsed light for the treatment of dermatologic disorders presenting to a cosmetic skin clinic. J Cosmet Dermatol. 2005; 4:262–6.

[40] Lane JE, Khachemoune A. Use of intense pulsed light to treat refractory granulomatous rosacea. Dermatol Surg. 2010; 36:571–3.

[41] Liu J, Zhou BR, Wu D, et al. Sequential delivery of intense pulsed light and long-pulse 1. 064-nm neodymium-doped yttrium aluminum garnet laser shows better effect in the treatment of facial telangiectasias than using them separately. G Ital Dermatol Venereol. 2017; 152:1–7.

[42] Taub AF, Devita EC. Successful treatment of erythematotelangiectatic rosacea with pulsed light and radiofrequency. J Clin Aesthet Dermatol. 2008; 1:37–40.

[43] Munavalli GS, Weiss RA, Halder RM. Photoaging and nonablative photorejuvenation in ethnic skin. Dermatol Surg. 2005; 31:1250–60.

[44] Friedmann DP, Goldman MP, Fabi SG, et al. Multiple sequential light and laser sources to activate aminolevulinic acid for rosacea. J Cosmet Dermatol. 2016; 15:407–12.

[45] Vissing AE, Dierickx C, Karmisholt KE, et al. Topical brimonidine reduces IPL-induced erythema without affecting efficacy: a randomized controlled trial in patients with facial telangiectasias. Lasers Surg Med. 2018; 50:1002–9.

[46] Greve B, Raulin C. Professional errors caused by lasers and intense pulsed light technology in dermatology and aesthetic medicine: preventive strategies and case studies. Dermatol Surg. 2002; 28:156–61.

[47] Sperber BR, Walling HW, Arpey CJ, et al. Vesiculobullous eruption from intense pulsed light treatment. Dermatol Surg. 2005; 31:345–8.

[48] Hammes S, Karsai S, Metelmann HR, et al. Treatment errors resulting from use of lasers and IPL by medical laypersons: results of a nationwide survey. J Dtsch Dermatol Ges. 2013; 11:149–56.

[49] Ricci LH, Navajas SV, Carneiro PR, et al. Ocular adverse effects after facial cosmetic procedures: a review of case reports. J Cosmet Dermatol. 2015; 14:145–51.

Rachel Shireen Golpanian,
Andrew Dorizas　著
Neil Sadick

余堰澜，尹锐　译

第12章
强脉冲光治疗毛细血管扩张和网状静脉

学习目标

- 了解网状静脉和毛细血管扩张的病理生理学和流行病学以及传统治疗方法。
- 探究 IPL 成为一种新疗法的原因以及相较于其他治疗方法的优势。
- 回顾使用 IPL 治疗网状静脉和毛细血管扩张的临床研究。

引言

慢性静脉功能不全是一种常见疾病，在发达国家成年人中发病率约为 5%[1]。慢性静脉功能不全是一个概括性术语，涵盖了一组广泛的疾病表现，包括毛细血管扩张、静脉曲张以及静脉溃疡。本章将重点介绍静脉功能不全的两种特殊表现形式，即毛细血管扩张和网状静脉，这两种疾病影响美观，困扰着许多患者。毛细血管扩张是指直径小于 1.0 mm 的浅静脉、毛细血管或小动脉的扩张，主要发生于下肢[2-3]。网状静脉是指位于浅筋膜上方的皮下脂肪或真皮组织中不可触及的扩张静脉，直径小于 3.0 mm[4]。

据报道，西方国家慢性静脉功能不全的发病率最高，女性高达 40%，男性高达 17%[5]。正常人群中毛细血管扩张患病率在女性为 41%，男性为 15%[6]。已知的危险因素包括女性、老龄、妊娠、肥胖、与站立位相关的职业、静脉疾病家族史和地理位置[5, 7]。患者可能无症状，也可能出现瘙痒、灼热或疼痛。网状静脉和毛细血管扩张的诊断为临床诊断，遵循下肢的临床、病因、解剖和病理生理（clinical，ethiological，anatomical and pathophysiological，CEAP）分类系统，该系统由 C0 ~ C6 7 个级别组成。C0 代表没有静脉疾病的迹象，C6 代表活动性静脉溃疡。毛细血管扩张或网状静脉的分级为 C1[8]。

慢性静脉功能不全的病理生理学涉及浅静脉系统、深静脉系统或穿静脉系统的静脉血运紊乱。瓣膜反流致使静脉系统压力增加，从而导致静脉高压，造成慢性静脉功能不全的典型表现，包括毛细血管扩张和网状静脉。瓣膜反流是原发性瓣膜功能不全的直接结果，还是继发于静脉壁扩张的功能不全，目前仍有争议[5]。网状静脉的发展对于毛细血管扩张的发展是否有因果作用尚未阐明，但是，它们似乎相互关联[9-11]。因此，在考虑治疗毛细血管扩张之前，治疗潜在的静脉反流可能很重要。

IPL 的定义

毛细血管扩张和网状静脉是比较常见的美容问题，最常采用的治疗方法是皮肤激光治疗[3, 12]。传统治疗方法包括硬化疗法、电干燥疗法和激光疗法。硬化疗法和电干燥疗法虽然有一定疗效，但都会导致副作用，例如瘢痕、色素沉着、毛细血管扩张、术后紫癜和溃疡[13-14]。激光设备发出特定波长的光，当光子被皮肤中的色基吸收时，靶血管就会产生热效应[3]。不同的波长具有不同的穿透力，其产生的光热效应可用于治疗特定的皮肤病。近年来，具有发射宽光谱波长光源的激光器已经越来越多地用于治疗血管疾病，这种多色高强度脉冲光称为 IPL。

IPL 可产生非相干多色光，可对其进行调整以发出不同波长、脉宽和能量密度的光。与激光类似，这些光子一旦被皮肤中的色基吸收，就会产生选择性光热作用，有助于治疗多种皮肤病。IPL 的光谱在 420 nm 到中红外范围内，根据患者的皮肤类型和情况，通过特定的滤光片对光进行滤过调整，可以仅允许发出特定波长光谱内的光。特定波长、能量密度和脉宽的组合可有效治疗多种皮肤病，包括多毛症、色素沉着性疾病、文身、玫瑰痤疮、红斑、毛细血管扩张和网状静脉，还可用于皮肤年轻化[15-16]。

患者资料、方法、安全性 / 有效性

患者的选择对于 IPL 治疗的成功非常重要，疗效如何取决于患者的皮肤类型、诊断以及患者是否能遵循治疗方案。患者皮肤类型根据 Fitzpatrick 分型有所不同，Fitzpatrick 分型是以患者被晒黑或灼伤的难易程度来划分的。Ⅰ型皮肤极易灼伤但很少晒黑；与之相反，Ⅵ型皮肤很少灼伤，但极易晒黑[17]。IPL 设备参数需要根据个人皮肤类型进行调整，所以充分了解皮肤类型至关重要。遵循治疗方案对于避免不良反应和确保治疗效果也非常重要。治疗后至少 1 周内，患者应避免日晒。IPL 治疗的禁忌证包括妊娠、哺乳、使用维 A 酸，以及其他易导致光敏性和晒黑的情况[15]。

治疗前，患者必须签署知情同意书并充分了解治疗有效性、替代疗法和不良反应等情况。不良反应包括萎缩、瘢痕、色素沉着或色素减退、红斑、结痂或水疱。每次治疗前均需拍摄照片。待治疗区域需要卸妆，并去除多余毛发。患者和医护人员都应佩戴护目镜。将光热耦合凝胶涂抹于待治疗区域。治疗过程中疼痛是一种普遍现象，可以通过局部镇痛药或冷却缓解。治疗结束后可将冰袋置于治疗区域，以减少灼热感或红斑。治疗后应再次强调避免日晒的重要性。再次治疗和随访应视皮肤情况而定。血管性病变如网状静脉和毛细血管扩张一般在一个疗程后即可消除。

治疗后最常见的并发症包括肿胀和红斑，可通过皮肤冷却或局部使用弱效类固醇药物缓解[16]。更严重的副作用包括皮肤色素沉着，可通过使用防晒霜及避免日晒预防。当患者选择不当或滤光片及能量参数选择不当时，可能会发生灼伤、起疱、结痂或瘢痕。这种情况下需建议患者避免抓挠，否则可能会导致继发感染。局部给予外用抗生素和支持性治疗有一定效果。皮肤呈棋盘样改变可能是由操作不当导致的并发症，可通过二次 IPL 治疗和适当局部用药来改善。

IPL 治疗的临床研究

近年来，IPL 疗法已普遍用于治疗血管性疾病，如毛细血管扩张和网状静脉，其副作用很轻且并不常见。1996 年，Goldman 等对 159 例下肢静脉疾病（包括毛细血管扩张和网状静脉）的患者进行了 IPL 治疗，发现 79% 的患者血管清除率达到 75% ~ 100%[18]。1997 年，Raulin 等人测试了 IPL 在治疗原发性毛细血管扩张症中的有效性，发现 IPL 是一种高效且相对安全的、可替代激光的治疗方法。此外，他们还发现美容副作用的发生率大大降低了[19]。其他几项旨在评估 IPL 治疗面部毛细血管扩张疗效的研究发现，IPL 是一种有效且安全的激光替代治疗方法[20-24]。

一些研究表明，IPL 治疗毛细血管扩张和浅静脉比大静脉和深静脉的患者满意度更高，后者用传统激光（Nd: YAG 激光）治疗效果更佳[25]。此外，虽然单用 IPL 治疗毛细血管扩张的研究越来越多，但讨论单用 IPL 治疗 > 1 mm 网状静脉的研究并不多。大多数治疗网状静脉的研究仅单独使用传统的激光疗法，或联合 IPL 疗法[26-27]。表 12.1 总结了 IPL 治疗毛细血管扩张和（或）网状静脉的临床研究。

根据作者的经验，虽然替代硬化疗法治疗网状静脉和毛细血管扩张的首选方法是使用长脉冲

1064 nm Nd: YAG 激光，但如果 IPL 是唯一可用的设备，也可以成功治疗。与面部静脉不同，网状静脉和毛细血管扩张是高压静脉，需要更大的能量以选择性加热组织，因此治疗发生副作用的风险也较高，如灼伤、起水疱和色素脱失等。此外，该疗法禁用于深色皮肤，除非治疗前小区域测试没有表现出任何副作用。如果要进行 IPL 治疗，应采用低频长脉冲，治疗间隔至少为 4 周（图 12.1 ~ 12.10）。

表 12.1　IPL 用于治疗血管病变的临床研究

作者 / 年份	临床适应证	波长（nm）	脉宽	光斑尺寸
Goldman（1996）[18]	毛细血管扩张	550 ~ 570	3 ~ 14 ms	8 ~ 35 mm
	网状静脉	590		
Raulin（1997）[19]	面部、腿部原发性毛细血管扩张，鼻部术后毛细血管扩张	515 ~ 550	3 ~ 5 ms	2.8 cm^2
Bjerring（2001）[20]	面部毛细血管扩张	555 ~ 950	10 ~ 30 ms	10 mm × 48 mm
Retamer（2004）[21]	毛细血管扩张	515 ~ 590	0.5 ~ 25 ms	8 mm × 15 mm 或 8 mm × 30 mm
Clementoni（2005）[23]	面部毛细血管扩张	570 ~ 590	2.4 ~ 4 ms	没有说明
Clementoni（2006）[22]	面部大静脉、蜘蛛痣	590	2.4 ~ 3.5 ms	没有说明
	红色细毛细血管扩张	570	2.8 ~ 4.5 ms	
Fodor（2006）[25]	面部毛细血管扩张网状静脉樱桃色血管瘤	515 ~ 570	没有说明	没有说明
Nymann（2009）[28]	放疗诱发的毛细血管扩张	530 ~ 570 555 ~ 950	10 ~ 20 ms	10 mm × 48 mm
Tanghetti（2012）[24]	面部毛细血管扩张	500 ~ 670 和 870 ~ 1200	大血管：100 ms 小血管：10 ms	10 mm × 15 mm
Murray（2012）[29]	系统性硬化相关的毛细血管扩张	550 ~ 585	2 ~ 6 ms	10 cm^2

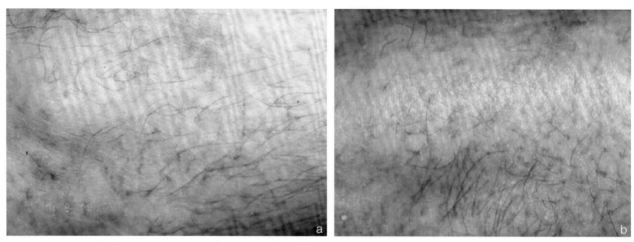

图 12.1   IPL 治疗网状静脉。治疗前（a）和 IPL 治疗 4 次后（b）（580 nm，10 ms，10 mm）

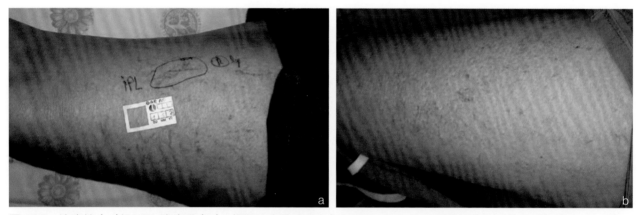

图 12.2   治疗前（a）和 IPL 治疗后（b），相隔 1 个月（图片来自 Fodor 和 Ullmann 所著的第 1 版）

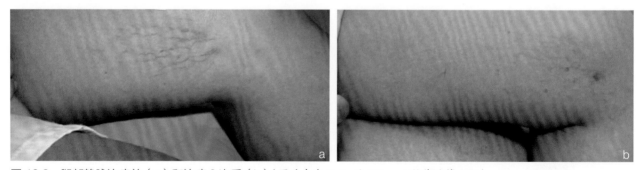

图 12.3   腿部静脉治疗前（a）和治疗 3 次后（b）（图片来自 Fodor 和 Ullmann 所著的第 1 版）

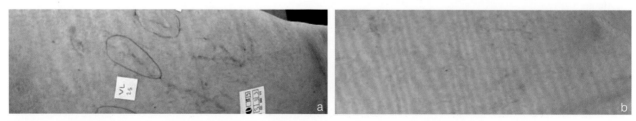

图 12.4   腿部静脉治疗前（a）和治疗 4 次后（b）（图片来自 Fodor 和 Ullmann 所著的第 1 版）

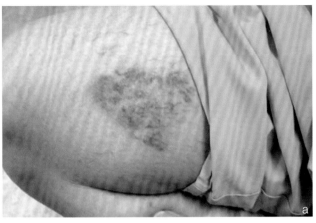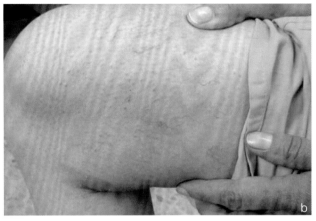

图 12.5 （a）治疗 5 天后瘀斑；（b）1 年后（Reprinted with permission of Lippincott，Williams and Wilkins, Wolters Kluwer. L. Fodor, Y Ramon, A Fodor, N. Carmi, IJ Peled, Y. Ullmann. A side-by-side prospective study of Intense Pulsed Light and Nd: Yag Laser Treatment for vascular lesions. Ann Plast Surg, 2006, 56: 164–170）（图片来自 Fodor 和 Ullmann 所著的第 1 版）

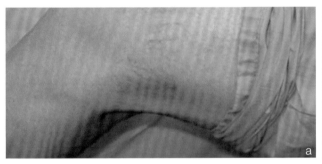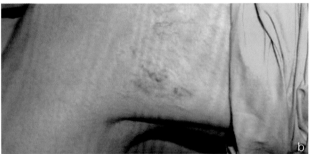

图 12.6 （a）腿部静脉；（b）治疗后病灶周围立即出现红斑，表明反应良好（图片来自 Fodor 和 Ullmann 所著的第 1 版）

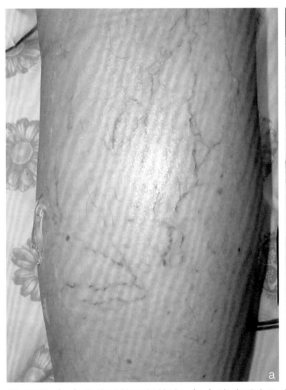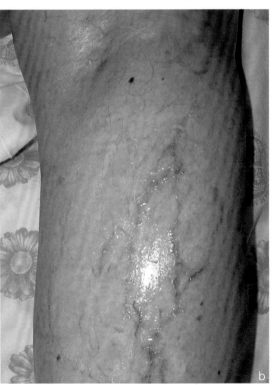

图 12.7 （a）治疗前的腿部静脉；（b）治疗后立即出现的"荨麻疹"样反应，表明反应良好（图片来自 Fodor 和 Ullmann 所著的第 1 版）

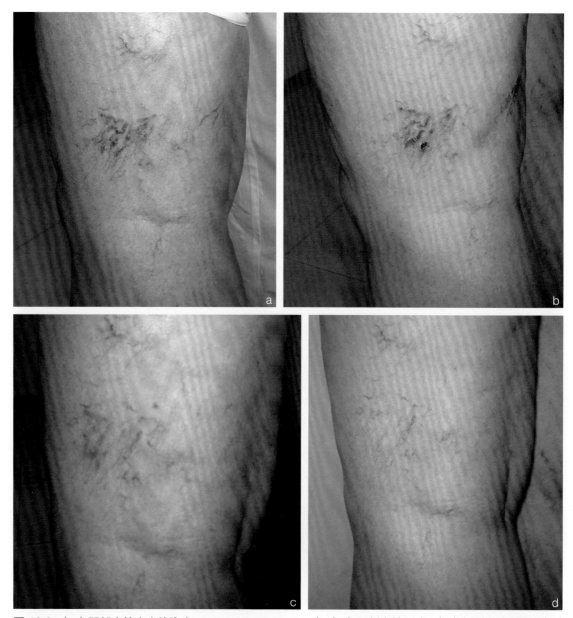

图 12.8 （a）腿部中等大小静脉（medium size leg veins）；（b）即刻血栓形成；（c）暂时色素沉着；（d）1 年后（图片来自 Fodor 和 Ullmann 所著的第 1 版）

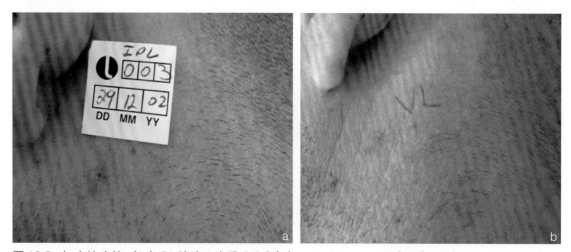

图 12.9 （a）治疗前；（b）IPL 治疗 1 次后（图片来自 Fodor 和 Ullmann 所著的第 1 版）

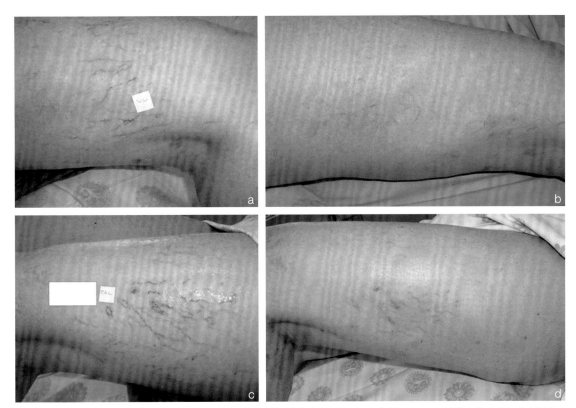

图12.10 （a）右腿IPL治疗前；（b）IPL治疗后1年的临床表现；（c）左腿Nd：YAG激光治疗前；（d）同一患者 Nd：YAG 激光治疗后 1 年（Reprinted with permission of Lippincott, Williams and Wilkins, Wolters Kluwer L. Fodor, Y Ramon, A Fodor, N. Carmi, IJ Peled, Y. Ullmann. A side-by-side prospective study of Intense Pulsed Light and Nd: YAG Laser Treatment for vascular lesions. Ann Plast Surg, 2006, 56: 164-170）（图片来自 Fodor 和 Ullmann 所著的第 1 版）

结论

近年来，IPL 在治疗网状静脉和毛细血管扩张方面的应用发展迅速，多项研究已经证实了与其他治疗方法相比，IPL 疗法同样有效，且安全性更高。尽管硬化疗法已被认为是"金标准"，但对于不愿意接受注射的患者，IPL 疗法也可视为绝佳的替代选择。IPL 也可以与传统疗法如硬化疗法或激光联用，可进一步增强疗效。

选择题

Q1. 请判断对错：IPL 在治疗面部和腿部静脉方面更安全、更有效

（a）正确

（b）错误

Q2. IPL 产生的光的类型是

（a）非相干多色光

（b）相干多色光

（c）非相干单色光

（d）相干单色光

Q3. 请判断对错：网状静脉和毛细血管扩张是慢性静脉功能不全的症状

（a）正确

（b）错误

Q4. 对于腿部毛细血管扩张 / 网状静脉，IPL 和激光治疗是哪种治疗的替代疗法

（a）腔内激光消融

（b）硬化疗法

（c）腔内射频消融

（d）以上所有

Q5. 请判断对错：毛细血管扩张和网状静脉总是共存
（a）正确
（b）错误

Q6. 治疗腿部毛细血管扩张 / 网状静脉的首选波长是多少
（a）1200 nm
（b）755 nm
（c）580 nm
（d）860 nm

Q7. 与 IPL 相关的常见副作用包括
（a）灼伤
（b）水疱
（c）色素脱失
（d）以上所有

Q8. 请判断对错：IPL 对所有皮肤类型都是安全的
（a）正确
（b）错误

Q9. 请判断对错：IPL 可以与激光和（或）硬化疗法联合使用
（a）正确
（b）错误

Q10. 在治疗 IPL 患者时，理想的治疗间隔为
（a）每周 2 次
（b）每月 1 次
（c）根据需要
（d）每年

参考文献

[1] Ruckley C, Evans C, Allan P, Lee A, Fowkes F. Telangiectasia in the Edinburgh vein study: epidemiology and association with trunk varices and symptoms. Eur J Vasc Endovasc Surg. 2008; 36:719–24.

[2] Nakano LC, Cacione DG, Baptista-Silva JC, Flumignan RL. Treatment for telangiectasias and reticular veins. Cochrane Database Syst Rev. 2017; 2017:CD012723. https://doi.org/10.1002/14651858.CD012723.

[3] Hercogova J, Brazzini B, Hautmann G, Ghersetich I, Lotti T. Laser treatment of cutaneous vascular lesions: face and leg telangiectases. J Eur Acad Dermatol Venereol. 2002; 16:12–8.

[4] Porter JM, Moneta GL, on Chronic AICC, Disease V. Reporting standards in venous disease: an update. J Vasc Surg. 1995; 21:635–45.

[5] Beebe-Dimmer JL, Pfeifer JR, Engle JS, Schottenfeld D. The epidemiology of chronic venous insufficiency and varicose veins. Ann Epidemiol. 2005; 15:175–84.

[6] Engel A, Johnson M-L, Haynes SG. Health effects of sunlight exposure in the United States: results from the first National Health and nutrition examination survey, 1971–1974. Arch Dermatol. 1988; 124:72–9.

[7] Callam M. Epidemiology of varicose veins. Br J Surg. 1994; 81:167–73.

[8] Eklöf B, Rutherford RB, Bergan JJ, Carpentier PH, Gloviczki P, Kistner RL, et al. Revision of the CEAP classification for chronic venous disorders: consensus statement. J Vasc Surg. 2004; 40:1248–52.

[9] Green D. Reticular veins, incompetent reticular veins, and their relationship to telangiectases. Dermatol Surg. 1998; 24:1129–41.

[10] Weiss RA, Weiss MA. Doppler ultrasound findings in reticular veins of the thigh subdermic lateral venous system and implications for sclerotherapy. J Dermatol Surg Oncol. 1993; 19:947–51.

[11] Somjen GM, Ziegenbein R, Johnston AH, Royle JP. Anatomical examination of leg telangiectases with duplex scanning. J Dermatol Surg Oncol. 1993; 19:940–5.

[12] Astner S, Anderson RR. Treating vascular lesions. Dermatol Ther. 2005; 18:267–81.

[13] Kauvar AN, Lou WW. Pulsed alexandrite laser for the treatment of leg telangiectasia and reticular veins. Arch Dermatol. 2000; 136:1371–5.

[14] West TB, Alster TS. Comparison of the long-pulse dye (590–595 nm) and KTP (532 nm) lasers in the treatment of facial and leg telangiectasias. Dermatol Surg. 1998; 24:221–6.

[15] Babilas P, Schreml S, Szeimies RM, Landthaler M. Intense pulsed light (IPL): a review. Lasers Surg Med. 2010; 42:93–104.

[16] DiBernardo BE, Pozner JN. Intense pulsed light therapy for skin rejuvenation. Clin Plast Surg. 2016; 43:535–40.

[17] Fitzpatrick TB. The validity and practicality of sun-reactive skin types I through VI. Arch Dermatol. 1988; 124:869–71.

[18] Goldman MP, Eckhouse S, ESC MEDICAL SYSTEMS LPVCSG. Photothermal sclerosis of leg veins. Dermatol Surg. 1996; 22:323–30.

[19] Raulin C, Hellwig S, Schönermark MP. Treatment of a nonresponding port-wine stain with a new pulsed light source (PhotoDerm®VL). Lasers Surg Med. 1997; 21:203–8.

[20] Bjerring P, Christiansen K, Troilius A. Intense pulsed light source for treatment of facial telangiectasias. J Cutan Laser Ther. 2001; 3:169–73.

[21] Retamar R, Chames C, Pellerano G. Treatment of linear and spider telangiectasia with an intense pulsed light source. J Cosmet Dermatol. 2004; 3:187–90.

[22] Clementoni MT, Gilardino P, Muti GF, Signorini M, Pistorale A, Morselli PG, et al. Intense pulsed light treatment of 1, 000 consecutive patients with facial vascular marks. Aesthet Plast Surg. 2006; 30:226–32.

[23] Clementoni MT, Gilardino P, Muti GF, Signorini M, Pistorale A, Morselli PG, et al. Facial teleangectasias: our experience in treatment with IPL. Lasers Surg Med. 2005; 37:9–13.

[24] Tanghetti EA. Split-face randomized treatment of facial telangiectasia comparing pulsed dye laser and an intense pulsed light handpiece. Lasers Surg Med. 2012; 44:97–102.

[25] Fodor L, Ramon Y, Fodor A, Carmi N, Peled IJ, Ullmann Y. A side-by-side prospective study of intense pulsed light and Nd: YAG laser treatment for vascular lesions. Ann Plast Surg. 2006; 56:164–70.

[26] Sadick NS. A dual wavelength approach for laser/intense pulsed light source treatment of lower extremity veins. J Am Acad Dermatol. 2002; 46:66–72.

[27] Colaiuda S, Colaiuda F, Gasparotti M. Treatment of deep underlying reticular veins by Nd: Yag laser and IPL source. Minerva Cardioangiol. 2000; 48:329–34.

[28] Nymann P, Hedelund L, Hædersdal M. Intense pulsed light vs. long-pulsed dye laser treatment of telangiectasia after radiotherapy for breast cancer: a randomized split-lesion trial of two different treatments. Br J Dermatol. 2009; 160:1237–41.

[29] Murray A, Moore T, Richards H, Ennis H, Griffiths C, Herrick A. Pilot study of intense pulsed light for the treatment of systemic sclerosis-related telangiectases. Br J Dermatol. 2012; 167:563–9.

Ori Samuel Duek,
Yehuda Ullmann 著

余堰澜，尹锐 译

第**13**章
强脉冲光治疗鲜红斑痣

学习目标

- 了解血管病变的分类和鲜红斑痣的定义（port-wine stains，PWS）。
- 概述可用于 PWS 的治疗方法。
- 阐述 PWS 治疗无反应的原因。
- 阐明 IPL 治疗 PWS 和其他血管病变的机制。
- 介绍 PWS 的 IPL 治疗方案。

概述

血管病变的类型

根据 2014 年国际血管畸形研究协会的分类，血管病变可分为两大类：肿瘤（以内皮细胞增生为特征）和畸形（正常的内皮细胞更替）（表 13.1）。血管畸形分为四类：

- 单一畸形：毛细血管、淋巴、静脉、动静脉畸形和动静脉瘘。
- 复合 – 单一畸形的组合（例如"CM+VM"）：毛细血管 – 静脉畸形。
- 有命名的大血管的畸形：通常为大口径，轴向或传导血管。
- 与其他异常相关的畸形：可能与骨、软组织或内脏异常相关，多见于软组织和（或）骨的过度发育，罕见发育不全。例如，Klippel-Trenaunay 综合征：CM + VM + /– LM + 肢体过度发育[1]。

表 13.1　血管病变分类[1]

血管瘤	血管畸形
良性	单一
局部	复合
侵袭性	有命名的大血管
恶性	与其他异常相关

鲜红斑痣

鲜红斑痣（PWS）也称为皮肤和（或）黏膜毛细血管畸形，是皮肤最常见的血管畸形，在新生儿中发病率为 0.3% ~ 0.5%[2]。这些先天性血管病变的特征是真皮乳头层和网状层中的毛细血管扩张，而毛细血管数量和内皮细胞正常，扩张的毛细血管直径通常为 30 ~ 300 μm，深度范围为 100 ~ 1000 μm[3-4]。一种理论认为，血管扩张是由这些毛细血管的神经分布异常所致。组织学研究显示，与正常皮肤相比，PWS 中的神经纤维较少。另一个假说认为扩张是由毛细血管壁异常引起，但这一说法尚未得到证实[5]。PWS 胎记最初为扁平的粉红色斑，随着时间的推移逐渐变厚、变暗，可能与软组织或骨骼发育过度有关[1-4]。PWS 的男女发病率相同，一般仅单侧皮肤受累，也可能见于中线区域。70% ~ 80% 的 PWS 发生在面部和颈部，也可累及身体的其他部位[2, 5]。当发生于面部区域时，有 8% ~ 15% 与潜在的眼和脑异常（Sturge-Weber 综合征）相关。PWS 还可能与 Klippel-Trenaunay 综合征的静脉曲张和骨骼组织肥厚有关[5-6]。PWS 不规则的外观可能会严重影响患者的社会心理发展和健康，促使患者或其家属寻求治疗[7-9]。

鲜红斑痣的治疗方法

PWS 既往的治疗方法包括切除、植皮、皮肤磨削、冷冻疗法和放射治疗，这些治疗通常无效，并常伴有患者难以接受的副作用和并发症[10]。近 30 年来，不同波长的激光在 PWS 的治疗中得到了广泛应用[6]。585 nm 或 595 nm（脉宽为 0.45 ~ 50 ms）的脉冲染料激光（PDL）使用均非常广泛。研究表明 PDL 疗法对浅表 PWS 有效，但对深部 PWS 疗效不佳。此外，深色皮肤患者出现结痂、起疱、色素沉着和瘢痕的风险相对较高[6, 10–11]（图 13.1）。大多数研究表明，只有 10% ~ 20% 的单纯性 PWS 经 PDL 治疗后可完全减轻，70% 可减轻约 50%，而 20% ~ 30% 对 PDL 治疗反应较差[5]。倍频 KTP–532 nm 激光可能产生良好的临床效果，但可能会导致残留色素沉着过多、色素脱失和萎缩性瘢痕形成。近年来，长脉冲 Nd: YAG 激光对改善 PWS 已显示出有效性[6]。1064 nm Nd: YAG 激光能够在表皮下 5 ~ 6 mm 深处产生血管凝结效果，因此可以治疗中等深度的大直径血管。然而，某些 Nd: YAG 设备的参数组合和脉宽有限，冷却系统欠佳，能量密度分布不均，而且常出现局部疼痛或灼伤，因而限制了它们在治疗浅表或面部血管病变中的应用[11–12]。

激光治疗后血管无反应的原因是多方面的和复杂的。PWS 是由不同直径、流速、深度和内皮壁厚度的扩张毛细血管构成的动态异质性病变，毛细血管位置不同（靠近动脉或静脉末端），包含的氧合血红蛋白和脱氧血红蛋白的数量也不同[5, 11]。此外，其他局部因素，例如表皮和真皮乳头的厚度，以及真皮 – 表皮结合处的黑色素含量（根据 Fitzpatrick 和种族皮肤类型），也会影响治疗成功与否[3, 5]。

激光选择性破坏 PWS 扩张毛细血管的主要机制是选择性光热分解作用，即光在毛细血管内转化为热能，不可逆地完全破坏毛细血管壁。对于光和激光治疗可能无法破坏 PWS 内所有扩张毛细血管的原因，有多种解释：

• 激光穿透深度不足：由于如上所述的激光参数或局部组织因素所致。

• 激光诱导加热传导不足：在较大直径的毛细血管中，由中心位置的血红蛋白色基吸收激光产热并传导到较大直径毛细血管的血管壁热能不足。激光产生的热量传导至毛细血管内壁，并造成不可逆损伤所需的时间称为热损伤时间（在 PWS 中为 1 ~ 10 ms）。这比热弛豫时间（TRT）要长得多，TRT 的定义是使血管内产生的热量减少一半所需的时间。因此，较大直径的毛细血管在低能量密度时最好使用较长的激光脉宽，而较小的血管则需要使用较高的能量密度和较短的脉宽。

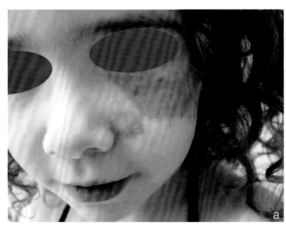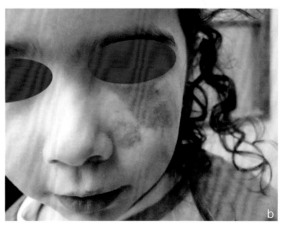

图 13.1　PWS 治疗前（a）和治疗后即刻（b），注意治疗后的皮肤结痂

- 血容量不足（例如毛细血管直径小于 50 μm）：在这种情况下，血红蛋白色基吸收的热量不足以破坏血管壁。理论上讲，治疗面部 PWS 时，采用头低脚高仰卧位（Trendelenburg 体位）或局部应用血管扩张剂（如三硝酸甘油酯或硝苯地平）可能会有利于治疗[5]。

- 激光进入毛细血管的能量不足：发射的光只到达浅表血管，到达较深血管的能量少（阴影效应）。此外，表皮乳头状毛细血管的破坏可能导致纤维组织积聚，从而阻止激光在随后的治疗过程中穿透至更深处的毛细血管。开始治疗时选择波长更长、穿透深度更大的激光系统，如 1064 nm Nd: YAG 激光（结合选择性冷却），可以避免上述情况[5, 12-13]。

光动力疗法（PDL）也已经用于治疗 PWS。原理是通过经皮或全身性使用的方式将外源性色基添加到毛细血管中。大多数使用的色基都具有卟啉前体。卟啉具有较宽的吸收光谱，在蓝色和红色光谱中具有较高的峰值，而在黄色光谱中具有较低的峰值。卟啉与作用在毛细血管上的光发生光化学反应。据报道，用这种方式破坏毛细血管更为有效[5, 13-14]。

IPL

IPL 最早出现于 20 世纪 90 年代，1995 年被美国食品和药品监督管理局（FDA）批准用于治疗下肢毛细血管扩张[15]。此后，IPL 被广泛地引入皮肤科临床实践，且有人提出 IPL 可有效治疗 PWS[6]。基于数学模型，Ross 等人得出结论，在一组最佳参数下，IPL 和激光在治疗血管和色素病变方面的有效性和安全性相当。然而，与激光不同的是，IPL 的脉冲和能量可变，并且可以将能量分为不同的脉冲，使其能够对不同直径和不同深度的血管进行额外加热和凝固。此外，它与激光的不同之处在于其波长范围广，这使得皮肤会产生不同于激光的吸收和更复杂的组织反应[6, 15-17]。

Raulin 等[18] 用 IPL 成功治疗了对 PDL 抵抗的

PWS。Babilas 等[19] 也发现，IPL 可清除对 PDL 抵抗的 PWS。处理既往接受过治疗的 PWS 比较困难，因为此类病变通常有肥厚性瘢痕和皮肤结构改变，需要更高的能量来增加疗效，并且效果很难保证。Bjerring 等[20] 也报道，约有一半对 PDL 抵抗的 PWS 患者通过 IPL 治疗获得了临床改善，8 例患者在 IPL 治疗后清除率低于 25%。在这些病例中，PWS 位于面中部（第五脑神经第二分支），这一区域的病灶可能较深，因而对治疗抵抗性更强[6, 20]（图 13.2 ~ 13.10）。

患者自述 IPL 比 PDL 治疗的痛苦更小[20]。Ozdemir[21] 用 IPL 治疗的患者中有 47% 的患者出现了中度改善。Cliff 和 Misch[22] 使用 515 nm、能量密度 25 ~ 30 J/cm² 的 IPL 对少数成熟 PWS 患者进行治疗，3 次治疗后，他们的症状至少改善 50%，其中部分 PWS 患者曾接受过激光治疗。Ho[23] 等的另一项研究观察了 IPL 对中国患者初治 PWS 的疗效，40% 的受试者 PWS 清除率超过 50%。Adatto 等[6] 使用了双波段输出 IPL 设备，观察到 60% 的患者清除率超过 50%，22% 的患者临床改善率高

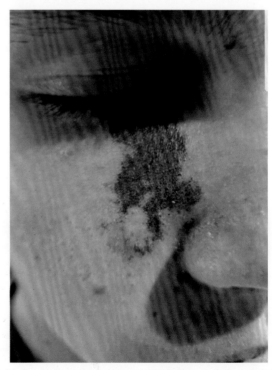

图 13.2　红色 PWS，位于三叉神经第二分支的分布区域

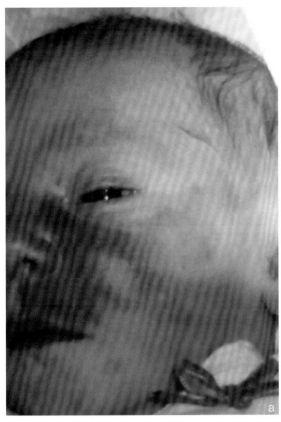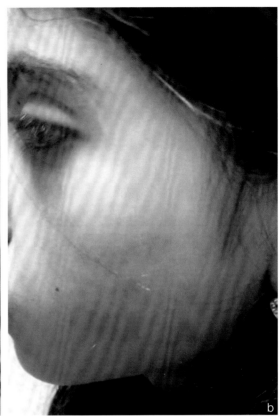

图 13.3　红色 PWS,(a)治疗前;(b)治疗后 3 年

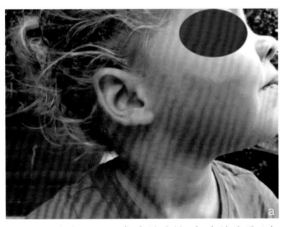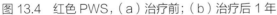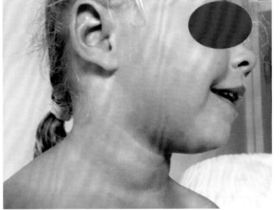

图 13.4　红色 PWS,(a)治疗前;(b)治疗后 1 年

于 75%。但是，某些 PWS 病变可能对治疗具有抵抗性[24]。病变的深度和异质性使得疗效难以预测。毛细血管畸形越深、越小，异质性越大，治疗难度越大[25-26]。如前所述，我们认为由于血管内热量产生不足，小于 50 μm 的血管不适合治疗[27]。

　　与位于头颈部的 PWS 相比，四肢的 PWS 对激光治疗的反应较差[28-30]，目前尚无研究对此进行解释。不同于四肢，头颈部病灶的皮肤血流量随着环境温度升高而增加[30]。这些观察结果可能提示头颈部毛细血管畸形对光和激光治疗反应较好的原因。粉红色的 PWS 比成熟的红色 PWS 更难淡化[31]。较深和结节状的 PWS 对治疗抵抗性也更强。PWS 的多种类型以及导致治疗无效的各种因素，给 PWS 治疗带来了一定的难度。

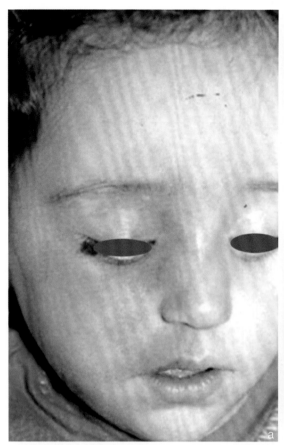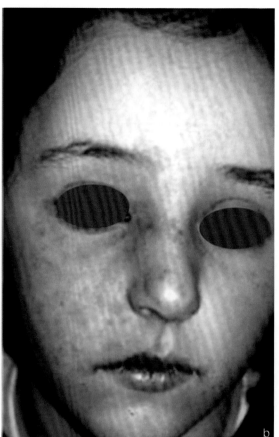

图 13.5 （a）PWS 儿童类型；（b）IPL 治疗 8 次后

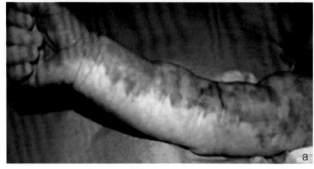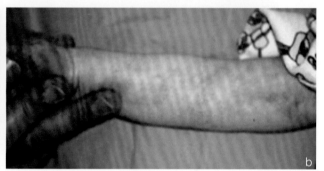

图 13.6 （a）PWS 儿童类型；（b）经过 6 次 IPL 治疗后效果极佳，每次治疗均使用镇静剂

IPL 对鲜红斑痣的作用

　　IPL 设备具有较广的波长范围，通过使用不同的滤光片进行过滤，可以消除较短的波长以使光穿透皮肤的深度更深。通过选择多个脉冲和更长的脉宽，可以获得更多的热量，这对于大直径血管的治疗很重要。IPL 的多个参数可调（能量密度、波长、脉宽、脉冲间隔和脉冲延迟时间），从而可以提供不同的治疗方案。

波长

　　IPL 使用广谱、多色和非相干的脉冲光源（氙气灯）发出波长在 390 ~ 1200 nm 范围内的光[32]。

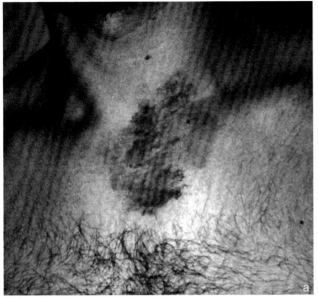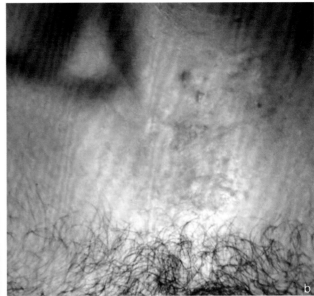

图 13.7 （a）PWS 治疗前；（b）IPL 治疗 8 次后

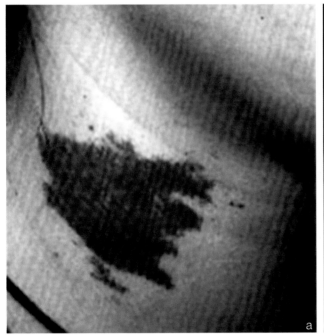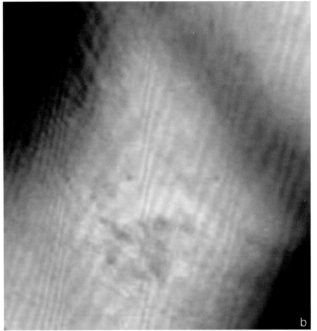

图 13.8 （a）颈部 PWS；（b）IPL 治疗 10 次后明显改善

理论上讲，这个光谱范围与 PWS 内血管吸收系数和热弛豫时间密切相关，因此 IPL 的光谱可以针对性地起作用。作为激光设备（尽管选择性较低），IPL 遵循选择性光热分解原理；氧合 / 脱氧血红蛋白优先吸收光并将其转化为热能，从而导致血管选择性凝结 [17]。选择的波长应视靶色基（血红蛋白）的吸收峰决定，脉宽应小于热弛豫时间，以此限制

热弥散以及对周围结构的后续破坏 [15]。可以使用各种滤光片（范围从 500 ~ 755 nm），滤除指定波长以下的光，从而优化靶色基的吸收，减少黑色素的大量吸收，并最大程度减少红斑、水疱和结痂等副作用 [5, 15, 17]。水在 980 nm 处有一个较低的吸收峰，在 1480 nm 和 10 600 nm 处有较高的吸收峰，最高的吸收峰在 2940 nm 处，超过了 IPL 的波长。

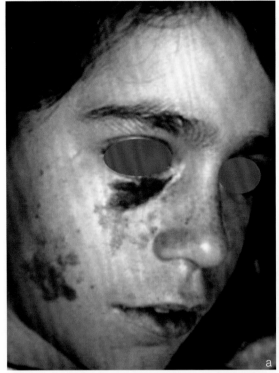
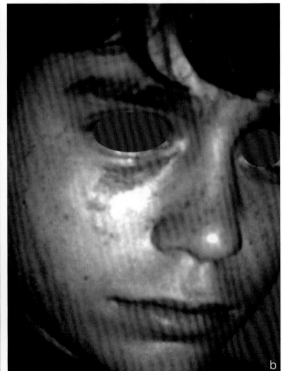

图 13.9 （a）PWS 儿童类型；（b）多次治疗后

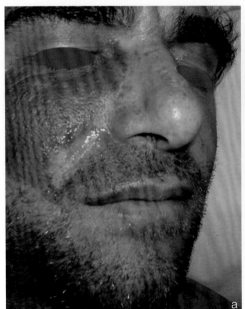
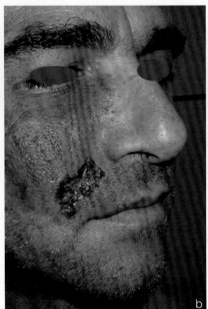
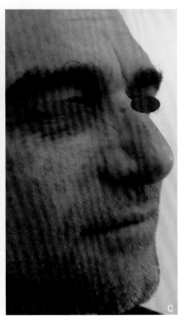

图 13.10 （a）在 PWS 经几种治疗均无效的情况下，使用更高的能量后立即出现治疗反应；（b）治疗后 7 天的局部伤口；（c）12 次治疗后伤口愈合和最终效果。每次治疗先用低能量，而后逐渐提高

　　皮肤表面的红色血管病变中血红蛋白含量很高。氧合血红蛋白的波长吸收峰分别为 418 nm、542 和 577 nm [33]。脱氧血红蛋白主要位于较深的血管病变中，且主要位于下肢，其吸收光谱在

600～750 nm 范围内 [34]。几年前已经开发出优化的脉冲光源（optimized pulsed light sources, OPL），可提供双波段输出光谱（500～670 nm 和 870～1200 nm），对氧合 / 脱氧血红蛋白的选择性更高（其他设备使

用 530 ~ 650 nm、900 ~ 1200 nm）。OPL 是通过替换掉以黑色素吸收峰为特征的 610 ~ 870 nm 范围内的大部分光，以降低表皮受损风险 [17]。

脉宽

IPL 的脉宽可以在 1 ~ 100 ms 宽范围内设置，具体取决于所选设备。如前所述，脉宽初始设置应比靶色基的热弛豫时间短，以优先保护周围组织免受热损伤，尽管这样可能没有治疗效果 [35]。另外，可以定制各种其他治疗参数，包括能量密度、多脉冲模式和脉冲间隔，从而使其功能性更强、准确性更佳 [30]。

单脉冲和多脉冲

单脉冲的能量密度和脉宽可能对周围组织造成热损伤，因而在选择上受限。而多脉冲则可以在有效保护表皮的同时向真皮毛细血管传递更大的累积热量 [5, 17]。

脉冲间隔

连续脉冲的侵袭性较强，采用多次治疗和间隔一定时间（30 ~ 60 s）的治疗方式可使血管壁缓慢变热，可能对单脉冲治疗无反应的患者提供另一种替代方法。这种治疗方式使得脉冲之间可以冷却，所以对有较大直径血管簇的 PWS 特别有效，这种血管簇的热弛豫时间较长，而连续脉冲可能导致过热并因此造成皮肤附带损伤。

脉冲延迟时间

考虑到 PWS 的颜色取决于血管密度和直径，脉冲延迟时间的最佳设置非常重要。在高血管密度和较大直径情况下，较长的脉冲延迟更为安全。短

的脉冲延迟适合于治疗低密度、小直径的 PWS 病变，这些病变包含的吸收光能的色基较少 [17]。较长的脉冲延迟时间可使表皮和小血管充分冷却，而对于大血管则不会显著降低温度 [35]。因此，高能量密度可用于加热大血管而不伤及表皮。对于直径为 0.1 mm 的血管，热弛豫时间约为 4 ms；对于直径为 0.3 mm 的血管，热弛豫时间约为 10 ms。这说明对于单个脉冲而言，大血管比表皮冷却更慢 [34]。因此对于大血管，多脉冲是首选。

强效的表皮冷却

大多数 IPL 设备都采用了接触式表皮冷却系统，这保证了治疗能有效穿透真皮而不破坏表皮，这对深肤色患者的治疗尤为重要 [5, 17]。在日常实践中，虽然在治疗头与皮肤之间使用凝胶可能会阻碍局部的即刻反应，但仍需要使用 [15]。Baumler 等人阐述了一种数学模型，用于研究 IPL 对直径为 60 μm、150 μm、300 μm 和 500 μm 血管的作用。此研究表明 IPL 光谱的两个末端（近红外和近可见光范围）均可使血管均匀加热。小血管（< 60 μm）的温度仅略有上升，而在较大的血管中（> 60 μm），有效升温时间间隔短于脉宽，在血管底部很难实现有效的凝固 [36]。上述研究结果有助于解释某些病灶难治的原因。有研究推测血液的凝结发生在高于 70 ℃ 的温度下 [37]。

治疗方案

初次面诊

在初次面诊中，应实现以下目标：
- 诊断：对血管病变进行正确诊断。
- 家长教育：对病变进行解释，阐述不同的治疗方案、可能的结果、并发症和副作用。还应强调若进行多次治疗，可能需要进行静脉镇静或

全身麻醉。

- 符合预期：父母和患者应了解治疗的局限性，并对可能出现的结果进行充分讨论，包括治疗无效的可能性。对抱有不切实际期望的患者应给予特别关注，此类患者并不适合进行 IPL 治疗。

先前的治疗可能会导致纤维化改变，使病变对治疗抵抗性更强，从而影响治疗成功率。一些患者之前接受过激光治疗，在检查时发现色素改变或瘢痕形成。这些副作用应在患者的病历中提及并加以注明，说明疗效可能因此受影响。此外，治疗前也应向患者强调：PWS 需要进行一系列的治疗（通常超过 10 次）才能达到预期的效果，治疗期一般会超过 1 年。

儿科会诊

患有血管畸形的儿童应转诊至儿科。首先应排除包括神经系统疾病在内的各种疾病的可能性[38]。某些情况下，例如 Sturge-Weber 综合征，患者可能会出现癫痫发作。因为癫痫可以由强光诱发，所以除非获得神经内科医生的知情同意，否则我们不建议进行治疗。PWS 分布于下肢的患者应对可能存在的 Klippel Trenaunay 综合征进行评估[39]。

患者选择

有瘢痕疙瘩病史或炎症后色素沉着的患者不适合进行治疗。虽然有作者推荐在治疗前使用脱色剂，但我们更倾向于延迟治疗 4 ~ 6 周[31]。

治疗

- 开始治疗的时间：何时开始治疗 PWS 病变尚无明确规定。我们更倾向于在儿童年龄较小且病变尚位于表层较浅位置时提早开始治疗。随着年龄的增长，PWS 会变得更厚、颜色更深，更难以治疗。

- 镇痛：应避免使用产生血管收缩效应的局部麻醉药，以最大程度地增强色基的光分布。对于儿童，应采用静脉镇静或全身麻醉。我们倾向于只使用利多卡因作为局部麻醉药，因为它的血管收缩作用较小。治疗前应避免其他引起血管收缩的因素，例如降低室温。

- IPL 参数：将患者的皮肤类型和病变类型输入 IPL 设备后，计算机将自动选择波长、脉宽、脉冲延迟和能量密度，可以根据治疗情况进一步调整参数。有时很难将 PWS 分类为浅、中或深层，因此需要根据实际临床反应调整治疗参数。

为了有效治疗血管病变，IPL 设备发出光的波长应该使靶色基（氧合血红蛋白、脱氧血红蛋白）具有最佳的吸收效果，同时可以到达一定深度的血管处，产生足够的能量使血管凝固损伤，并尽可能减少对血管周围结构的损害。比血管热弛豫时间短的脉冲热量不足以破坏血管，无法达到治疗效果。另外，脉宽过长会导致热量扩散至周围组织，引起损伤。较大和较深的血管需要较高的能量密度，通常治疗效果较差。Grillo 等人提出了一种算法，将 PWS 按颜色分类，使其与病变深度和血管直径基本匹配：

- 红色（中等直径的血管）（图 13.3 和图 13.4）
  - 单脉冲。
  - 脉冲间隔：30 ~ 60 s（一次或多次，以达到一过性紫癜）。
  - 脉宽：7 ~ 14 ms。
  - 能量：8 ~ 19 J。
- 紫色（大直径血管簇）（图 13.8 和图 13.9）
  - 单脉冲（避免连续脉冲或脉冲间隔短的多脉冲）。
  - 脉冲间隔：30 ~ 120 s（一次或多次，脉冲间隔应该更长）。
  - 脉宽：> 10 ms。
  - 能量：10 ~ 19 J。
- 粉红色（稀疏和薄血管）

– 多脉冲和脉冲叠加可能是首选。然而，也有人认为 IPL 对此类病变治疗效果较差[17]。

需要强调的是，其他因素也可能影响病变的颜色，例如皮肤光型、晒黑、既往治疗、病变位置（皮肤厚度影响）以及血管密度和深度。此外，一个病变中可能混合有不同直径和深度的血管（特别是经过多次治疗后）。对深肤色患者的深部病灶需进行表皮冷却，应谨慎治疗，可先尝试在小而隐蔽的皮肤区域进行治疗测试；对深部病灶，可联合 Nd: YAG 激光，根据临床反应调整治疗参数，可能有助于获得最佳疗效。

• 治疗中：治疗时，将治疗头与透明凝胶接触，但不施压。即使很小的压力也会使血液转移到侧支而排空血管，从而导致治疗效果不佳。注意治疗区域不要互相重叠。较大的光斑穿透深度更深，可以获得更好的治疗反应[39-40]。

• 表皮冷却：对于浅表病变，所使用的透明凝胶不应过冷，以免引起血管痉挛。大多数 IPL 设备都配备了冷却设备，以便在治疗过程中降低表皮温度。在较小的浅表血管病变上进行冷却可能会导致血管收缩，从而使治疗效果不佳。在这种情况下，治疗中可以不用冷却，但治疗结束后应立即进行冷却。由于黑色素（大部分在基底层中）吸收了 IPL 光，因此较深色的皮肤类型发生表皮损伤的风险较高，治疗反应较差，所以对于深色皮肤，强效的表皮冷却至关重要。

• 术后：治疗后病灶周围即刻出现红斑、青紫色、变白或一过性紫癜是治疗反应良好的标志，一般在 24 ~ 96 h 内自行消退[15]。通常治疗间隔为 4 ~ 6 周。在两次治疗之间需注意防晒，治疗后可以立即使用化妆品。

📋 **实用要点**

• 初次面诊应对血管病变进行正确诊断。
• 应向患者强调多次治疗的必要性。对于儿童，

需要进行镇静或全身麻醉。

• 如果患儿有血管畸形（尤其在头部），请立即请儿科医生进行全面检查。有时会出现包括神经系统疾病在内的相关异常。
• 既往治疗可能会导致纤维化改变，从而影响治疗的成功率。
• 治疗前应避免任何导致血管收缩的因素。
• 在治疗过程中不应压迫治疗头。
• 由于粉色 PWS 所含色基较少，比成熟的红色 PWS 更难淡化，因此应使用高能量密度、短脉宽和叠加脉冲。
• 较深在的和结节性的 PWS 对治疗抵抗性更强。对深紫色、大直径血管 PWS，先处理深层。应采用较长的脉冲间隔和脉冲延迟时间，对表皮进行冷却，并考虑联合 Nd: YAG 激光治疗。
• 治疗后病灶周围即刻出现红斑、青紫色、皮肤变白或"荨麻疹"样反应是治疗反应良好的标志。
• 表皮冷却和优化脉冲光源（双波段输出光谱）可能有助于避免并发症，是非常重要的辅助手段，对于深肤色患者的治疗尤为有效。
• 应根据临床反应调整治疗参数。

选择题

Q1. 关于血管病变，下列哪一项描述是正确的

（a）血管瘤是一种可能随时间推移而增大的良性血管病变

（b）血管畸形是胚胎形态发生异常的结果

（c）神经分布异常可能导致局部侵袭性血管瘤

（d）复合血管畸形是指单一畸形合并有其他异常

Q2. 关于鲜红斑痣（PWS），下列哪一项描述是正确的

（a）3% ~ 5% 的新生儿可出现 PWS

（b）四肢是最常出现的解剖部位

（c）由正常数量的毛细血管和正常的内皮细胞组成

（d）更常见于男性

Q3. 对于以下每个波长，选择相应的激光类型

（A）532 nm　　（B）585 nm

（C）1064 nm　　（D）390～1200 nm

（a）脉冲染料激光（PDL）

（b）钛氧磷酸钾激光器（KTP）

（c）强脉冲光（IPL）

（d）掺钕钇铝石榴石激光器（Nd: YAG）

Q4. 对于以下每个波长，选择相应的色基

（A）在 980 nm、1480 nm、2940 nm 和 10 600 nm 处的吸收峰

（B）在 418 nm、542 nm 和 577 nm 处的吸收峰

（C）600～750 nm 的吸收光谱

（D）610～870 nm 的吸收光谱

（a）黑色素

（b）水

（c）氧合血红蛋白

（d）脱氧血红蛋白

Q5. 以下哪种病变并未发现对 IPL 治疗有更强的抵抗性

（a）下肢 PWS

（b）面部中央的 PWS

（c）深部病变

（d）以上都不是

Q6. 以下哪个描述不能解释 IPL 治疗 PWS 失败的原因

（a）光穿透深度不足

（b）光热传导不足

（c）表皮冷却不足

（d）血容量不足

Q7. 使用 IPL 治疗 PWS 时，以下哪一项发生并发症的风险更高

（a）红色 PWS 病变

（b）深色皮肤患者的病变

（c）位于面部的病变

（d）小直径血管病变

Q8. 深紫色 PWS 病变最适合的 IPL 参数是什么

（a）单脉冲

（b）短的脉冲延迟

（c）短的脉宽（＜10 ms）

（d）无须表皮冷却

Q9. 使用 IPL 治疗浅层 PWS 病变时，哪种方法最合适

（a）在治疗前注射含有肾上腺素的局部麻醉药

（b）将治疗头牢牢按在皮肤上以充分接触

（c）在治疗过程中进行强效的表皮冷却

（d）在治疗头接触皮肤之前，在病变处涂上透明凝胶

Q10. 关于术后处理，以下哪项描述不正确

（a）PWS 治疗后立即出现紫色表明治疗反应良好

（b）通常治疗间隔为 2 周

（c）治疗期间应避免日晒

（d）治疗后可以立即使用化妆品

参考文献

[1] Wassef M, Blei F, Adams D, et al. Vascular anomalies classification: recommendations from the International Society for the Study of vascular anomalies. Pediatrics. 2015; 136(1): e203–14.

[2] Jacobs AH, Walton RG. The incidence of birthmarks in the neonate. Pediatrics. 1976; 58:218–22.

[3]　Chen JK, Ghasri P, Aguilar G, et al. An overview of clinical and experimental treatment modalities for port wine stains. J Am Acad Dermatol. 2012; 67(2):289–304.

[4]　Kelly KM, Choi B, McFarlane S, et al. Description and analysis of treatments for port-wine stain birthmarks. Arch Facial Plast Surg. 2005; 7(5):287–94.

[5]　Jasim ZF, Handley JM. Treatment of pulsed dye laser-resistant port wine stain birthmarks. J Am Acad Dermatol. 2007; 57(4):677–82.

[6]　Adatto MA, Luc-Levy J, Mordon S. Efficacy of a novel intense pulsed light system for the treatment of port wine stains. J Cosmet Laser Ther. 2010; 12(2):54–60.

[7]　Kalick SM. Toward an interdisciplinary psychology of appearances. Psychiatry. 1978; 41:243–53.

[8]　Heller A, Rafman S, Svagulis I, et al. Birth defects and psychosocial adjustment. AJDC. 1985; 139:257–63.

[9]　Malm M, Calber MN. Port-wine stain: a surgical and psychological problem. Ann Plast Surg. 1988; 20:512–6.

[10]　Wang B, Wu Y, Zhu X, et al. Treatment of neck port-wine stain with intense pulsed light in Chinese population. J Cosmet Laser Ther. 2013; 15(2):85–90.

[11]　Srinivas CR, Kumaresan M. Lasers for vascular lesions - standard guidelines of care. Indian J Dermatol Venereol Leprol. 2011; 77(3):349–68.

[12]　Pençe B, Aybey B, Ergenekon G. Outcomes of 532 nm frequency-doubled Nd -YAG laser use in the treatment of port-wine stains. Dermatol Surg. 2005; 31(5):509–17.

[13]　Lin XX, Wang W, Wu SF, et al. Treatment of capillary vascular malformation (port-wine stains) with photochemotherapy. Plast Reconstr Surg. 1997; 99(7):1826–30.

[14]　Evans AV, Robson A, Barlow RJ, et al. Treatment of port wine stains with photodynamic therapy, using pulsed dye laser as a light source, compared with pulsed dye laser alone: a pilot study. Lasers Surg Med. 2005; 36(4):266–9.

[15]　Piccolo D, di Marcantonio D, Crisman G, et al. Unconventional use of intense pulsed light. Biomed Res Int. 2014; 2014:618206.

[16]　Ross EV, Smirnov M, Pankratov M, et al. Intense pulsed light and laser treatment of facial telangiectasias and dyspigmentation: some theoretical and practical comparisons. Dermatol Surg. 2005; 31(9 Pt 2):1188–98.

[17]　Grillo E, et al. Histochemical evaluation of the Vessel Wall destruction and selectivity after treatment with intense pulsed light in capillary malformations. Actas Dermosifiliogr. 2016; 107(3):215–23.

[18]　Raulin C, Hellwig S, Schonermark MP. Treatment of a nonresponding port-wine stain with a new pulsed light source (PhotoDerm VL). Lasers Surg Med. 1997; 21(2):203–8.

[19]　Babilas P, Schreml ST, Hohenleutner U, et al. Split-face comparison of intense pulsed light with shortand long-pulsed dye lasers for the treatment of port-wine stains. Lasers Surg Med. 2010; 42:720–7.

[20]　Bjerring P, Christiansen K, Troilius A. Intense pulsed light source for the treatment of dye laser resistant port-wine stains. J Cosmet Laser Ther. 2003; 5(1):7–13.

[21]　Ozdemir M, Engin B, Mevlitoglu I. Treatment of facial port-wine stains with intense pulsed light: a prospective study. J Cosmet Dermatol. 2008; 7(2):127–31.

[22]　Cliff S, Misch K. Treatment of mature port wine stains with the PhotoDerm VL. J Cutan Laser Ther. 1999; 1(2):101–4.

[23]　Ho WS, Ying SY, Chan PC, et al. Treatment of port wine stains with intense pulsed light: a prospective study. Dermatol Surg. 2004; 30(6):887–90; discussion 890–1

[24]　Verkruysse W, Choi B, Zhang JR, et al. Thermal depth profiling of vascular lesions: automated regularization of reconstruction algorithms. Phys Med Biol. 2008; 53(5):1463–74.

[25]　Dierickx CC, Casparian JM, Venugopalan V, et al. Thermal relaxation of port-wine stain vessels probed in vivo: the need for 1-10-millisecond laser pulse treatment. J Invest Dermatol. 1995; 105(5):709–14.

[26]　Lanigan SW. Port-wine stains unresponsive to pulsed dye laser: explanations and solutions. Br J Dermatol. 1998; 139(2):173–7.

[27]　Shafirstein G, Baumler W, Lapidoth M, et al. A new mathematical approach to the diffusion approximation theory for selective photothermolysis modeling and its implication in laser treatment of port-wine stains. Lasers Surg Med. 2004; 34(4):335–47.

[28]　Renfro L, Geronemus RG. Anatomical differences of port-wine stains in response to treatment with the pulsed dye laser. Arch Dermatol. 1993; 129(2):182–8.

[29]　Lanigan SW. Port wine stains on the lower limb: response to pulsed dye laser therapy. Clin Exp Dermatol. 1996; 21(2):88–92.

[30]　McGill DJ, Mackay IR. Capillary vascular malformation response to increased ambient temperature is dependent upon anatomical location. Ann Plast Surg. 2007; 58(2):193–9.

[31]　Adamic M, Troilius A, Adatto M, et al. Vascular lasers and IPLS: guidelines for care from the European Society for Laser Dermatology (ESLD). J Cosmet Laser Ther. 2007; 9(2):113–24.

[32]　Ciocon DH, Boker A, Goldberg DJ. Intense pulsed light: what works, what's new, what's next. Facial Plast Surg. 2009; 25(5):290–300.

[33]　Railan D, Parlette EC, Uebelhoer NS, et al. Laser treatment of vascular lesions. Clin Dermatol. 2006; 24(1):8–15.

[34]　Goldman MP, Weiss RA, Weiss MA. Intense pulsed light as a nonablative approach to photoaging. Dermatol Surg. 2005; 31(9 Pt 2):1179–87; discussion 1187.

[35]　Goldman MP, Eckhouse S. Photothermal sclerosis of leg veins. ESC Medical Systems, LTD Photoderm VL Cooperative Study Group. Dermatol Surg. 1996; 22(4):323–30.

[36]　Baumler W, Vural E, Landthaler M, et al. The effects of intense pulsed light (IPL) on blood vessels investigated by mathematical modeling. Lasers Surg Med. 2007; 39(2):132–9.

[37]　Black JF, Barton JK. Chemical and structural changes in blood undergoing laser photocoagulation. Photochem Photobiol. 2004; 80:89–97.

[38]　Enjolras O, Riche MC, Merland JJ. Facial port-wine stains and Sturge-weber syndrome. Pediatrics. 1985; 76(1):48–51.

[39]　Chapas AM, Geronemus RG. Our approach to pediatric dermatologic laser surgery. Lasers Surg Med. 2005; 37(4):255–63.

[40]　Grossman MC. What is new in cutaneous laser research. Dermatol Clin. 1997; 15(1):1–8.

Akira Kawada　著

杨增俊，尹锐　译

第14章 亚洲人皮肤的强脉冲光治疗

学习目标

- 理解用 IPL 进行光子嫩肤治疗。
- 了解 IPL 治疗亚洲人皮肤病的适应证。
- 了解 IPL 用于亚洲人皮肤的安全性。
- 了解 IPL 治疗的副作用：炎症后色素沉着和瘢痕形成。
- 了解 IPL 治疗日光性雀斑样痣和雀斑的疗效。
- 了解 IPL 改善日光性雀斑样痣的作用机制。
- 了解 IPL 治疗对黄褐斑、寻常痤疮和毛孔扩张的疗效。

临床经验

- IPL 治疗后所需误工期很短，或无误工期。
- IPL 有时可导致水疱、糜烂、炎症后色素沉着以及瘢痕形成，类似激光治疗的不良反应。
- IPL 易使亚洲人皮肤出现炎症后色素沉着。
- 亚洲人皮肤应选择合适的 IPL 光照条件和适应证。
- IPL 治疗可有效改善光老化皮肤、日光性雀斑样痣和雀斑，并且机制明确。
- IPL 治疗可能对黄褐斑、寻常痤疮和毛孔扩张有效。

引言

皮肤激光、IPL 和射频目前已应用于皮肤病领域。高辐照度的激光治疗大多是侵入性的，误工期较长，有时会引起不良反应。相反，IPL 是一种由非相干、非激光、滤过闪光灯管发出的宽带可见光，已发展成为一种新的无创性或非剥脱性的治疗方法[1-3]。IPL 可有效改善浅表细纹、皱纹、皮肤粗糙、不规则色素沉着、毛孔粗大和毛细血管扩张[1-2]。

亚洲患者[4-5]及皮肤颜色较深的患者[6]在激光和 IPL 治疗后易发生炎症后色素沉着（post-inflammatory hyperpigmentation，PIH）和瘢痕形成，这一点仍需重点关注。本章综述了 IPL 治疗亚洲人多种皮肤病的有效性和安全性。

光子嫩肤术

Negishi 等[7]首次报道了 IPL 用于治疗 97 例日本患者光老化皮肤的临床疗效。超过 90% 的患者对治疗色素沉着的效果评分为"好"或"极好"，83% 以上的患者对治疗毛细血管扩张症的效果评分为"好"或"极好"，超过 65% 的患者对改善皮肤纹理的效果评分为"好"或"极好"。不良反应为短暂的红斑和小水疱，未引起 PIH。Negishi 等[8]还报道了 IPL 对治疗 73 例日本患者光老化皮肤的疗效，所有的观察指标包括色素沉着、毛细血管扩张、细纹和皮肤纹理光滑度，在 80% 以上的患者中显示改善率在 60% 以上。

Kono 等[9]比较了 IPL 与长脉宽脉冲染料激光对 10 例亚洲患者皮肤光老化的治疗效果。两种治疗方式在去皱方面的效果无显著差异。但是，与 IPL 相比，长脉宽脉冲染料激光对雀斑样痣的改善更佳。两种治疗方法均未产生瘢痕或 PIH。

Li 等[10]研究了 IPL 对 152 例中国女性患者皮肤光老化的改善作用。皮肤科医生评分显示，91.44% 的受试者评分下降了 2 ~ 3 个等级，89.47%

的患者总体评分为"好"或"极好"，前额的黑色素指数和嘴角的红斑指数均有明显下降。该研究观察到患者有轻度疼痛和短暂红斑。

Li 等[11] 还对 24 例中国女性受试者进行了 IPL 治疗光老化皮肤的半脸自身对照研究。IPL 治疗侧的总体评分显著下降，而未治疗的对照侧未见变化。治疗侧与对照侧相比，黑色素指数和红斑指数的差异显著增大。组织活检发现只有 IPL 治疗侧出现黑色素含量下降，胶原纤维增多。

Shin 等[12] 报道了 IPL 对 26 例韩国女性患者皮肤光老化的疗效。通过研究人员和患者的主观评估，以及对照片评分和客观测量，发现有皮肤颜色、弹性和皱纹的改善。

Ping 等[13] 在大量中国患者中研究了 IPL 治疗光老化皮肤的效果。研究包括对第 1 组 1734 例受试者和第 2 组 2534 例受试者的评价。单用 IPL 治疗的有效率在第 1 组为 77.71%，第 2 组为 88.24%。2534 例患者中出现的不良反应为：8 例出现水疱，1 例出现肿胀，9 例出现 PIH，8 例出现瘢痕。

Sun 等[14] 用反射式共聚焦显微镜研究了 IPL 对 10 例中国女性光老化皮肤的改善作用。分析显示表皮最小厚度、基底层厚度、真皮乳头密度均增加，毛细血管直径减小。

一些研究联用了 IPL 与其他设备。Tao 等[15] 研究了 IPL、近红外光和 Er: YAG 点阵激光联合治疗 113 例中国受试者的光老化皮肤。在 57 例受试者的半脸自身对照研究中，联合治疗组在最后一次治疗后的 1 个月和 3 个月随访时表现出对皱纹、皮肤纹理和色素斑的改善明显大于单用 IPL 治疗组。研究观察到了包括轻度肿胀、红斑和色素沉着在内的一过性副作用。Mei 和 Wang[16] 比较了联用剥脱性二氧化碳点阵激光和 IPL 与单用 IPL 对 28 名中国女性受试者的效果。与单用 IPL 相比，联合治疗组在增加皮肤弹性、缩小毛孔、减少皮肤皱纹、改善皮肤纹理等方面均表现出更好的效果。28 例患者中有 9 例在联合治疗后 1 个月发生 PIH（32%），其中 1 人持续时间超过 1 个月。

日光性雀斑样痣与雀斑

面部日光性雀斑样痣与雀斑

IPL 可有效治疗日光性雀斑样痣（图 14.1）、日光性雀斑样痣 + 雀斑（图 14.2 ）以及雀斑（图

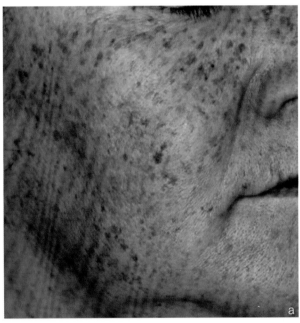

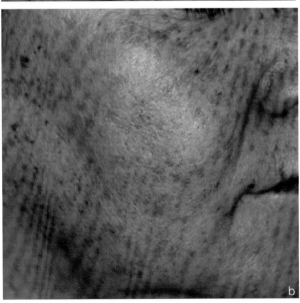

图 14.1　一位 51 岁女性患者的日光性雀斑样痣得到了改善：（a）治疗前和（b）5 次 IPL 治疗后 2 周

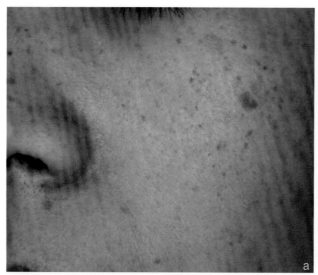
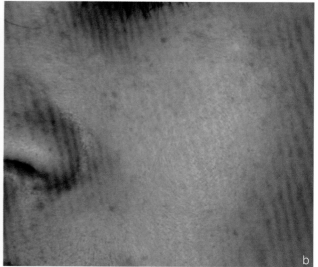

图 14.2   一名同时患有日光性雀斑样痣和雀斑的女性患者经治疗得到了改善：（a）治疗前和（b）IPL 治疗后 2 周

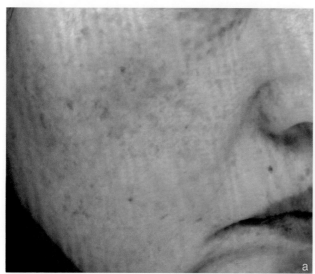
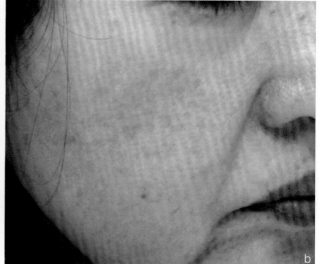

图 14.3   一名 42 岁女性雀斑患者的改善情况：（a）治疗前和（b）5 次 IPL 治疗后 2 周

14.3）。Kawada 等[17] 研究了 IPL 对 60 例患日光性雀斑样痣和雀斑的日本患者的治疗效果。48% 的患者改善超过 50%，20% 改善超过 75%。在日光性雀斑样痣组中，40% 的患者改善超过 50%，16% 的患者改善超过 75%。皮损较小的日光性雀斑样痣组患者反应良好，而兼有大、小皮损及皮损大的患者组疗效较差。结果发现，日光性雀斑样痣＋雀斑患者及雀斑患者的治疗效果显著，分别有 75% 和 71% 的患者改善超过 50%。

Huang 等[18] 报道了 IPL 治疗 36 例亚洲患者面部雀斑的疗效。极好或良好的评分占 86.1%。治疗后 6 个月，平均雀斑面积和严重程度指数均有明显改善。平均总体改善率在 3 个月时为 63%，在 6 个月时为 58%。

Konishi 等[19] 报道了 IPL 对 18 例日本女性患者的治疗效果。28% 的受试者色素病变有显著改善，39% 的受试者有轻微改善。IPL 治疗后黑色素指数也有改善。所有患者均未见不良反应。

Tanaka 等[20] 报道了 IPL 对 40 例日本患者的治疗效果。从数码照片和灰度直方图的平均值来看，中短波长的 IPL（500 ~ 635 nm）可有效改善日光性雀斑样痣。未见 PIH、色素减退、表皮灼伤、瘢痕等不良反应。

　　一些半脸自身对照研究比较了 IPL 和激光的效果。Wang 等 [21] 报道了 Q 开关翠绿宝石激光（QSAL）和 IPL 治疗 32 例台湾患者，包括 15 例雀斑患者和 17 例雀斑样痣患者。对于雀斑，QSAL 在第 12 周时表现出比 IPL 更显著的改善效果（79.8% vs. 85.5%）。在 15 例雀斑患者中，QSAL 引起 1 例患者出现 PIH（7%）；在 17 例雀斑样痣患者中，QSAL 引起 PIH 的人数为 8 例（47%）；而 IPL 在所有患者中均未引起 PIH。Huo 等 [22] 对 12 例亚洲女性患者进行 IPL 和 1064 nm Q 开关激光的半脸自身对照研究，发现与 IPL 相比，1064 nm Q 开关激光在治疗 5 个疗程后能更有效地改善肤色和色素斑。

手背部日光性雀斑样痣

　　IPL 亦可有效治疗手背部日光性雀斑样痣（图 14.4）。Sasaya 等 [23] 报道了 IPL 对 31 例日本女性手背部日光性雀斑样痣的临床疗效。62% 的患者取得了中度到显著的改善（39% 的患者为中度，

23% 的患者为显著）。所有患者均未见不良反应。Maruyama 等 [24] 报道了 IPL 用于 128 例日本患者的手背皮肤年轻化治疗，平均治疗次数为 1.5 次，平均治疗时间 9.8 个月，45% 的雀斑样痣患者疗效"极好"，25% 的患者细纹改善"有效"，128 例患者中有 32 例患者（25%）在部分微结痂脱落后出现 PIH。

IPL 治疗日光性雀斑样痣的机制

　　Kawada 等 [17] 首次报道了 IPL 照射会使日光性雀斑样痣和雀斑病损部位出现"微结痂"（图 14.5 和图 14.6），并对此现象进行了显微摄像和组织病理学研究，以揭示其作用机制 [25]。该研究从微观的组织病理学角度论证了临床观察到的小碎屑是微结痂的结果，通过痂皮的形成和脱落实现了临床改善。因此，我们推测其机制如下：① IPL（500 ~ 1200 nm）的光能被日光性雀斑样痣病变部位的角质形成细胞和黑素细胞的黑色素吸收；②光热分解作用导致局灶性表皮凝固；③形成临床微结痂；④微痂皮连同黑色素一起脱落；⑤色素病变得到临床改善。

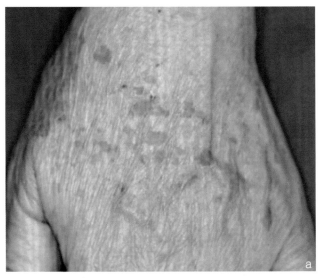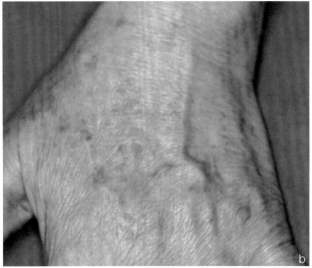

图 14.4　一名 65 岁女性手背部日光性雀斑样痣的改善情况：（a）治疗前和（b）4 次 IPL 治疗后 2 周

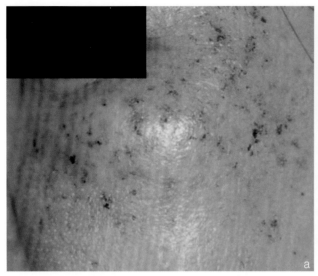
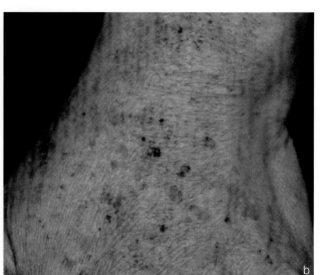

图 14.5　IPL 照射后 24 h 有微结痂:(a)面部和(b)手背

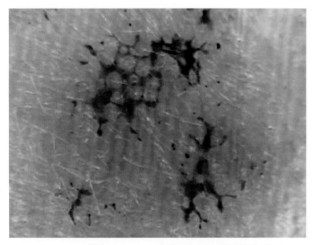

图 14.6　IPL 照射后 24 h 面部微结痂的显微摄像表现

Yamashita 等 [26] 用反射式共聚焦显微镜、光学相干层析成像以及透射电子显微镜研究了 IPL 治疗日光性雀斑样痣的机制。前两者的结果显示表皮基底层的黑素小体向皮肤表面快速迁移。受挤压的微痂皮透射电子显微镜图像显示出大量黑素小体和细胞碎片。反射式共聚焦显微镜还显示在 IPL 照射的病灶内,未受损的黑素细胞仍保持高度的黑色素生成活性。该研究表明 IPL 治疗能够有效去除日光性雀斑样痣表皮基底层密集的黑素小体。

黄褐斑

IPL 在黄褐斑治疗中的应用

由于深色皮肤类型患者内源性皮肤色素增加的风险较高,故 IPL 被认为适用于治疗 Fitzpatrick 皮肤类型为Ⅰ~Ⅲ型的黄褐斑患者 [27]。目前已有在亚洲患者中使用的研究报道。

Wang 等 [28] 对 IPL 治疗台湾患者难治性黄褐斑的有效性进行了研究。研究采用间隔 4 周的 4 个疗程 IPL、外涂 4% 对苯二酚乳膏以及联合使用防晒霜的方法治疗了 17 例患者,对照组为 16 例仅使用对苯二酚乳膏和防晒霜的患者。IPL 组患者(39.8%)在 16 周时黑色素指数较对照组(11.6%)有显著性改善。IPL 组有 2 例患者在最后一次治疗后出现了短暂的 PIH 和色素再生。

Li 等 [29] 研究了 IPL 对 89 例中国女性患者黄褐斑的疗效。经医生全面评估,89 例患者中有 69 例(77.5%)达到 51%~100% 的改善。63 例患者(70.8%)自我评估认为改善幅度超过 50% 或以上。平均黄褐斑面积和严重程度指数(mean melasma area and severity index,MASI)得分从 15.2 下降到

4.5。皮肤色素沉着程度和红斑程度明显下降。表皮型黄褐斑患者比混合型黄褐斑患者有更好的治疗反应。不良反应非常少。上述数据可能表明在一定条件下，可以将 IPL 治疗黄褐斑的不良反应控制在最小范围内。

Bae 等[30] 对 20 例韩国患者进行了 IPL 治疗黄褐斑疗效的随机研究。低能量密度 IPL 治疗方案（10 J/cm² 和 13 J/cm²）显示两者的 MASI 评分和黑色素指数均显著下降，而分光光度计测量红斑指数表现出一过性的增加。3 例患者出现烧灼感，5 例患者出现轻度一过性治疗后反应。

Yun 等[31] 针对 30 例韩国女性患者进行了 IPL 治疗黄褐斑疗效的自身半脸对照研究。常规 IPL 和点阵 IPL 均降低了 MASI 评分，两者没有显著差异。常规 IPL 治疗 4 周时 MASI 评分出现反弹，而点阵 IPL 治疗未见反弹。常规 IPL 组和点阵 IPL 组均只有 1 名患者在治疗区域出现 PIH。

黄褐斑样色素沉着

黄褐斑样色素沉着（melasma-like hyperpigmentation，MLH）是亚洲人皮肤经过 IPL 治疗后出现的一个重要问题。Negishi[32] 首先报道了 IPL 诱导的黄褐斑样表现。Fang 等[33] 报道了 675 例光老化皮肤或雀斑的中国患者在经过 IPL 治疗后，有 20 例（2.96%）患者发生 MLH，其中有 14 例表现为多发性、界线不清、趋向融合且分布广泛的色素斑，称其为"黄褐斑倾向"。Fang 认为，IPL 可能刺激或加重 MLH 这种隐性黄褐斑。

寻常痤疮和毛孔扩张

寻常痤疮

痤疮是一种常见的皮肤病，主要见于青少年时期，可极大地影响生活质量。据报道，IPL 可有效改善亚洲患者的寻常痤疮。

Chang 等[34] 比较了 IPL 与过氧化苯甲酰治疗 30 例韩国女性炎性痤疮（丘疹和脓疱）的疗效。IPL 和过氧化苯甲酰均可使病灶数量减少，且无显著性差异。IPL 治疗组使 63% 的患者的红色斑点达到了良好或极好的改善，而过氧化苯甲酰组仅有 33%。

Kawana 等[35] 对 25 例日本痤疮患者的 IPL 治疗效果进行了评估。治疗后非炎性粉刺和炎性病灶的数量分别下降至 12.9% 和 11.7%，治疗后痤疮等级明显改善。80% 的患者出现了一过性红斑。

Lee[36] 研究了 IPL 对 18 例亚洲患者炎性痤疮的疗效，其中 14 例患者（77.8%）的清除率至少为 60%。未见 PIH，但有轻微的一过性不良反应。

Liu 等[37] 分析了三种光疗法 PDT、IPL 和蓝 - 红光二极管（LED）治疗 150 例中国寻常痤疮患者的疗效。三种治疗方法都能减少炎性痤疮的病灶。在接受 PDT 治疗的患者中，92% 的患者病灶清除或明显改善，显著高于 IPL（58%）和 LED（44%）。虽然目前 IPL 治疗寻常痤疮的研究证据属于中等级证据[38]，但仍有必要开展更多针对亚洲人群皮肤的研究。

此外，还有一些研究证实了以 IPL 为光源的光动力治疗对寻常痤疮的疗效[39-42]。

面部毛孔扩张

毛孔扩张也可用 IPL 治疗（图 14.7 和图 14.8）。Kawada 等[43] 报道了 25 名日本女性通过 IPL 治疗达到了毛孔缩小的效果。数字视频影像证实了 IPL 治疗显著减少了面颊部扩张毛孔的总面积和每个毛孔的平均大小。IPL 治疗可能有助于改善痤疮皮损和毛孔扩张，但还需要进一步研究。

结论

IPL 是一种宽光谱可见光（500 ~ 1200 nm），其

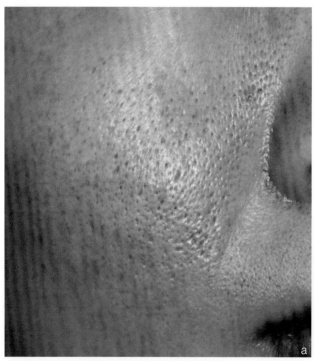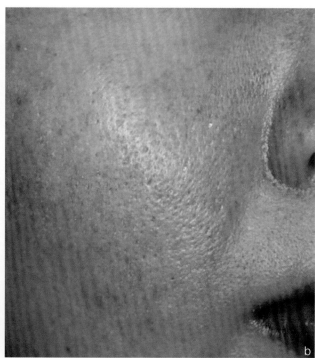

图 14.7　一名 26 岁女性毛孔扩张改善情况:(a)治疗前和(b)3 次 IPL 治疗后 2 周

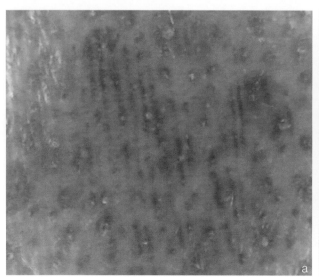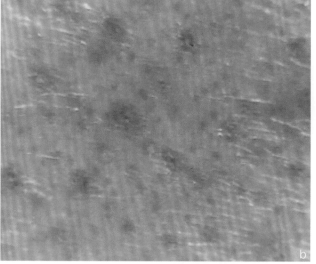

图 14.8　一名 57 岁女性毛孔扩张的镜下表现:(a)治疗前和(b)4 次 IPL 治疗后 2 周。毛孔扩张得到改善

光谱覆盖了皮肤中黑色素、血红蛋白和水的吸收光谱,所以 IPL 可用于各种皮肤问题。本章概述了 IPL 用于治疗光老化皮肤、日光性雀斑样痣、雀斑、黄褐斑、寻常痤疮和毛孔扩张等多种皮肤病。但是,IPL 也可能会引起不良反应,如 PIH 或瘢痕形成,尤其对于亚洲人皮肤。如何进一步优化 IPL 治疗还需更多研究。

章末小结

1. IPL 可以改善光老化皮肤吗?是的。

2. IPL 对所有的色素性疾病都有效吗?不是,其适应证是日光性雀斑样痣和雀斑。

3. 对治疗日光性雀斑样痣,IPL 是否优于 Q 开关激光?部分程度上是的,IPL 在早期反应上更胜一筹。

4. IPL 对什么样的色素性病变是有效的？IPL 对小斑块的日光性雀斑样痣和雀斑尤其有效。

5. IPL 治疗日光性雀斑样痣的机制是什么？其机制是病变部位的黑色素吸收光能，类似于激光。

6. IPL 会引起不良反应吗？是的，有时候会。

7. IPL 会引起哪些不良反应？IPL 有时可诱导 PIH。

8. IPL 对黄褐斑有效吗？可能有效。需要注意黄褐斑样色素沉着。

9. IPL 对寻常痤疮有效吗？可能有效，还需进一步研究。

10. IPL 对毛孔扩张有效吗？可能有效，还需进一步研究。

作者的建议

IPL 具有良好的耐受性，是亚洲人皮肤光老化、日光性雀斑样痣和雀斑的理想治疗选择。然而，某些情况下可出现 PIH 的不良反应。黄褐斑、寻常痤疮和毛孔扩张也可使用 IPL 治疗。

选择题

Q1. 哪些光老化皮肤对 IPL 治疗反应良好

（a）日光性雀斑样痣

（b）皮肤粗糙

（c）细纹

（d）以上全部

Q2. 哪些色素性疾病对 IPL 治疗反应良好

（a）日光性雀斑样痣

（b）雀斑

（c）同时有日光性雀斑样痣和雀斑

（d）以上全部

Q3. 哪种治疗方法对较大的日光性雀斑样痣疗效好

（a）Q 开关红宝石激光

（b）Q 开关翠绿宝石激光

（c）IPL

（d）以上全部

Q4. 下列哪项最可能对 IPL 治疗产生良好的反应

（a）大斑块的日光性雀斑样痣

（b）小斑块的日光性雀斑样痣

（c）脂溢性角化病

（d）以上全部

Q5. 在 IPL 治疗中，哪些部位的日光性雀斑样痣反应较好

（a）前额

（b）面颊

（c）手背

（d）以上全部

Q6. IPL 治疗日光性雀斑样痣的机制是什么

（a）黑色素吸收光能

（b）局灶性表皮凝固

（c）微痂皮形成

（d）以上全部

Q7. 哪些是 IPL 治疗的不良反应

（a）水疱形成

（b）PIH

（c）瘢痕形成

（d）以上全部

Q8. IPL 治疗后诱发 PIH 最有可能出现于

（a）白种人

（b）西班牙人

（c）亚洲人

（d）以上全部

Q9. 黄褐斑对 IPL 治疗的反应如何

（a）总是很好

（b）好，有时复发

（c）总是引起不良反应

（d）总是很差

Q10. 下列哪些可能对 IPL 治疗反应良好

（a）寻常痤疮

（b）扩张毛孔的数量

（c）扩张毛孔的大小

（d）以上全部

参考文献

[1] Bitter PH. Noninvasive rejuvenation of photodamaged skin using serial, full-face intense pulsed light treatments. Dermatol Surg. 2000; 26(9):835–43.

[2] Goldberg DJ, Cutler KB. Nonablative treatment of rhytides with intense pulsed light. Lasers Surg Med. 2000; 26(2):196–200.

[3] Goldberg DJ. New collagen formation after dermal remodeling with an intense pulsed light source. J Cutan Laser Ther. 2000; 2(2):59–61.

[4] Chan HH. Effective and safe use of lasers, light sources, and radiofrequency devices in the clinical management of Asian patients with selected dermatoses. Lasers Surg Med. 2005; 37(3):179–85.

[5] Eimpunth S, Wanitphadeedecha R, Manuskiatti W. A focused review of acne-induced and aesthetic procedure-related postinflammatory hyperpigmentation in Asians. J Eur Acad Dermatol Venereol. 2013; 27(Suppl. 1):7–18.

[6] Alexis AF. Lasers and light-based therapies in ethnic skin: treatment options and recommendations for Fitzpatrick skin types V and VI. Br J Dermatol. 2013; 169(Suppl. 3):91–7.

[7] Negishi K, Tezuka Y, Kushikata N, Wakamatsu S. Photorejuvenation for Asian skin by intense pulsed light. Dermatol Surg. 2001; 27(7):627–31.

[8] Negishi K, Wakamatsu S, Kushikata N, Tezuka Y, Kotani Y, Shiba K. Full-face photorejuvenation of photodamaged skin by intense pulsed light with integrated contact cooling: initial experiences in Asian patients. Lasers Surg Med. 2002; 30(4):298–305.

[9] Kono T, Groff WE, Sakurai H, Takeuchi M, Yamaki T, Soejima K, Nozaki M. Comparison study of intense pulsed light versus a long-pulse pulsed dye laser in the treatment of facial skin rejuvenation. Ann Plast Surg. 2007; 59(5):479–83.

[10] Li YH, Wu Y, Chen JZ, Gao XH, Liu M, Shu CM, Dong GH, Chen HD. Application of a new intense pulsed light device in the treatment of photoaging skin in Asian patients. Dermatol Surg. 2008; 34(11):1459–64.

[11] Li YH, Wu Y, Chen JZ, Zhu X, Xu YY, Chen J, Dong GH, Gao XH, Chen HD. A split-face study of intense pulsed light on photoaging skin in Chinese population. Lasers Surg Med. 2010; 42(2):185–91.

[12] Shin JW, Lee DH, Choi SY, Na JI, Park KC, Youn SW, Huh CH. Objective and non-invasive evaluation of photorejuvenation effect with intense pulsed light treatment in Asian skin. J Eur Acade Dermatol Venereol. 2011; 25(5):516–22.

[13] Ping C, Xueliang D, Yongxuan L, Lin D, Bilai L, Shaoming L, Gold MH. A retrospective study on the clinical efficacy of the intense pulsed light source for photodamage and skin rejuvenation. J Cosmet Laser Ther. 2016; 18(4):217–24.

[14] Sun W, Wu J, Qian H, Zhao J, Xiang J, Zhang C. Objective evaluation of the effects of intense pulsed light treatment on Asian skin by reflectance confocal microscopy analysis. Lasers Med Sci. 2018; 33(4):779–84.

[15] Tao L, Wu J, Qian H, Lu Z, Li Y, Wang W, Zhao X, Tu P, Yin R, Xiang L. Intense pulsed light, near infrared pulsed light, and fractional laser combination therapy for skin rejuvenation in Asian subjects: a prospective multi-center study in China. Lasers Med Sci. 2015; 30(7):1977–83.

[16] Mei A, Wang L. Ablative fractional carbon dioxide laser combined with intense pulsed light for the treatment of photoaging skin in Chinese population. A split-face study. Medicine (Baltimore). 2018; 97(3):e9494.

[17] Kawada A, Shiraishi H, Asai M, Kameyama H, Sangen Y, Aragane Y, Tezuka T. Clinical improvements of solar lentigines and ephelides with an intense pulsed light source. Dermatol Surg. 2002; 28(6):504–8.

[18] Huang YL, Liao YL, Lee SH, Hong HS. Intense pulsed light for the treatment of facial freckles in Asian skin. Dermatol Surg. 2002; 28(11):1007–12.

[19] Konishi N, Kawada A, Kawara S, Oiso N, Endo H, Yoshinaga E. Clinical effectiveness of a novel intense pulsed light source on facial pigmentary lesions. Arch Dermatol Res. 2008; 300(Suppl 1):S65–7.

[20] Tanaka Y, Tsunemi Y, Kawashima M. Objective assessment of intensive targeted treatment for solar lentigines using intense pulsed light with wavelengths between 500 and 635 nm. Lasers Surg Med. 2016; 48(1):30–5.

[21] Wang CC, Sue YM, Yang CH, Chen CK. A comparison of Q-switched alexandrite laser and intense pulsed light for the treatment of freckles and lentigines in Asian persons: a randomized, physician-blinded, split-face comparative trial. J Am Acad Dermatol. 2006; 54(5):804–10.

[22] Huo MH, Wang YQ, Yang X. Split-face comparison of intense pulsed light and nonablative 1, 064-nm Q-switched laser in skin rejuvenation. Dermatol Surg. 2011; 37(1):52–7.

[23] Sasaya H, Kawada A, Wada T, Hirao A, Oiso N. Clinical effectiveness of intense pulsed light therapy for solar lentigines of the hands. Dermatol Ther. 2012; 24(6):584–6.

[24] Maruyama S. Hand rejuvenation using standard intense pulsed light (IPL) in Asian patients. Laser Ther. 2016; 25(1):43–54.

[25] Kawada A, Asai M, Kameyama H, Sangen Y, Aragane Y, Tezuka T, Iwakiri K. Videomicroscopic and histopathological investigation of intense pulsed light therapy for solar lentigines. J Dermatol Sci.

2002; 29(2):91–6.

[26] Yamashita T, Negishi K, Hariya T, Kunizawa N, Ikuta K, Yanai M, Wakamatsu S. Intense pulsed light therapy for superficial pigmented lesions evaluated by reflectance-mode confocal microscopy and optical coherence tomography. J Invest Dermatol. 2006; 126(10):2281–6.

[27] Trivedi MK, Yang FC, Cho BK. A review of laser and light therapy in melasma. Int J Womens Dermatol. 2017; 3(1):11–20.

[28] Wang CC, Hui CY, Sue YM, Wong WR, Hong HS. Intense pulsed light for the treatment of refractory melasma in Asian persons. Dermatol Surg. 2004; 30(9):1196–200.

[29] Li YH, Chen JZ, Wei HC, Wu Y, Liu M, Xu YY, Dong GH, Chen HD. Efficacy and safety of intense pulsed light in the treatment of melasma in Chinese patients. Dermatol Surg. 2008; 34(5):693–700; discussion 700–1.

[30] Bae MI, Park JM, Jeong KH, Lee MH, Shin MK. Effectiveness of low-fluence and short-pulse intense pulsed light in the treatment of melasma: a randomized study. J Cosmetic Laser Ther. 2015; 17(6):292–5.

[31] Yun WJ, Lee SM, Han JS, Lee SH, Chang SY, Haw S, Lee JB, Won CH, Lee MW, Choi JH, Chang SE. A prospective, split-face, randomized study of the efficacy and safety of a novel fractionated intense pulsed light treatment for melasma in Asians. J Cosmet Laser Ther. 2015; 17(5):259–66.

[32] Negishi K, Kushikata N, Tezuka Y, Takeuchi K, Miyamoto E, Wakamatsu S. Study of the incidence and nature of "very subtle epidermal melasma" in relation to intense pulsed treatment. Dermatol Surg. 2004; 30(6):881–6.

[33] Fang L, Gold MH, Huang L. Melasma-like hyperpigmentation induced by intense pulsed light treatment in Chinese individuals. J Cosmet Laser Ther. 2014; 16(6):296–302.

[34] Chang SE, Ahn SJ, Rhee DY, Choi JH, Moon KC, Suh HS, Soyun-Cho. Treatment of facial acne papules and pustules in Korean patients using an intense pulsed light device equipped with a 530- to 750- nm filter. Dermatol Surg. 2007; 33(6):676–9.

[35] Kawana S, Tachihara R, Kato T, Omi T. Effect of smooth pulsed light at 400 to 700 and 870 to 1, 200 nm for acne vulgaris in Asian skin. Dermatol Surg. 2010; 36(1):52–7.

[36] Lee GS. Inflammatory acne in the Asian skin type III treated with a square pulse. Time resolved spectral distribution IPL system: a preliminary study. Laser Ther. 2012; 21(2):105–11.

[37] Liu LH, Fan X, An YX, Zhang J, Wang CM, Yang RY. Randomized trial of three phototherapy methods for the treatment of acne vulgaris in Chinese patients. Photodermatol Photoimmunol Photomed. 2014; 30(5):246–53.

[38] De Vries FMC, Meulendijks AM, Driessen RJB, van Dooren AA, Tjin EPM. The efficacy and safety of non-pharmacological therapies for the treatment of acne vulgaris: a systematic review and best-evidence synthesis. J Eur Acad Dermatol Venereol. 2018; 32(7):1195–203.

[39] Yeung CK, Shek SY, Bjerring P, Yu CS, Kono T, Chan HH. A comparative study of intense pulsed light alone and its combination with photodynamic therapy for the treatment of facial acne in Asian skin. Lasers Surg Med. 2007; 39(1):1–6.

[40] Hong JS, Jung JY, Yoon JY, Suh DH. Acne treatment by methyl aminolevulinate photodynamic therapy with red light vs. intense pulsed light. Int J Dermatol. 2013; 52(5):614–9.

[41] Mei X, Shi W, Piao Y. Effectiveness of photodynamic therapy with topical 5-aminolevulinic acid and intense pulsed light in Chinese acne vulgaris patients. Photodermatol Photoimmunol Photomed. 2013; 29(2):90–6.

[42] Park KY, Kim JY, Hyun MY, Oh WJ, Jeong SY, Han TY, Ahn JY, Kim BJ, Kim MN. 1, 213 cases of treatment of facial acne using indocyanine green and intense pulsed light in Asian skin. Biomed Res Int. 2015; 2015:596161.

[43] Kawada A, Konishi N, Kurimoto T, Monma T. IPL (intense pulsed light) therapy for pore of the skin and evaluation of pore with a videomicroscopy. Fragrance J. 2005; 33(9):48–51. (in Japanese)

第15章
强脉冲光治疗瘢痕

Hugues Cartier, Marc Patarin, Anne Le Pillouer Prost　著

杨增俊，尹锐　译

学习目标

- 了解瘢痕的基本治疗方法。
- 了解 IPL 对瘢痕的作用机制。
- 了解 IPL 在瘢痕治疗中的应用。

引言

瘢痕的完整发病机制尚未完全阐明，但病理性瘢痕的形成被认为是创伤愈合失调的结果，其以炎症期、增生期和重塑期为特征。肥厚的、瘢痕性的、炎症性的或仅是血管性的瘢痕是微循环障碍和胶原生成过度的结果，通常需要长时间的护理，成为困扰医生和患者的难题。

瘢痕的治疗包括手术和非手术方法，如加压疗法、硅胶、糖皮质激素等。随着激光、IPL、射频、超声等新技术的发展，瘢痕治疗取得了巨大进展。

IPL 也可以像闪光灯、多色脉冲光或更多常见其他光源（如血管内激光或点阵激光）一样促进愈合过程。由于 IPL 的宽发射光谱是非单色的，所以经常被认为是一种"伪激光"。然而，由于它具有新的参数设置和更佳光学配置的新设备，例如亚紫癜反应，会给操作者带来更多的可能性。

本章将展示不同临床设置条件下 IPL 的应用价值。

电能与光谱

激光和 IPL 的主要区别在于物理方面：前者的激光器发出一种单色的相干光（波长以 nm 为单位），而后者的激光器发出一种多色的非相干光（光谱带，例如从 550 ~ 950 nm）。激光的波长可以被绘制成单一的颜色，而 IPL 的光谱带则包含了自然光中的所有颜色。

闪光灯是充满氙气的高强度气体放电灯。当电流通过气体时，光源会产生光辐射。频闪灯以脉冲模式工作，将储存于高强辐射能量中的电能转换为覆盖紫外线光谱、可见光光谱和红外线光谱的广谱光（多色现象）。

激光和 IPL 与组织相互作用的基础是光经组织传播，被组织吸收的光子转换为热量、压力（光声效应），或发生光化学和光生物反应。

在临床实践中，作者使用了五种类型的 IPL：Cynosure 公司的 Icon Max G[©]、Lumenis 公司的 M 22[©]、Candela 公司的 Nordlys Ellipse[©]、ExcelPhotonix 公司的 Pulsar[©] 和 Synchro FT Deka[©]。其中三种激光器配备的多功能系统可以允许 IPL 和非剥脱性点阵激光联用。上述设备中 M 22[©] Lumenis、Synchro FT Deka[©] 和 Icon[©] Cynosure 均可以提供波长在 400 ~ 1200 nm 范围内的多色光，而 Candela 公司的 Nordlys Ellipse[©] 和 ExcelPhotonix 公司的 Pulsar[©] 提供 400 ~ 950 nm 的多色光。

被组织吸收的光子转化为热量，从而引发光化学和光生物反应，这是 IPL 与组织间相互作用的基础。发生光热分解作用时，光的能量会选择性被目标组织中的特定色基吸收，而周围组织吸收的量极小。利用这种光热分解作用，IPL 在脱毛和光子嫩肤方面得到了很好的应用。

选择性光热分解作用是 IPL 与组织间相互作用

的基础，实现该作用无须单色照射，只需要入射光束被目标色基选择性吸收。设置脉宽、脉冲序列和脉冲延迟之前，需要了解靶目标和周围组织的热弛豫时间（TRT）。TRT 是指受热区域的热量通过扩散降至最大值的 50% 所需的时间，反映了热量从直接受热的区域传导至周围区域的速度。

技术方面

用 IPL 治疗瘢痕的想法源于一些研究脉冲染料激光对瘢痕作用的文章。IPL 使用的滤光片主要是经典的 400 ~ 650 nm 的宽光谱。即使是带有光波阻断的新的血管滤光片也能更直接地作用于血管性疾病，并有利于瘢痕治疗（增生性的、红色的或新生的）。

多数经典 IPL 在每次激发时使用 5 cm² 的石英。如有条件，最好使用更小的石英或蓝宝石治疗头，以减少疼痛和发热的感觉。有些设备带有集成冷却系统（peltier 模块）为皮肤冷却。但无论使用哪种设备，都应使用无色半透明的超声凝胶，以使治疗头与皮肤充分耦合。

对于 I 型和 II 型皮肤，水疱和灼伤比较罕见，而对于 II 型和 III 型则风险较高。在每次治疗开始之前，都应补涂一层新的冷凝胶。根据设备不同，在治疗开始前需设定单脉冲、双脉冲或三脉冲参数，相邻脉冲之间的延迟是可变的。由于每次激发时间不同，每台设备的能量密度也不同，仅从设置的角度很难比较各台设备。随着时间和经验的积累，操作者会变得更加专业，但初次使用可能较难理解 IPL 的各种参数。

最新一代 IPL 配有应用于血管的光波阻断以尽可能避免黑色素吸收。一般来说，光谱的近似截止点在 500 nm（绿色滤光片）、515 nm（黄绿色滤光片）、550 nm（橙色滤光片）和 600 nm（红色滤光片）处。如果红色常规用于脱毛，那么也可以用于陈旧性纤维化瘢痕，因为波长达 600 nm 的红色光

吸收很少，大部分光子能够穿透至比绿色或橙色光更深处的组织。利用橙色的滤光片可使光穿透至中等深度，是一个居中的选择。

IPL 在瘢痕治疗中的应用

如果瘢痕是陈旧性、纤维性或较肥厚，我们倾向于先用红色滤光片，然后再用黄绿色或橙色滤光片，以使 IPL 主要作用于表面。对于较薄的瘢痕、新鲜瘢痕或仅有红斑，首选单用黄绿色滤光片。

带或不带光波阻断的血管滤光片可用于所有类型的瘢痕，但用于 III 型以上皮肤类型仍需谨慎。使用新设备治疗轻微的红斑、经脉冲染料激光治疗后的新瘢痕或新的增生性瘢痕时，如有必要可以将激发时间减少到 5 ms 以下以诱发紫癜反应。

治疗后可结合机械按摩和硅树脂板进行处理，以加强和保持疗效。此外，IPL 可与非剥脱性点阵激光在同一疗程中同时使用或交替疗程使用，并可以通过在瘢痕内注射皮质类固醇以增加整体效果。若瘢痕有红斑，首选 IPL 治疗，点阵激光治疗对于伴红斑的增生性瘢痕有明显的协同作用。

如图 15.1 所示，对于瘢痕管理，IPL 也是一种可选的治疗方式。

临床案例

案例一

女性患者，22 岁，I 型皮肤，甲状腺次全切除术后，颈部有炎症性及浸润性瘢痕，持续时间 1 年。我们决定交替使用 515 nm 和 550 nm 的滤光片，治疗频率为每 6 周一次。能量密度为 20 J/cm²，连续 4 次照射，以获得较强的红斑反应。副作用包括烧灼不适感和红斑，24 h 内消退。我们可以清楚地观察到，随着中央条索状白色硬结消失，瘢痕也消退了（图 15.2）。

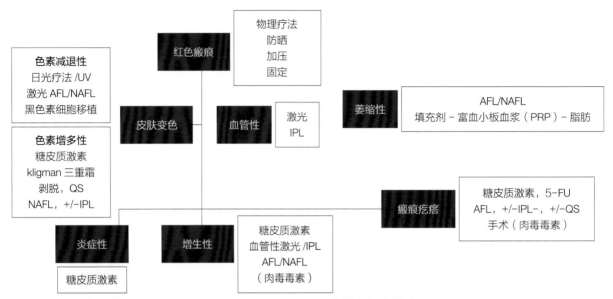

图 15.1　瘢痕的管理。AFL：ablative fractional laser，剥脱性点阵激光；NAFL：non–ablative fractional laser，非剥脱性点阵激光；IPL：强脉冲光；QS：Q-switched laser，Q 开关激光；5-FU：5- 氟尿嘧啶

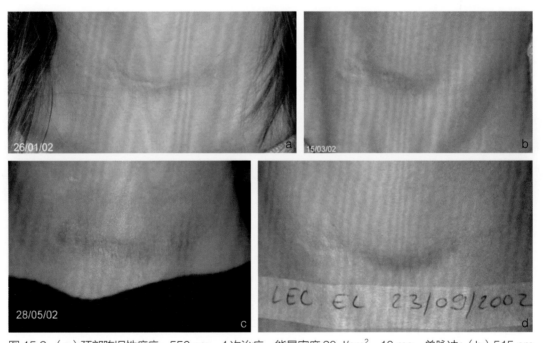

图 15.2　（a）颈部陈旧性瘢痕：550 nm，4 次治疗，能量密度 20 J/cm²，10 ms，单脉冲；（b）515 nm，4 次治疗，能量密度 20 J/cm²；（c）第 3 个疗程：550 nm，3 次治疗，能量密度 20 J/cm²，10 ms，单脉冲，立即出现红斑；（d）瘢痕纤维化减少

案例二

患者，48 岁，Ⅰ型皮肤，前胸壁有一个肥厚敏感性瘢痕疙瘩，继发于开胸心脏搭桥术后。患者拒绝原位注射糖皮质激素。我们提供的治疗方案是进行至少 1 年的物理治疗，使瘢痕变薄、变软。为保证疗效，我们结合了 IPL 治疗，还使用了 Cicacare Smith-Nephew© 硅胶板。我们惊讶地发现，仅使用硅胶板就能使瘢痕整体变平的速度加快。治疗总共需要 3 个疗程：每个疗程使用 610～950 nm 的滤光片，能量密度 20 J/cm²，连续 6 次照射来

"加热"瘢痕，以尝试重启最深处的瘢痕形成过程。然后我们交替使用了作用范围比较表浅的 515 nm 和 550 nm 滤光片，并设置了相同的能量密度，在患者的耐受范围内连续多次照射。逐渐地，瘢痕慢慢变平并软化（图 15.3）。

案例三

患者，70 岁，Ⅰ型皮肤，患有上唇基底细胞癌。通过外科手术切除，然后用胶带封闭切口 8 天，瘢痕形成过程正常。手术后 6 周内，瘢痕仍然呈炎症性、敏感性，还有瘢痕收缩导致嘴唇两侧不对称。除了患者自行常规按摩外，我们给予了 IPL 治疗。在 515 nm 和 550 nm 滤光片交替治疗的 4 个疗程中，我们观察到瘢痕停止浸润性增生，唇部对称，逐渐恢复如初，同时未见任何瘢痕收缩现象（图 15.4）。

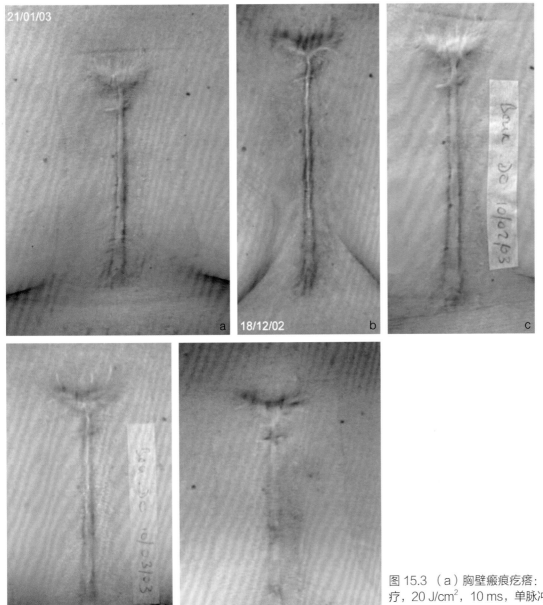

图 15.3 （a）胸壁瘢痕疙瘩：610 nm，6 次治疗，20 J/cm², 10 ms，单脉冲；（b）1 个月后，第 2 个疗程：550 nm，6 次治疗，20 J/cm²，10 ms，单脉冲；（c）第 3 个疗程：515 nm，6 次治疗，18 J/cm²，10 ms，单脉冲；（d）3 个疗程后 1 个月；（e）IPL 治疗 1 年后的最终效果

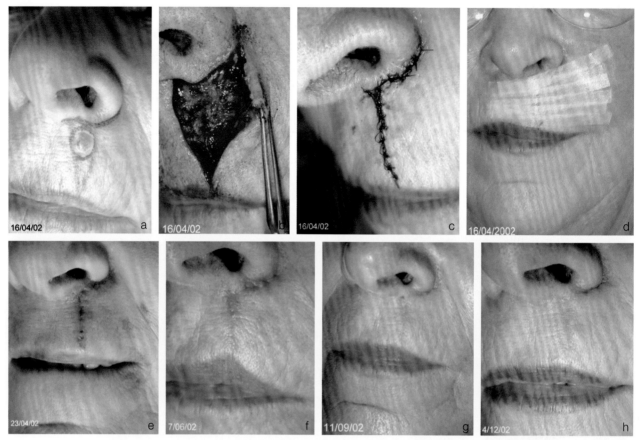

图 15.4 （a）上唇基底细胞癌；（b）手术切除时；（c）关闭切口；（d）手术结束时；（e）术后 8 天；（f）线状瘢痕收缩和炎症：515 nm，6 次治疗，17 J/cm²，10 ms，单脉冲；（g）炎症和瘢痕收缩减轻：550 nm，6 次治疗，19 J/cm²，10 ms；（h）第 4 个疗程后 6 周：唇部对称，恢复如初

案例四

　　一位男性患者在几个月前接受了鼻尖部基底细胞癌手术，并用皮片来覆盖创面。为了减少瘢痕周围的毛细血管扩张和移植片发红，我们决定使用 IPL 对异常血管进行 2 个疗程的治疗（图 15.5）。

案例五

　　膝关节创伤后增生性瘢痕伴炎症后色素沉着（图 15.6）。

案例六

　　面颊部活动性、凹陷性痤疮瘢痕（图 15.7）。

案例七

　　鼻部术后瘢痕发红（图 15.8）。

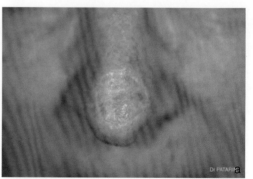

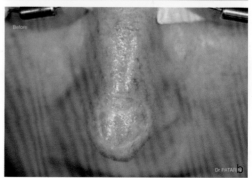

图 15.5 （a）鼻尖癌组织切除后皮肤移植物周围和内部的毛细血管扩张；（b）2 次 IPL 治疗后皮肤红斑减少，毛细血管扩张数量减少

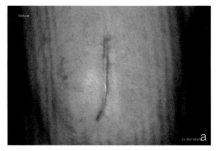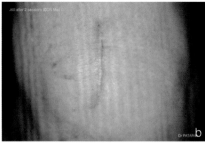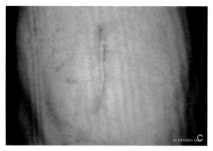

图 15.6 （a）膝关节增生性瘢痕，IPL 治疗前；（b）2 个疗程 IPL 治疗后；（c）治疗结束时

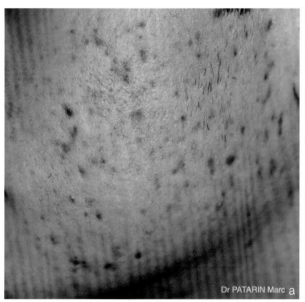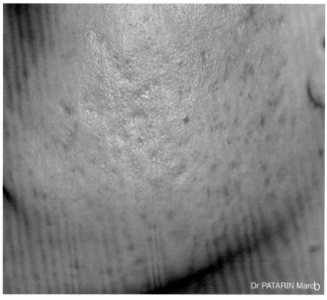

图 15.7 （a）面颊部凹陷性、红斑性痤疮瘢痕；（b）经过 4 个疗程带血管滤光片的 IPL 和 1540 nm 非剥脱性点阵激光联合治疗后

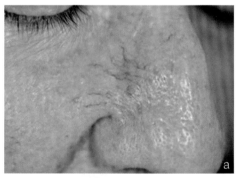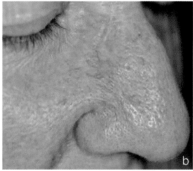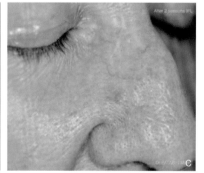

图 15.8 （a）鼻部基底细胞癌术后瘢痕两侧的红色毛细血管扩张；（b）第 1 个 IPL 疗程后 1 个月；（c）第 2 个 IPL 疗程后 2 个月

案例八

以活动性聚合性痤疮为例，先使用抗生素和可的松，再用低剂量异维 A 酸治疗 6 个月。

一旦感染和结节在 2 个月后消失，可以开始使用 IPL 进行抗炎和瘢痕重塑，同时继续低剂量的异维 A 酸治疗（10 mg/d）。每月进行一次 IPL 治疗，疗程为 6 个月。经过 1 年的随访，我们观察到痤疮或痤疮瘢痕均未复发，相较于治疗前的情况，这样的疗效令人非常满意（图 15.9）。

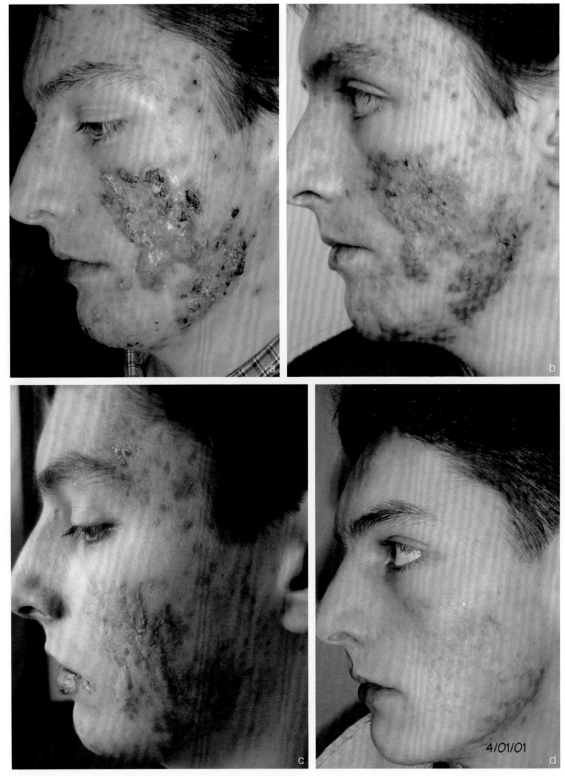

图 15.9 （a）聚合性痤疮；（b）口服可的松和抗生素减少炎症和感染后的效果；（c）低剂量异维 A 酸和带绿 – 黄 – 橙色滤光片的 IPL 交替联合治疗，10 J/cm²，10 ms，单脉冲；（d）6 个 IPL 疗程和 6 个月异维 A 酸治疗后的结果。随访 1 年后的最终表现，随访期间未进行治疗

结论

IPL 从 1994 年开始应用于皮肤科，随后发展迅速，尽管有不尽如人意之处，但因其适应证较多，已在皮肤美容领域被广泛应用，例如用于脱毛或光子嫩肤，以及用于治疗瘢痕。IPL 可以通过减少色素沉着、血管分布及大块瘢痕组织来改善瘢痕的颜色、纹理和柔软度。

长期以来，我们都低估了 IPL 的应用价值，它并不是"低配版"激光，而是一种功能强大的工具，一项需要精巧运用并拥有广阔前景的技术。对于激光应用，我们也应该记住这一条"黄金法则"：操作熟练的双手和观察敏锐的双眼，缺一不可。

IPL 在瘢痕修复中的应用还有极大的开发空间，它也逐渐具有了一些可与激光相提并论的优势。除了自动设置的默认参数以外，IPL 还可以改变脉冲光谱和脉冲序列。了解这些个体化设置，能够有助于优化 IPL 性能，提高疗效。

选择题

Q1. 哪种瘢痕可以用 IPL 治疗

（a）手术瘢痕

（b）瘢痕疙瘩

（c）增生性瘢痕

（d）炎症后色素沉着瘢痕

Q2. IPL 和激光的主要区别是什么

（a）多色光的发射

（b）平行光束

（c）光声效应

（d）光热分解效应

Q3. 下列说法中哪项是错误的

（a）IPL 是点阵的

（b）IPL 是消融性表面修复方式

（c）IPL 可以轻松用于皮肤颜色分型中高分型的皮肤

（d）IPL 不需要半透明凝胶作为皮肤和设备之间的介质

（e）脉宽不能小于 5 ms

Q4. 下列关于活动性痤疮和痤疮瘢痕的说法正确的是

（a）IPL 可用于炎性痤疮瘢痕

（b）在使用 IPL 之前，必须先治疗炎性痤疮

（c）异维 A 酸不能与 IPL 同时使用

（d）对活动性痤疮应使用红色滤光片

Q5. 下列关于 IPL 技术的说法正确的是

（a）光谱波段基本上是在可见光波段内

（b）使用新的具有光波阻断的滤光片是为了获得单色发射光

（c）使用冷却的治疗头引起烫伤的风险更高

（d）使用的接触式治疗头越小，患者痛苦越多

Q6. 关于 IPL 与激光的结合，是否可以

（a）在同一区域、同一疗程中联用 IPL 和非剥脱性点阵激光治疗

（b）在同一区域、同一疗程中联用 IPL 和 Q 开关激光治疗

（c）在同一区域、同一疗程中联用 IPL 和剥脱性点阵激光治疗

（d）在同一区域、同一疗程中联用 IPL 和血管性激光治疗

Q7. IPL 包括哪些技术原理

（a）光声效应

（b）光化学反应

（c）光生物学反应

（d）选择性光热分解

Q8. 哪些激光可以引起紫癜反应

（a）剥脱性激光

（b）非剥脱性点阵激光

（c）脉冲染料激光

（d）IPL

Q9. 对于创伤性瘢痕的治疗可以用

（a）脉冲染料激光

（b）剥脱性激光

（c）非剥脱性点阵激光

（d）IPL

Q10. 以下哪位首次描述了激光和光的选择性光热

分解概念

（a）R. Rox Anderson

（b）J. A. Parrish

（c）A. Einstein

（d）T. Maiman

参考文献

[1] Cartier H. Use of intense pulsed light in the treatment of scars. J Cosmet Dermatol. 2005; 4(1):34–40.

[2] Cartier H. Lampe flash ou IPL en dermatologie. J Med Esth et Chir Dermatol. 2002; 29(115):169–72.

[3] Cartier H, Patarin M, Le Pillouer Prost A, editors. Lumière polychromatique pulse. In: Laser en dermatologie. 4th ed: Doin. 2018.

[4] Andre P, Haneke E, Marini L, Payne CR. Intense pulsed light. In: Cartier H, Le Pillouer Prost A, Norlazizi S, editors. Cosmetic medecine and surgery. Milton Park: Taylor and Francis Group; 2018.

Raluca Sobec, Lucian Fodor 著

简丹，尹锐 译

第16章 强脉冲光治疗后注意事项

学习目标

- 理解与患者保持良好沟通的重要性。
- 理解为什么应遵循所有建议以获得最佳结果。
- 了解如何保护治疗区域。

无论是出于美容或医疗目的，IPL 治疗都有可能立刻出现副作用，例如红斑、肿胀、刺痛/灼痛和瘙痒，有时甚至还有水疱和结痂现象[1]。IPL 治疗后对治疗区域的处理方式可能直接决定了最终疗效，处理不当则可能导致并发症的出现[2]。

IPL 治疗的术前准备也同样关键。治疗前几周内应避免阳光暴晒，应至少提前 1 周停用去角质或含视黄醇的产品。光敏类药物也建议停用，如多西环素和米诺环素。

IPL 的术后处理

根据病因及治疗的具体部位，可能需要一次或多次 IPL 治疗。应告知患者治疗的次数、相邻治疗的间隔时间，并请患者遵循治疗计划以达到预期疗效。患者也需要注意治疗期间出现的各种变化，并及时反馈给医生。

一些血管病变（毛细血管扩张、血管瘤）需要几个疗程的 IPL 治疗，而玫瑰痤疮、皮肤异色病和鲜红斑痣则需要更多疗程。对于弥漫性红斑或皮肤异色病，推荐每月一次，连续治疗 3~4 个月。如果用于脱毛，则需要多次治疗，每 4~6 周重复一次[3]。

在 IPL 治疗结束即刻、治疗过程中及治疗前，应使用各种方法（如冰袋、低温喷雾或风冷设备）为治疗区域皮肤进行冷却[3-4]，不仅可以保护皮肤，也能减少患者不适感[4]。目前的 IPL 设备都配备有集成冷却系统。

推荐每日使用能够防护 UVA/UVB 的 SPF30 或更高倍数，甚至可以防红外辐射的防晒霜[2-3]。

IPL 术后，患者应避免将治疗区域直接暴露于阳光下，或应涂抹防晒霜至少 8 周[5]。术后 1 周内，应尽量避免阳光直射，也可考虑采取防晒措施及遮挡工具[3]。若需要进行多次治疗，则治疗全程都应严格做好防晒[1]。

Jones 等[2]在一项针对 20 名受试者的研究中，将 IPL 与防晒霜、抗氧化剂、抗炎药等治疗联合使用，不仅提高了患者对 IPL 治疗的耐受性，而且减少了即刻出现的副作用。局部多酚抗氧化剂与 IPL 联合用于面部年轻化时，可以减轻 IPL 治疗后的红斑和水疱[6]。局部抗氧化剂也能增强 IPL 的疗效[6]。众所周知，维生素 C 可以减少黑色素生成，从而在激光治疗后增强美白效果，因此被广泛应用于皮肤年轻化[7]。

规律使用皮肤防晒产品可以降低所有类型 IPL 治疗后并发症的发生率，包括黄褐斑样色素沉着[8]。术后使用类固醇乳膏 2~3 天，可能有助于减轻水肿，缓解患者不适感[3]。

如果 IPL 治疗后出现水疱或结痂，可使用抗菌药膏和烧伤治疗药膏，以防伤口感染[1]。就手部色素沉着而言，由于皮肤下的骨性结构会导致黑色素对能量的吸收增加，因此 IPL 治疗后很可能会出现明显的结痂[4]。

IPL 后烧伤可作为与患者相关或独立的并发症

出现。第一类是由于患者皮肤颜色较深或易晒黑，或治疗前未卸妆。第二类是由于 IPL 机器设置不当（脉宽、所用能量、滤光片）。如果治疗时出现烧伤，应立即结束治疗，对治疗部位进行冷却，并在伤口上涂抹烧伤凝胶或局部抗菌药膏[3]。有些部位可能需要使用封闭式敷料，但对于大多数外用软膏来说，无须封闭也足够有效。封闭式敷料通常只在最初几天使用即可，因为其导致感染的风险更高[9-10]。

▌IPL 术后的禁忌事项

治疗区域 2 个月内不能在无保护情况下接受阳光照射。若治疗区域晒黑，则很可能出现色素沉着。此外，应避免在 IPL 术后 48 h 内洗热水澡或淋浴。治疗区域应至少停用 1 周维 A 酸或 α- 羟基酸（水杨酸、乙醇酸）。

📋 **实用要点**

- 应告知患者 IPL 治疗次数和治疗间隔时间。
- 请患者遵循治疗计划，并及时反馈术后各种情况。
- 立即对治疗区域进行冷却。
- 每天使用 SPF30 或更高倍数的防晒霜，持续至少 8 周。
- 避免阳光直射 1 周，或至少采用防晒措施和工具遮挡。
- IPL 治疗后的处理包括使用防晒霜、抗氧化剂及抗炎药。
- 类固醇乳膏可以使用 2~3 天。
- 术后 48 h 内避免热水浴，1 周内避免使用含剥脱性成分的化妆品，2 个月内做好防晒。

选择题

Q1. IPL 治疗后即刻哪项处理非常重要
　（a）加热皮肤
　（b）为皮肤冷却
　（c）皮肤上涂抹敷料
　（d）晒黑皮肤

Q2. IPL 术后，所有患者避免阳光直射，应持续使用能够防护 UVA/UVB 的 SPF30 或以上倍数的防晒霜多长时间
　（a）2 周
　（b）3 周
　（c）6 周
　（d）8 周

Q3. IPL 治疗后，应避免使用下列哪种药物
　（a）防晒霜
　（b）乙醇酸
　（c）抗氧化剂
　（d）抗炎药

Q4. IPL 治疗后，患者皮肤应
　（a）加热
　（b）用冰袋冷却
　（c）用风冷装置冷却
　（d）以上全部

Q5. 如果在 IPL 治疗期间或术后发生灼伤，建议的治疗不包括以下哪一项
　（a）外用抗菌软膏
　（b）水胶体封闭敷料
　（c）烧伤凝胶
　（d）伤口保持干燥

Q6. 请判断对错：在 IPL 治疗后应彻底禁用类固醇乳膏
　（a）正确
　（b）错误

Q7. 请判断对错：IPL 治疗前面部应使用去角质
　　产品

　　（a）正确

　　（b）错误

Q8. 请判断对错：维生素 C 可增加黑色素生成，
　　所以应在 IPL 治疗后使用

　　（a）正确

　　（b）错误

Q9. 请判断对错：手部 IPL 治疗后经常出现结痂，
　　是由于黑色素对能量的吸收增加

　　（a）正确

　　（b）错误

Q10. 请判断对错：IPL 治疗后不鼓励局部使用抗
　　　炎药

　　（a）正确

　　（b）错误

参考文献

[1] Babilas P, Schreml S, Szeimies RM, et al. Intense pulsed light (IPL): a review. Lasers Surg Med. 2010; 42(2):93–104.

[2] Jones IT, Guiha I, Fabi SG. Open-label study assessing the efficacy and tolerability of topical skincare and sun protection products following intense pulsed light treatment. J Cosmet Dermatol. 2018; 17(3):441–7.

[3] DiBernardo BE, Pozner JN. Intense pulsed light therapy for skin rejuvenation. Clin Plast Surg. 2016; 43(3):535–40.

[4] Goldman A, Prati C, Rossato F. Hand rejuvenation using intense pulsed light. J Cutan Med Surg. 2008;12(3):107–13.

[5] Ping C, Xueliang D, Yongxuan L, et al. A retrospective study on the clinical efficacy of the intense pulsed light source for photodamage and skin rejuvenation. J Cosmet Laser Ther. 2016; 18(4):217–24.

[6] Freedman BM. Topical antioxidant application augments the effects of intense pulsed light therapy. J Cosmet Dermatol. 2009; 8:254–9.

[7] Lee MC, Chang CS, Huang YL, et al. Treatment of melasma with mixed parameters of 1,064-nm Q-switched Nd:YAG laser toning and an enhanced effect of ultrasonic application of vitamin C: a split- face study. Lasers Med Sci. 2014; 30(1):159–63.

[8] Fang L, Gold MH, Huang L. Melasma-like hyperpigmentation induced by intense pulsed light treatment in Chinese individuals. J Cosmet Laser Ther. 2014; 16(6):296–302.

[9] Li D, Lin SB, Cheng B. Complications and posttreatment care following invasive laser skin resurfacing: a review. J Cosmet Laser Ther. 2018; 20(3):168–78.

[10] Newman JP, Koch RJ, Goode RL. Closed dressings after laser skin resurfacing. Arch Otolaryngol Head Neck Surg. 1998; 124(7):751–7.

D. Piccolo, D. Kostaki, G. Crisman 著

简丹，尹锐 译

第17章
强脉冲光的其他应用

学习目标

- 了解如何利用 IPL 的多功能性。
- 了解血红蛋白和黑色素作为 IPL 的靶点，在多种皮肤病治疗中是如何起作用的。
- 了解不同皮肤病的 IPL 具体设置和治疗靶点。

引言

IPL 因其波长、脉宽、脉冲延迟和能量密度等参数的灵活组合，已被证实可用于多种皮肤病的治疗。我们决定通过利用 IPL 的不同设置和测试新的设备来验证 IPL 的多功能性。在本章中，针对不同的皮肤病，我们将汇报一些 IPL 非常规应用的经验，并验证其作为一种可替代传统疗法（如光动力治疗）的有效性。

IPL 治疗效率高，患者舒适度高（最常见的副作用是轻微红斑和轻度灼伤，通常在 24~96 h 内自然消退），治疗速度快，恢复时间短，具有良好的美容与医疗效果。但治疗效果与操作者的经验密切相关，若设置不当可导致严重副作用。因此，为保证疗效，IPL 应该由有经验的医师或医务人员操作。

在这一章，我们将分享在过去 8 年里 IPL 治疗 202 例皮肤病患者的临床经验。参与本研究的所有患者均已签署知情同意书，同意接受 IPL 治疗，允许临床资料采集以进行科学研究。本研究采用了一定的排除标准（同样适用于 Nd: YAG 激光治疗方案，即糖尿病、心血管疾病和使用抗凝药物的患者）。在治疗期间，所有患者和研究者均佩戴护目镜。表 17.1 展示了治疗条件、IPL 设置参数以及临床结果。

表 17.1　适应证外皮肤病的 IPL 治疗参数

	滤光片（nm）	子脉冲个数	脉宽（ms）	脉冲延迟（ms）	能量密度（J/cm²）
红斑毛细血管扩张型玫瑰痤疮	500	2	5~10	10	12~16
丘疹脓疱型玫瑰痤疮	550	2	5~10	10	10~12
鲜红斑痣	500	2	5~10	10	13~16
播散性汗孔角化病	550	2	5~10	10	10~12
藏毛囊肿	550	2	5	20	7~9
脂溢性角化病	550	2	5~10	10	10~12
增生性瘢痕和瘢痕疙瘩色素	550	2	5~10	10	10~12
增生性瘢痕和瘢痕疙瘩血管	500	2	5~10	10	14~17
贝克尔痣脱毛	550	2~3	5	10~20	7~9
贝克尔痣色素	550	2	5~10	10	9~12
化脓性汗腺炎——脱毛	550	2~3	5	10~20	7~9

续表

	滤光片（nm）	子脉冲个数	脉宽（ms）	脉冲延迟（ms）	能量密度（J/cm²）
化脓性汗腺炎——炎症	550	2	5～10	10	8～10
结节病	500	2	5～10	10	12～16
寻常痤疮	400	2	5～10	20	8～9

临床要点与治疗方案

在过去的 8 年里，我们测试了不同 IPL 设备的有效性，例如配有两种治疗头的 IPL 系统（Deka M.E.L.A.Srl，Calenzano，Florence，Italy），分别带有 500 nm 和 550 nm 的滤光片。感谢 RightLight Technology（SynchroVasQ，DekaMela，Italy，即罗丹明 IPL）提供的新型优化脉冲光设备，应用了 595 nm 染料滤光片以及另外一款 IPL 设备（Photosilk plus，DEKA M. E. L. A. S. r. l，Calenzano，Italy）。

我们根据每位患者的皮肤类型和临床特点，个体化地对设备进行设置和使用。每次治疗前后观察临床或皮肤镜照片以评估疗效，并将此疗效与常规治疗方案（根据文献）进行对比 [1-4]。

每位患者均使用凝胶以避免治疗头和皮肤直接接触。每次治疗结束后，为患者开具舒缓霜、温和洁面剂和防晒液（SPF50）。

使用装载专用皮肤镜（Dermlite Photo，3GEN LLC，San Juan Capistrano，CA，USA）的数码相机（Canon PowerShot A360）为患者拍摄照片，患者初次就诊时、每次治疗前和治疗后即刻均需拍摄。数字化储存照片，用于客观分析治疗效果。

罕见的色素性疾病（贝克尔黑变病 / 贝克尔痣）

关于色素性疾病如黄褐斑和多毛症，已有非常深入的研究和详细的描述。在此，我们分享一些治疗贝克尔黑变病（或称贝克尔痣）的经验（2 例）。

贝克尔黑变病是一种色素沉着性胎记，多见于男性，多为单侧（双侧较罕见），表现为肩部、胸部或下背部的良性黑色素沉着斑，常为边界不规则的棕色斑片，约半数病例伴有多毛。由于这是一种良性疾病，治疗主要是出于美观考虑 [5-6]，尤其是一些病灶面积太大，无法经手术切除者。

病例介绍：第 1 位患者为一名 32 岁男性，左肩胛处有一 12 cm×9 cm 的多毛色素性斑块；第 2 位患者为一名 26 岁男性，有贝克尔痣，右胸上部有一 8.5 cm×8 cm 的无毛斑块。

设备设置：第 1 位患者接受了以下治疗：截止滤光片 550 nm；能量密度 7～9 J/cm²；双 – 三脉冲模式，脉宽 5 ms；脉冲延迟 10 ms，IPL 治疗头进行表皮冷却。

治疗方案：治疗间隔 40 天，针对多毛部分用 IPL 治疗 4 次，随后针对色素部分额外治疗 2 次（共 6 次）。

由于第 2 位患者没有多毛症，我们使用了以下设置：截止滤光片 550 nm；能量密度 9～12 J/cm²；双脉冲模式，脉宽 5～10 ms；脉冲延迟 10 ms，IPL 治疗头进行表皮冷却。2 次治疗后即达到良好的效果。

结果：第 1 例患者的毛发逐渐脱落，2 例患者的色素沉着区域均有减少（图 17.1）。

炎症性疾病（寻常痤疮、化脓性汗腺炎、藏毛囊肿、结节病）

寻常痤疮

寻常痤疮是一种炎症性和感染性疾病，病程长，易复发，影响美观，会对患者尤其是青少年带

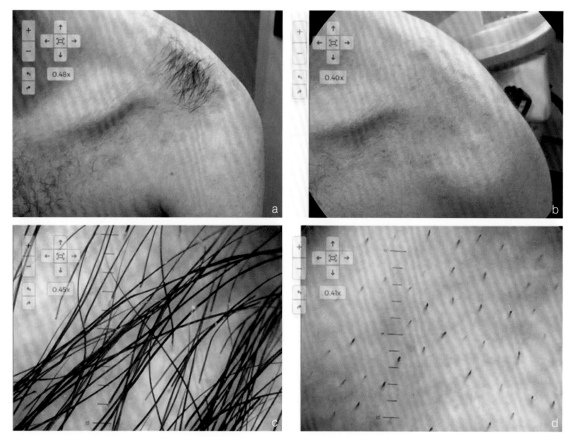

图 17.1　贝克尔痣：（a）首次临床表现；（b）毛发明显脱落，色素明显减少；（c）术前皮肤镜检查表现；（d）术后皮肤镜检查发现毛发密度明显降低

来心理负担，后期也可有躯体受累症状。治疗方法通常包括局部和全身抗生素治疗、化学剥脱治疗或用化妆品遮盖，一般能达到不同程度的改善和患者满意度。

病例介绍：48 位患者年龄在 14～30 岁（平均23.8 岁）。痤疮治疗部位为胸、肩、颊、前额区。

设备设置：截止滤光片 400 nm；能量密度8～9 J/cm²；双脉冲模式，脉宽 5～10 ms；脉冲延迟 20 ms，IPL 治疗头进行表皮冷却。痤疮部位每疗程治疗 2 次，需要 4～6 个疗程。

结果：治疗结束后，病灶的炎症和疼痛感均有显著的改善效果。此外，IPL 还可用于治疗痤疮炎症后色素沉着（图 17.2）。随访 3～5 年，无复发。

化脓性汗腺炎

化脓性汗腺炎也称为反向性痤疮，是一种常见

的由细菌感染引起的慢性复发性化脓性炎症，好发于大汗腺分布的部位，即腋窝、腹股沟褶皱、会阴、生殖器和乳晕周围。顶泌腺开口的毛囊发生感染及角蛋白堵塞，主要由厌氧菌引起，可在静止期后继续发展，引起囊肿，触诊时痛感明显。其慢性、复发性的特点使临床治疗较为困难。有效的治疗方式包括局部和全身应用抗生素、注射皮质类固醇、补充维生素 A、抗雄激素、放射治疗以及早期手术[7-9]。

病例介绍：第 1 位患者为一名 38 岁男性，先前接受过手术治疗。第 2 位患者为一名 26 岁女性，因双侧腋窝化脓性汗腺炎而就诊。

设备设置：第 1 位患者接受截止滤光片 550 nm的治疗；能量密度 7～9 J/cm²；双－三脉冲模式，脉宽 5 ms；脉冲延迟 10 ms，IPL 治疗头进行表皮冷却，用于脱毛。为了减少炎症反应，我们测试

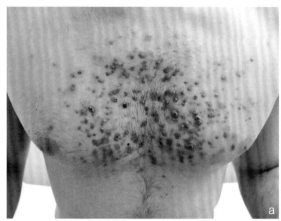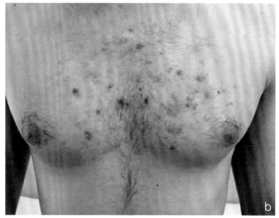

图 17.2　胸部寻常痤疮:(a)患者的临床表现;(b)4 次 IPL 治疗后,炎性病变显著减少

了如下设置:截止滤光片 550 nm;能量密度 8 ~ 10 J/cm^2;双脉冲模式,脉宽 5 ~ 10 ms;脉冲延迟 10 ms,IPL 治疗头进行表皮冷却。

结果:治疗结束后,病灶的炎症和疼痛感均达到了完全缓解;两位患者的脱毛效果也都很理想(图 17.3)。术后随访 5 年,未见复发。

藏毛囊肿

藏毛囊肿也被称为毛窦或骶尾部囊肿(因常见于此部位),其特点是囊肿内含有毛发和皮肤碎片。治疗方式包括药物治疗和外科治疗。药物治疗包括口服抗生素,尤其针对中度及急性期患者。然而,许多患者仍需要接受外科手术,病变部位需保持开放,以便后期进一步处理[10-13]。

病例介绍:3 名男性患者,年龄分别为 18、22、34 岁(平均年龄 24.6 岁),表现为骶尾部复发性、炎症性、肿痛性囊肿。34 岁的患者已接收过手术治疗。

设备设置:截止滤光片 550 nm;能量密度 7 ~ 9 J/cm^2;三脉冲模式,脉宽 5 ms;脉冲延迟 20 ms,IPL 治疗头进行表皮冷却。

结果:所有患者在第 3 次治疗完成后(初次就诊后 80 天),均达到了完全缓解(图 17.4)。随访 5 年,无复发。

结节病

结节病是一种病因不明的皮肤病综合征,既可影响皮肤,也可累及内脏与淋巴结。病灶可为单个或多个,范围可以从小斑点到大斑块和结节。

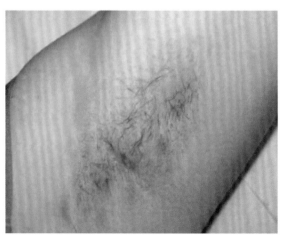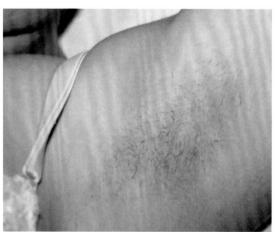

图 17.3　化脓性汗腺炎:3 次 IPL 治疗后,脓疱丘疹得到完全缓解,同时有脱毛效果

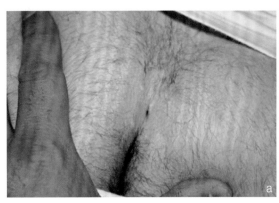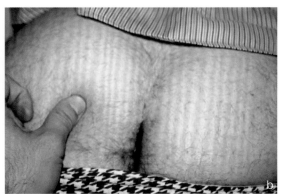

图 17.4　藏毛囊肿：（a）治疗前；（b）3 次治疗后：完全缓解

全身性结节病的皮肤受累率高达 25%，可出现斑块、黄斑丘疹、皮下结节和冻疮样狼疮。皮损通常在 2~4 周内可自然消退，因此除严重影响外观的病例外，一般无须治疗。皮肤结节病很少引起严重后果[14-19]。

病例介绍：患者为一位 26 岁女性，在耳廓的前后部和耳轮处有 3 个疼痛性、坚硬有血管的结节。组织病理学检查诊断为结节病。临床医生最初给予了皮质类固醇治疗。我们尝试利用 IPL 对病变内非常突出的血管成分（特别是在皮肤镜下评估观察到的）进行治疗。

设备设置：截止滤光片 500 nm；能量密度 12~16 J/cm^2；双脉冲模式，脉宽 5~10 ms；脉冲延迟 10 ms，IPL 治疗头进行表皮冷却。

结果：血管成分减少，皮损面积缩小，连续性变差，最终疼痛消失（图 17.5）。

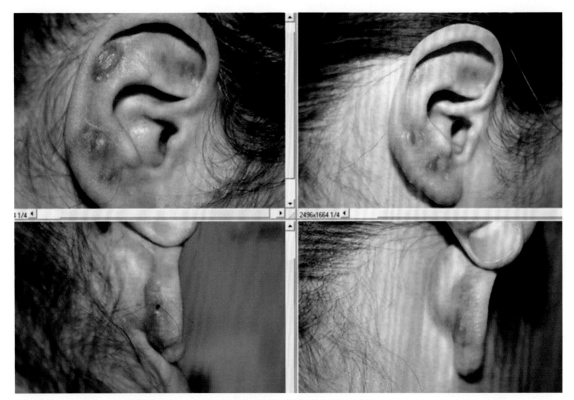

图 17.5　结节病：结节显著缩小，3 次 IPL 治疗后，疼痛感也随之减轻

毛细血管畸形（毛细血管扩张、鲜红斑痣）

痤疮或玫瑰痤疮的面部毛细血管扩张

玫瑰痤疮是一种病因不明的慢性皮炎，以红斑、毛细血管扩张、丘疹和脓疱为主要特征。患者多为30～50岁，皮肤类型为Fitzpatrick Ⅱ、Ⅲ型的女性。皮损多位于面部突出部位，尤其是脸颊和鼻部。治疗方法包括药物治疗和激光治疗，如氩激光、脉冲染料激光、Nd: YAG激光、CO_2激光和KTP激光。但是，若激光参数设置不当，易导致灼伤、疼痛和诸如瘢痕和色素沉着等不良后果（很少见）[20-21]。

病例介绍：20例玫瑰痤疮患者（女性15例，男性5例）年龄38～68岁（平均52.3岁），Fitzpatrick Ⅱ、Ⅲ型皮肤。患者均表现出不同程度的玫瑰痤疮，表现为红斑毛细血管扩张型玫瑰痤疮，或丘疹脓疱型甚至肥大型玫瑰痤疮。

设备设置：针对毛细血管部分用500 nm波段治疗头，能量密度12～16 J/cm²，双脉冲模式，脉宽5～10 ms，脉冲延迟10 ms，IPL治疗头进行表皮冷却。针对丘疹脓疱部分用550 nm波段治疗头，能量密度10～12 J/cm²，双脉冲模式，脉宽5～10 ms，脉冲延迟10 ms，IPL治疗头进行表皮冷却。

患者需要2～5次治疗，间隔20～30天，以获得显著疗效，治疗结束后观察到血管数量和大小有部分减少，第2次治疗结束后可观察到丘疹部分消失（图17.6）。

结果：5年的随访显示，20例患者中有17例

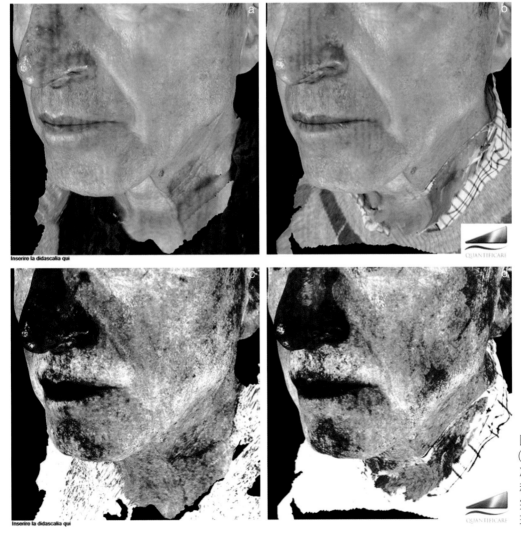

图 17.6　玫瑰痤疮：（a）临床表现；（b）3次 IPL 治疗后血管数量和大小明显减小，丘疹完全消退；（c）临床表现；（d）血管分析结果

（85%）完全没有复发，治疗效果持续存在，而另外 3 例患者由于丘疹脓疱出现轻微复发，需要在 1 年内再次进行治疗。

罗丹明 IPL 与传统 IPL：作者的经验

我们还测试了一种由 RightLight Technology（SyncroVasQ，DekaMela，Italy）提供的 IPL 设备，这是一种针对 595 nm 染料波长优化的新型 IPL 技术。这种新型 IPL 波长被称为罗丹明 IPL（r–IPL），最大能量密度为 25 J/cm²，脉宽 3 ~ 24 ms，有 2 cm² 和 6 cm² 两种不同光斑尺寸。表皮冷却由 IPL 治疗头提供。

病例介绍：对 45 名面部毛细血管扩张症患者进行了治疗。其中包括 31 名女性和 14 名男性；中位年龄 44.6 岁（12 ~ 72 岁）；Fitzpatrick 皮肤类型为 Ⅰ ~ Ⅳ 型。

设备设置：r–IPL 能量密度范围 18 ~ 23 J/cm²，双脉冲模式，脉宽 8 ms，脉冲延迟 10 ms。需要 2 次治疗。治疗全程均采用治疗头为表皮进行持续冷却，使患者仅有轻度到中度的烧灼感。

结果：所有患者均未出现副作用。若 r–IPL 装置在保守参数条件下（第 1 遍照射）出现明显红斑和轻微结痂反应，那么可以适当增加能量密度（第 2 遍），以减少治疗次数，同时增强治疗效果（图 17.7）。

鲜红斑痣

鲜红斑痣（PWS）是一种常见的先天性血管畸形，发生率在婴儿中高达 25%。传统治疗方法包括冷冻疗法、外科切除术、磨削术和放射疗法，但上述疗法效果有限，并且有极高的瘢痕形成风险。PWS 治疗的金标准是 595 nm 脉冲染料激光，该激光对所有血管结构都具有高度选择性。但由于该治疗需要多个疗程，故而价格昂贵[22–25]。

病例介绍：19 例 Fitzpatrick Ⅱ、Ⅲ 型皮肤患者（男性 14 例，女性 5 例），年龄在 8 ~ 52 岁（平均

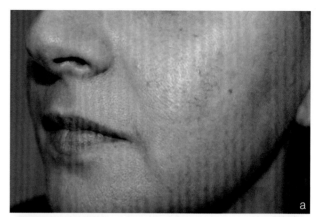
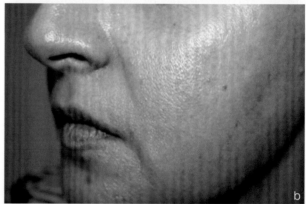
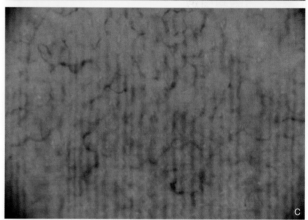
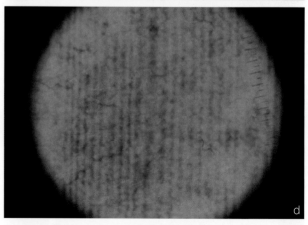

图 17.7　罗丹明 IPL 治疗面部毛细血管扩张症：（a）治疗前的临床表现；（b）4 次 IPL 治疗后的临床表现；（c）治疗前的皮肤镜表现；（d）第 4 次 IPL 治疗后的皮肤镜表现

22.1 岁），接受了 PWS 的治疗。病变位于面部颧骨、鼻部、眉间、嘴唇、前额、颈后侧和右上肢后侧。

设备设置：截止滤光片 500 nm，能量密度 13～16 J/cm²，双脉冲模式，脉宽 5～10 ms，脉冲延迟 10 ms，IPL 治疗头进行表皮冷却。治疗次数视患者具体情况而定，相邻治疗间隔 20 天。

结果：第 1 次治疗结束后，疗效已明显可见。治疗前皮肤镜检查显示了靶组织血管的数量、直径和深度。IPL 对浅表血管可以进行精准的治疗，治疗后即刻皮肤镜检查显示血管颜色立即从红色变为蓝色。病变内血管数量较多时，治疗后剥脱和结痂可持续数日。为获得显著疗效，所需治疗次数具体取决于 PWS 的深度和位置。6 名患者疗效极好（PWS 消退），11 名患者疗效较好（几乎 70% 的血管消退），只有 2 名患者疗效一般（大约 30% 的病变消退）（图 17.8）。经皮肤镜检查证实，随访 5～8 年，术后疗效均稳定。

瘢痕形成（增生性瘢痕、瘢痕疙瘩）

增生性瘢痕和瘢痕疙瘩是一种严重影响生理和心理健康的皮肤病。尽管针对伤口和瘢痕的代谢与治疗已有一些研究成果，但瘢痕疙瘩和增生性瘢痕的发病机制仍不清楚，为治疗增加了难度。目前的治疗方法包括表皮和病灶内使用皮质类固醇、手术、激光、硅胶凝胶、放射治疗、病灶内注射非类固醇药物（干扰素）和 5- 氟尿嘧啶等，但治疗有效率仍不理想[26]。

病例介绍：共 11 例患者，其中 6 例为增生性瘢痕（男性 4 例，女性 2 例，年龄 21～37 岁，平均 30.2 岁），5 例为瘢痕疙瘩（男性 3 例，女性 2 例，年龄 27～43 岁，平均 34.8 岁）。

设备设置：我们决定先针对色素成分进行治疗，故选择截止滤光片 550 nm；能量密度 10～12 J/cm²；双脉冲模式，脉宽 5～10 ms；脉冲延迟 10 ms，IPL

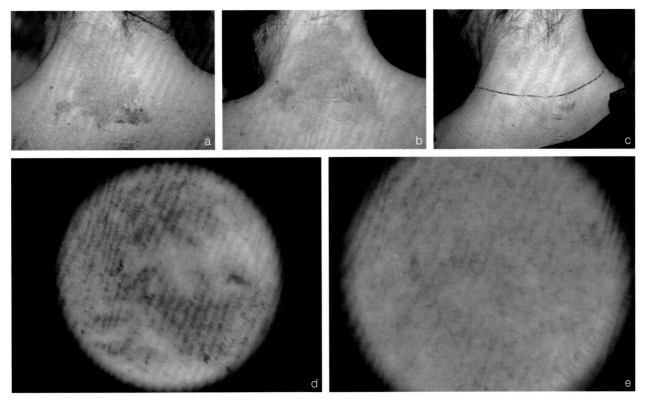

图 17.8　鲜红斑痣：（a）治疗前的临床表现；（b）IPL 治疗后即刻临床表现；（c）4 次 IPL 治疗后的临床表现；（d）治疗前皮肤镜表现和（e）4 次治疗后皮肤镜表现

治疗头进行表皮冷却。随后，我们用截止滤光片500 nm治疗血管成分，能量密度14~17 J/cm^2，双脉冲模式，脉宽5~10 ms，脉冲延迟10 ms，IPL治疗头进行表皮冷却。距下次治疗应至少间隔30天，治疗需要几个月时间以取得显著疗效。

结果：皮肤镜显示较厚部位的血管成分明显减少。3次治疗后，瘢痕变平、变小。虽然治疗时间较长（几个月），但疗效比较理想。随访结果稳定（图17.9）。5例瘢痕疙瘩患者中仅有1例出现了复发，病变恢复生长。

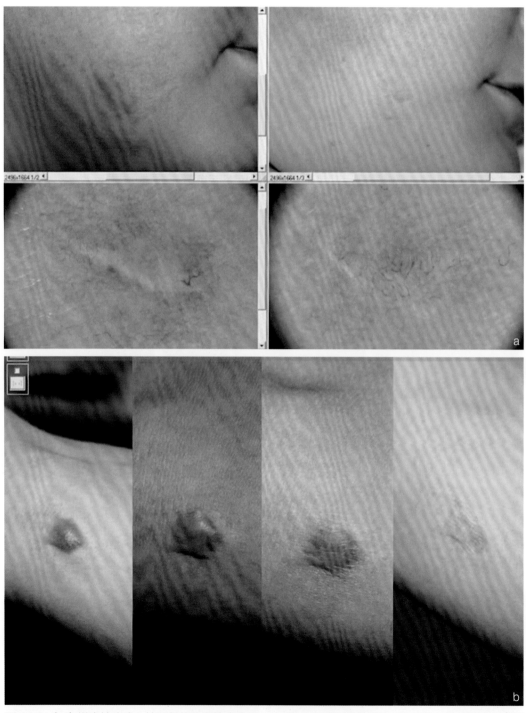

图17.9 （a）增生性瘢痕：较厚部位的血管成分经3次IPL治疗前后的表现，可见治疗后血管成分显著减少；（b）瘢痕疙瘩：3次IPL治疗后的瘢痕。第1次治疗后即刻进行皮肤镜检查，显示颜色从红蓝色变为红色

遗传性皮肤病（播散性汗孔角化病）

播散性汗孔角化病是一种以局部角化改变为特征的常染色体显性遗传病。临床上主要表现为单个或多个萎缩的无症状斑块，有时可伴轻度瘙痒，周围可见角化过度的边缘（组织学上定义为角质样板层），由不典型角质形成细胞的快速增生引起。皮损在阳光直射部位较为明显，日晒可使其加重，但皮损也可出现在非阳光直射部位，故其诱因可能有其他因素，如免疫抑制。治疗方式包括局部使用 5- 氟尿嘧啶、口服维 A 酸、CO_2 激光、脉冲染料激光、Nd: YAG 激光、冷冻治疗、磨削术、手术切除、咪喹莫特等，或联用上述两种及两种以上治疗[27-30]。

病例介绍：10 位（8 位女性和 2 位男性）年龄在 41 ~ 70 岁（平均年龄 58.3 岁）的 Fitzpatrick Ⅱ ~ Ⅲ型患者，因多发播散性、萎缩性和轻度瘙痒斑块伴角化过度而接受治疗。病变主要位于下肢（50%）、上肢（40%）和背部（10%）。

设备设置：截止滤光片 550 nm；能量密度 10 ~ 12 J/cm^2；双脉冲模式，脉宽 5 ~ 10 ms；脉冲延迟 10 ms，IPL 治疗头进行表皮冷却。

结果：患者的治疗结果非常值得探讨。有一位患者在 4 次治疗后出现了显著改善，并且随访时发现角化过度的边缘和黑色素均明显减少，但对其中一个皮损部位的组织学检查结果却显示圆锥形板层仍顽固存在（图 17.10）。

表皮肿瘤和囊肿（脂溢性角化病）

脂溢性角化病是一种发生于表皮的良性皮肤病，主要位于脂溢区，尤其是面部和躯干。最常见的临床表现是疣状鳞状色素性病变，特征为大小不一的黑色斑点，质地柔软。其多见于中年人，在老年人群的确诊率高达 20%。脂溢性角化病很少恶变，但亦有报道。有效治疗方法包括冷冻治疗、热

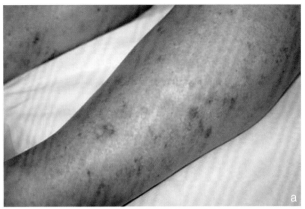
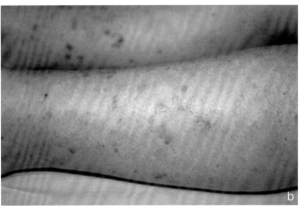
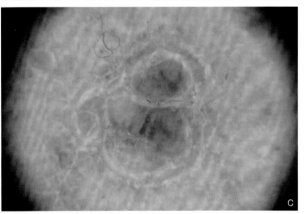
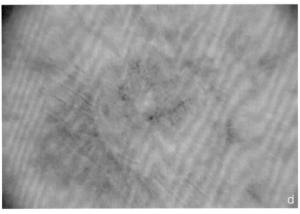

图 17.10　播散性汗孔角化病：（a）临床表现；（b）经 4 次治疗后黑色素明显减少；（c）治疗前皮肤镜表现；（d）4 次 IPL 治疗后皮肤镜表现，可见角化过度的边缘及黑色素均明显减少

凝固和 CO_2 激光[31-32]。

病例介绍：因面部（30%）、胸部（25%）和背部（45%）存在多发性、播散性小脂溢性角化病，10例（6例男性、4例女性）年龄在35~83岁（平均61.7岁）的Fitzpatrick Ⅱ~Ⅲ型患者接受了治疗。

设备设置：截止滤光片550 nm；能量密度10~12 J/cm²；双脉冲模式，脉宽5~10 ms；脉冲延迟10 ms，IPL治疗头进行表皮冷却。总共4次治疗，治疗间隔时间15~20天。

结果：治疗结束后，皮肤镜下可见皮损颜色从棕色变为灰色，这是治疗成功的标志[4]。随后，角化病变多在第2次治疗后30天内完全消退，无残留红斑（图17.11）。但是，本次治疗仅针对浅表性和面积较小的脂溢性角化病。

非黑素瘤皮肤癌（日光性角化病、浅表型基底细胞癌、鲍温病）

非黑素瘤皮肤癌即日光性角化病、基底细胞癌、鲍温病、鳞状细胞癌，是一种生长缓慢的皮肤肿瘤，其特点是转移风险低，预后良好。最常见的恶变主要见于白色人种中[33]。据估计，过去的几十年里，非黑素瘤皮肤癌在世界范围内的发病率上升了3%~10%[34]，医疗负担不断增加。

手术切除是传统的"金标准"治疗，能够完整切除肿瘤边界，有效控制疾病发展。根据病变特征（位置和大小，尤其是日光性角化病、浅表型基底细胞癌和鲍温病）和患者个体情况（年龄、合并症、合并用药、免疫抑制剂），也可采取其他保守治疗手段[35]。

外用5-氨基酮戊酸（ALA）或甲基氨基酮戊酸（MAL）的光动力疗法（PDT）已被证实可有效治疗日光性角化病、浅表型基底细胞癌和鲍温病，治疗具有良好的美容效果，并可能对较大面积病灶有效[36-39]。

与其他类型的光源相比，IPL穿透组织更深，产生更强的光动力效应。我们对25位患者采用了IPL治疗。

病例介绍：25位患者共29个皮损部位，包括日光性角化病（20个）、浅表型基底细胞癌（5个）、

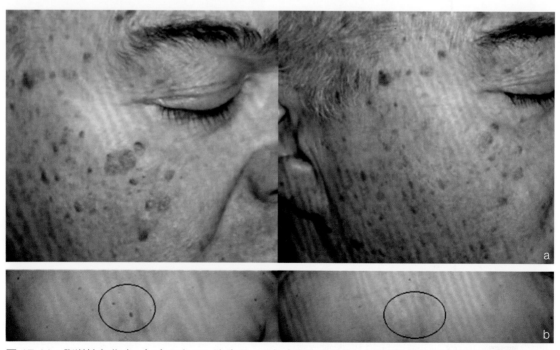

图17.11　脂溢性角化病：（a）2次IPL治疗后，面部多发脂溢性角化病皮损明显减少；（b）2次IPL治疗后，背部脂溢性角化病皮损消退

鲍温病（4 个）。由于所有患者的皮损面积都较大且为多发，或位于美容敏感区，故均不适合进行手术治疗。2 位经验丰富的皮肤科医生进行了临床和皮肤镜检查，并在诊断存疑时取活检标本。

我们首先针对所有角化过度病变使用了 CO_2 激光治疗，以增加乳膏和光的穿透性。将 MAL（Metvix、Galderma Italia S. p. A、Agrate Brianza，Italy）涂抹于患处约 1 mm 厚，周围正常组织的涂擦厚度为 5 mm，对于有多个皮损的部位则在整个解剖区域进行涂抹。将非吸收性材料和铝箔封闭覆盖于 MAL 上，分别用于增加穿透力和遮挡光照。封闭包敷 3 h 后，擦去 MAL 涂层，涂薄层冷冻凝胶，随后进行 IPL 照射。

设备设置：截止滤光片 550 nm；能量密度 18 J/cm²；三脉冲模式（第 1 脉冲脉宽 3.3 nm，第 2 脉冲脉宽 4.6 ms，第 3 脉冲脉宽 2.1 ms）；脉冲延迟 100 ms，IPL 治疗头进行表皮冷却。

日光性角化病：1 个疗程，共 3 次照射。

浅表型基底细胞癌：2 个疗程，共 4 次照射，相邻疗程间隔 2 周进行。

鲍温病：2 个疗程，共 4 次照射，相邻疗程间隔 2 周进行。

治疗后仅使用局部抗菌软膏和防晒霜。嘱患者严格防晒，并在接下来的 6 周内使用防晒霜。

结果：20 例日光性角化病中有 18 例（90%）达到完全的临床和皮肤镜下改善，而另 2 例（10%）则获得部分改善。5 例浅表型基底细胞癌中，4 例显示完全有效（80%），1 例仅观察到部分有效。4 例鲍温病均完全有效（100%）。29 个皮损中有 26 个（89.6%）在首次或 2 次 IPL–PDT 后即出现临床和皮肤镜下的改善（图 17.12）。

所有患者在照射过程中均有轻微疼痛，治疗结

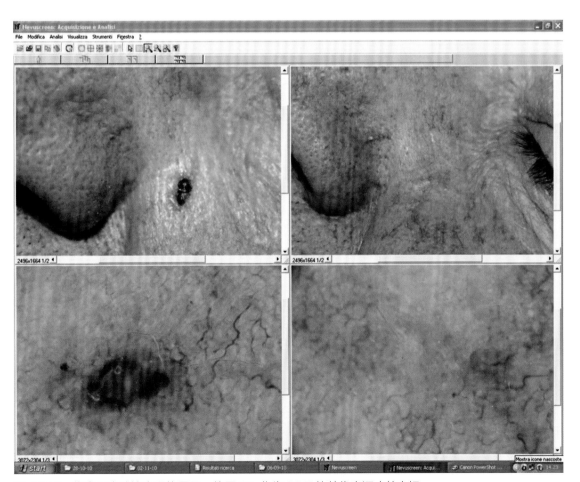

图 17.12 临床和皮肤镜表现均显示，使用 IPL 作为 PDT 的替代光源疗效良好

束后 20 s 内也有轻微灼热感。每个疗程后，所有患者均出现了一过性轻度水肿和红斑，随后在 1 周内恢复。随访 5 年，29 个皮损（100%）全部表现出良好的外观改善效果。

文献综述

罕见的色素性疾病（贝克尔黑变病 / 贝克尔痣）

Trelles 等[5] 在 22 例贝克尔痣患者中比较了 Er: YAG 激光联合 Nd: YAG 激光治疗，每组各 11 例。Er: YAG 激光组的 11 例患者中有 6 例达到了完全改善，其余 5 例达到 50% 的改善；在 Nd: YAG 组中改善率高于 50% 的仅有 1 例。Q 开关红宝石激光器发出波长为 694 nm 的红光，可以被色素物质（黑素小体和含黑色素的细胞）和外源性色素吸收。虽然已有治疗抵抗或治疗后复发的病例报道，但该激光确实能产生良好的疗效。可能的副作用有色素沉着和色素脱失。此外，Q 开关红宝石激光无法永久破坏毛囊，尽管它对毛囊的生长周期可产生延迟作用，但由于其脉宽太短，而毛囊的热弛豫时间范围在 $1 \sim 10$ μs，故 Q 开关红宝石激光无法真正有效地破坏毛囊[6]。随后我们可以根据色素的主要吸收光谱（$400 \sim 600$ nm），选择合适的波长和脉宽以有效地作用于毛囊，以获得良好的疗效。

炎症性疾病（寻常痤疮、化脓性汗腺炎、藏毛囊肿、结节病）

寻常痤疮

寻常痤疮是一种常见的炎症性和感染性皮肤病，主要见于青少年。寻常痤疮可能导致色素沉着和瘢痕形成，会对患者心理造成极大影响。几十年来，已有研究证实了多种治疗方案可以产生轻微到良好的改善效果。迄今为止，关于 IPL 在治疗寻常痤疮中的有效性研究鲜有发表。

2016 年，2 项研究报道了 IPL 治疗寻常痤疮的有效性和安全性。Mohammed 等对 74 例患者进行了 1064 nm Nd: YAG 激光与 IPL 的对比研究。研究分别用上述两种光源治疗同一患者的两侧脸颊，结果表明 1064 nm Nd: YAG 激光组和 IPL 组的痤疮皮损分别减少 70.2% 和 67.1%（每组 $P < 0.05$），非炎性痤疮皮损分别减少 19.3% 和 18.3%（每组 $P > 0.05$）。与非炎性病变相比，采用这两种疗法对炎性痤疮病变的改善存在显著差异（每组 $P < 0.05$）。从基线状态到研究结束，两种疗法在减少两种类型痤疮皮损计数百分比方面的作用没有显著性差异（两种疗法 $P > 0.05$）。与此同时，Patidar 等对 45 例患者进行了自身半脸对照研究，比较了两种不同能量密度治疗的差异，右侧使用的能量密度为 35 J/cm²，左侧为 20 J/cm²。结果表明在治疗面部寻常痤疮时，即使对于深色皮肤（印度患者），使用两种不同能量密度的疗效没有显著性差异[15]。

化脓性汗腺炎和藏毛囊肿

据文献报道，针对性的激光治疗方法包括 CO_2 激光和 Nd: YAG 激光。CO_2 激光具有光凝固作用，切口精确，出血少，可使治疗区域保持清洁干燥，但也可以导致更大直径的血管凝固，因此需要较长的恢复期。

Nd: YAG 激光已被视为一种外科手术的替代疗法，能够减少术后恢复时间、减轻疼痛并随之降低相关医疗成本[7-9]，但是术后复发也比较常见。脱毛激光治疗藏毛囊肿是一种相对较新的疗法[10-12]，也可以使用翠绿宝石激光和红宝石激光，但疗效有限。800 nm 的半导体激光则被证实可产生长期的改善效果[12]。

IPL 可能也是治疗此类病变的有效方法。宽谱光被毛干吸收，产生热量，从而破坏毛囊。IPL 能作用于毛囊的黑色素，导致毛囊坏死，它还可以作用于周围区域的毛发以减少其再生。此外，IPL 已被证实具有抑制炎症作用，能够有效消除囊肿内的慢性炎症。2011 年，Highton L 等对 18 例化脓性汗腺炎患者的单侧腋窝、腹股沟或乳内区进行了治疗，每周用 Harmony 激光照射 2 次，连续 4 周，而对侧不予治疗作为对照。结果显示治疗有普遍的改善作用，并且在治疗后第 12 个月，疗效仍保持良好，患者对治疗结果满意度较高，而对照侧未观察到改善。这项研究表明，IPL 可能是治疗化脓性汗腺炎的有效方法[7]。

结节病

Erceg A 在 2013 年发表了一篇关于脉冲染料激光治疗炎症性皮肤病的系统综述，报道了 5 例用脉冲染料激光治疗皮肤结节病 / 冻疮样狼疮的病例。有 4 例患者得到了 75% ～ 100% 的改善，而只有 1 例疗效有限。该研究认为脉冲染料激光是一种改善皮肤结节病的有效疗法[16-19]。

根据我们的经验，IPL 已被证实对肉芽肿的血管成分有治疗作用。尽管 IPL 对于皮肤结节病的疗效尚不确切，但至少可以缓解患者的疼痛症状。

毛细血管畸形（毛细血管扩张、鲜红斑痣）

玫瑰痤疮的面部毛细血管扩张

改善玫瑰痤疮临床症状的治疗方法有氩激光、脉冲染料激光、Nd: YAG 激光、CO_2 激光及 KTP 激光。若光物理参数设置不当，这些治疗常导致灼伤、疼痛等副作用，还可能导致瘢痕和明显色素沉着等不良反应。

IPL 能够调整脉宽，所以成为治疗玫瑰痤疮的多功能工具。多种滤光片（515 nm、550 nm、560 nm、570 nm、590 nm）使其可以针对不同颜色成分的血管病变进行治疗。与脉冲染料激光（1.96 cm² 或 0.78 cm²）和氩激光（3 mm²）的光斑相比，IPL 的光斑大小为 2.8 cm²，只需一次发射就能覆盖更大面积的皮损，减少了治疗次数，提高了治疗效率。同时，能量分成 2 个或 3 个脉冲，脉冲之间还可以设置不同的延迟时间，可以使皮肤充分冷却，从而减轻患者不适感，并使副作用发生率最小。

由于治疗相对不痛，可以不需麻醉。治疗后即刻反应通常表现为轻微红斑和紫色，在 24 ～ 96 h 内可自然消退。在 Mark 等进行的一项前瞻性研究中，5 次 IPL 治疗后，观察到血流减少 30%，毛细血管扩张减少 29%，红斑减少 21%。Taub 等的研究观察到红斑减少 83%，潮红减少 75%，皮肤质地也有改善。

在玫瑰痤疮的形成过程中，真皮表面结缔组织的机械完整性被破坏，导致血管被动性扩张，从而导致红斑、毛细血管扩张、炎症介质释放、炎性丘疹和脓疱形成，这在玫瑰痤疮的治疗中起着关键作用。此外，IPL 可以通过消融其异常血管和促进真皮胶原蛋白重塑来改善玫瑰痤疮[22-23]。

罗丹明 IPL 与传统 IPL：作者的经验

目前的染料激光器使用了罗丹明作为激光工作介质，可以产生 585 ～ 600 nm 波长的光。此波段的光对组织的穿透更深，能作用于深层病变，同时仍具有被血红蛋白高选择性吸收的特点。血红蛋白对上述波长的高选择性吸收，使得染料激光在治疗血管病变方面有无可比拟的优势，从而成为血管病变治疗的金标准。但治疗后可能会形成紫癜，会对患者外观上产生不适。除激光系统以外，IPL 系统也经历了技术革新，其发射的宽谱光波段在 500 ～ 1200 nm。IPL 系统的优势在于它可以在多个波段上作用于血管成分的治疗靶点，其发射光谱已经包含了上述所有激光系统治疗靶点所对应的吸收波长。IPL 治疗血管的同时也存在一些限制，与其技术原理有关。IPL 在红外波段中的能量较高，在可见光波段的光能百分比却较低，其中血红蛋白的吸收峰则恰好位于可见光波段内，即染料激光的典型波长处。此外，皮肤组织中色素成分的吸收光谱也位于可见光谱内，也就是说，可见光波长越短，皮肤组织对其选择性吸收越强。SynchroVasQ 平台配备的 Right Light 治疗头，可以强化 550～650 nm 波长范围光的发射，以使 IPL 的作用更接近于染料激光，从而在提高疗效的同时减轻治疗不适感。该系统使用罗丹明作为荧光物质，可以吸收紫外光谱中波长小于 550 nm 的光，并发出在 550～650 nm 范围内的荧光。罗丹明的吸收峰值在 570 nm 左右，在整个转化过程中不会损失光能。所以，罗丹明 IPL 具有比传统 IPL 系统更强的 550～650 nm 窄带范围能量，从而对血管选择性更高、性能更佳。

鲜红斑痣

PWS 的治疗常用脉冲染料激光、Nd: YAG 激光、翠绿宝石激光和二极管激光[25, 27]。以氧合血红蛋白为代表的靶色基具有多个吸收峰（418 nm、542 nm 和 577 nm），在 418 nm 波长处吸收峰最高，第一台用于治疗 PWS 的激光器即氩激光器（488 nm 和 514 nm）就是以此为基础制造的。尽管其光吸收效率高，但穿透深度仅能达到 0.1 mm，并且在此波长条件下，黑色素的吸收也会增加，连续的光输出会增加灼伤、结痂和瘢痕形成的风险。随着对皮肤热弛豫时间理解的深入，脉冲激光应运而生[26]。

目前，脉冲染料激光是 PWS 的首选治疗方法，其波长为 585 nm 和 595 nm，更接近于血红蛋白的吸收峰。临床上，PWS 对脉冲染料激光的反应取决于几个因素：解剖位置、颜色、病变部位、皮肤类型和患者年龄。组织学上，扩张血管的深度和直径直接影响着治疗，较小但较深的血管反应较差。

脉冲染料激光由于穿透深度的限制，发射的能量只能到达浅表血管，穿透至深层血管的能量极少（阴影效应），所以无法完全去除 PWS。由于这一特点，脉冲染料激光治疗后可能会出现色素沉着和色素脱失，以及萎缩性和增生性瘢痕。

使用外源性激光治疗 PWS 的主要目标是使光能传递至深层的血管，对于有结节性病灶的 PWS 尤其如此。IPL 的脉冲和能量可以进行调节，可将能量分配至多个脉冲，从而增加靶组织的热量吸收，使得不同直径和深度的血管发生凝固。而 IPL 由于其脉冲和能量的可调性，以及将一个整脉冲的能量分为不同子脉冲发射的功能，使其对靶组织的额外加热成为可能，从而导致不同深度、不同直径的血管发生凝固。Raulin 等报道了 IPL 治疗不同 PWS 达到 70%～99% 的改善效果所需的平均治疗次数，粉红色 PWS 为 2.9 次，红色 PWS 为 1.4 次，紫色 PWS 平均为 2.4 次。M. Ozdemir 等对 37 例 PWS 患者进行了 IPL 治疗后评估，7 例患者改善率高达 100%，14 例患者改善率为 70%～99%。IPL 确实可以有效治疗 PWS。但是，使用 IPL 治疗 PWS 需要大量经验，治疗前应进行仔细的皮肤镜检查，以确定治疗血管的类型[26]。

瘢痕（增生性瘢痕、瘢痕疙瘩）

已有研究报道脉冲染料激光可以长期改善增生性瘢痕的外观。近期一项初步研究证实了在缝合线拆除后使用 IPL 可有效促进伤口愈合，尽管其具体机制尚未完全阐明，但很可能是促进了血管增生，这一过程对胶原蛋白的生长和瘢痕形成引起的色素沉着至关重要[28]。

尽管 IPL 可广泛应用于多种皮肤病，但目前仅有少数文献报道其对增生性瘢痕的有效性。1200 nm 左右的波段被真皮内的水吸收，从而激活细胞因子，刺激 I 型、III 型胶原纤维和弹性蛋白生成。胶原纤维的吸收峰在 400～600 nm 处。IPL 加热胶原纤维致其收缩，可使皮肤纹理产生临床上可见的改善。Bellew 等的研究已经表明 IPL 与长脉冲染料激光（595 nm）一样有效，能软化瘢痕。Kontoe 等则发现 IPL 使增生性瘢痕的色素沉着改善率超过 75%，对沥青烫伤瘢痕的改善率超过 50%，增生性瘢痕的大小和厚度减少 50%。这可能是由于 IPL 抑制了血管活性，并进一步影响瘢痕组织和后续胶原增殖的过程[28]。

遗传性皮肤病（播散性汗孔角化病）

播散性汗孔角化病的治疗方式包括局部使用 5- 氟尿嘧啶、口服维 A 酸、CO_2 激光、脉冲染料激光、Nd: YAG 激光、冷冻治疗、磨削术、手术切除、咪喹莫特等，或联用上述多种治疗[29-32]。然而，由于副作用和停药后复发，上述治疗效果有限，患者满意度不高。Q 开关红宝石激光已用于治疗伴有基底色素沉着的汗孔角化病[32]。在表浅日光性汗孔角化病中，IPL 已被证实是一种有效的治疗方法，可确切地破坏色素，而且无瘢痕形成或其他副作用风险。

表皮肿瘤和囊肿（脂溢性角化病）

前期研究证实激光可有效治疗脂溢性角化病。Mehrabi 的研究团队以选择性光热效应为基础，使用翠绿宝石（755 nm）激光作用于脂溢性角化病的黑色素，导致含有黑色素的角质形成细胞被破坏。同时，翠绿宝石激光副作用较少，可以较好地保护邻近结构[31]。

Clubertson 等发现 532 nm 的二极管激光也可以产生一定疗效。治疗前局部涂抹红色素或硫酸铁有可能加强二极管激光的选择性吸收作用，从而剥脱脂溢性角化病皮损[32]。

非黑素瘤皮肤癌：日光性角化病、浅表型基底细胞癌、鲍温病

在研究光子嫩肤术时，一些研究者意外发现使用 IPL 治疗日光性角化病获得了较高的病损清除率。Rodriguez 等[39] 联合应用 ALA-PDT 和 IPL 治疗了 17 例日光性角化病和光老化患者，并进行了 3 个月的随访，结果显示日光性角化病的清除率高达 87%[36]。同样，Avram 和 Goldman 针对 17 名光老化和日光性角化病患者使用 IPL 设备进行了 ALA-PDT 治疗，通过单次 IPL 治疗就使日光性角化病的清除率达到 69%。在这两项研究中，IPL 的嫩肤作用非常显著，表现在对皮肤纹理、皱纹、色素变化和毛细血管扩张等方面的改善[37]。一些研究阐述了 IPL 和 PDT 在日光性角化病治疗中可能存在协同作用。Gold 等进行了一项半脸自身对照研究，分别使用 ALA-IPL 和 IPL 进行嫩肤治疗，结果显示间隔 1 个月、共 3 次治疗后，短时间接触（30 ~ 60 min）的 ALA-PDT 和 IPL 联合治疗比 IPL 单独治疗表现出更高的日光性角化病清除率（分别为 78% 和 53.6%）。此外，治疗后还观察到几个光老化指标的改善[38-41]。

近期，Kohl 团队进行的前瞻性随机安慰剂对照研究评估了 MAL-PDT 联合 IPL 与安慰剂联合 IPL 治疗手背日光性角化病的疗效。在第 10 周随访时发现，接受 MAL-IPL 联合治疗后，每只手的日光性角化病完全清除率为 54.5%，而安慰剂联合 IPL 组则为 3.0%（$P < 0.0001$），每组病灶的完全清除率分别为 69% 和 15%（$P < 0.001$）。两种治疗方式均可明显改善皮损，并且两个治疗组均发现手背治疗部位的皮肤光老化明显改善及新生胶原蛋白形成[42]。

Tadiparthi 等在早期的一项前瞻性对照研究显示，MAL-IPL 联合治疗大面积日光性角化病的效果优于单纯使用 IPL，但联合治疗后的日光性角化病清除率仅略高于单纯 IPL 治疗（60% vs. 55%）[43]。

根据已有文献报道，联用 IPL-PDT 用于治疗鲍温病和浅表型基底细胞癌的疗效证据仅来源于小样本病例报道。Hasegawa 等治疗了 3 例经临床和组织病理学诊断为鲍温病的患者，均行 ALA-PDT 联合治疗，共进行 5 次治疗，间隔时间为 2 周。治疗后 10 天内，所有患者均出现一过性轻度水肿、

红斑、脱皮和结痂愈合。在 1 年的随访中没有观察到复发[44]。

　　Downs 等评价了 40 例混合型疾病患者，包括日光性角化病（11 例头皮处病变和 10 例其他部位病变）、鲍温病（9 例）和浅表型基底细胞癌（10 例）。鲍温病和浅表型基底细胞癌治疗后 4 个月清除率均为 100%，头皮处和其他部位日光性角化病病变的完全清除率分别为 91% 和 100%。仅有 1 例患者因免疫功能低下而出现一个部位复发。所有患者在治疗中均有灼热感以及轻中度疼痛[45]。

　　目前，在 PDT 中使用 IPL 还没有统一的治疗参数。Haddad 等比较了在采用 IPL 和 PDT 联合治疗日光性角化病和光老化皮肤时不同 IPL 光剂量的影响。结果显示，较高的 IPL 能量密度可使病灶清除效果更好，但不会增加对光损伤的改善[46]。

　　由于 IPL 光斑较大，它能够在短时间内治疗不同解剖部位的多个病变。此外，IPL 同时治疗明显的日光性角化病和周围皮肤光损伤的有效性已得到证实。然而，某些老式 IPL 设备电容组很小，单次脉冲的发射光谱波段可能出现偏移[46]。此外，治疗部位也可能出现意外的脱毛效果。

结论

　　根据文献，尽管 IPL 的有效性与操作者的经验密切相关，但它可以有效治疗包括非黑素瘤皮肤癌在内的多种皮肤病。IPL 治疗的适应证范围广，治疗不适感轻，治疗时间短，术后恢复快，并且美容和治疗效果可观，因此已成为皮肤科临床的通用型治疗手段。

选择题

Q1. 为什么 IPL 设备可以针对多种皮肤病进行有效治疗

（a）因为它使用简单

（b）因为它有宽光谱，但想要获得良好的疗效，也需要丰富的临床经验

（c）因为 IPL 代表了一种新的治疗方法，而且很安全

Q2. IPL 是否可以治疗炎症性疾病

（a）是的，从痤疮到结节病，IPL 已被证实是一种安全有效的手段

（b）不是，IPL 只能用于治疗色素性疾病

（c）还需进一步调查研究

Q3. 使用 IPL 有哪些副作用

（a）完全没有副作用

（b）最常见的副作用是轻微红斑和轻度灼烧感，可在 24 ~ 96 h 内自行消退。严重的副作用可能是设备设置不当导致的

（c）疼痛、色素沉着、灼烧感

Q4. IPL 是否也可用于某些癌前疾病的治疗

（a）基于目前的研究证据以及作者的临床经验，在某些非黑素瘤皮肤癌的治疗中，IPL 作为 PDT 中的光源是有效的

（b）绝对不能

（c）没有相关临床数据

Q5. IPL 治疗的靶组织是哪些

（a）一般设置情况下是黑色素和血红蛋白

（b）毛发、淋巴细胞、血管

（c）皮脂腺

Q6. IPL 对于瘢痕的作用中，哪一项是有效的作用机制

（a）IPL 加热瘢痕内血管

（b）IPL 作用于瘢痕内的黑色素

（c）IPL 加热胶原纤维致其收缩，临床上也可观察到瘢痕纹理的改善

Q7. 下列哪些是 IPL-PDT 的缺点

（a）没有缺点，我们强烈建议在 PDT 中使用 IPL

（b）由于治疗头的光斑太小，只能治疗较小的区域

（c）缺点是每次脉冲的发射光谱波段可能出现偏移，尤其对于某些老式 IPL 设备，电容组很小，更容易出现这种情况

Q8. IPL-PDT 联合治疗与传统 PDT 相比有哪些优势

（a）使用传统的红光或 IPL 其实没有区别

（b）联用 IPL 的治疗疼痛感更轻，疗效与传统 PDT 效果相同

（c）IPL 是一种更经济的治疗方法

Q9. IPL 可用于治疗先天性疾病吗

（a）是的，作者报道了 IPL 成功治疗贝克尔黑变病和播散性汗孔角化病的案例

（b）不能，IPL 只能治疗炎症性疾病

（c）仅建议 IPL 用于改善美容方面的问题（多毛、色素沉着）

Q10. IPL 作为皮肤科临床常用的治疗手段有何限制吗

（a）IPL 是一种安全、有效、操作简单的设备，每个临床医生都应该使用它

（b）为了获得良好的疗效并尽量避免副作用出现，在皮肤病诊断和参数设置方面都应具备一些经验

（c）由于 IPL 治疗的副作用通常在 96 h 内自然消退，因此其使用不需要经验，也无须加以限制

参考文献

[1] Piccolo D, di Marcantonio D, Crisman G, et al. Unconventional use of intense pulsed light. Biomed Res Int. 2014; 2014:618206.

[2] Piccolo D, Crisman G, Kistaki D, et al. Rhodamine intense pulsed light versus conventional pulsed light for facial telangiectasias. J Cosmet Laser Ther. 2016; 18(2):80–5.

[3] Piccolo D, Kostaki D. Photodynamic therapy activated by intense pulsed light in the treatment of non-melanoma skin cancer. Biomedicine. 2018; 6(1):18.

[4] Piccolo D. The usefulness of dermoscopy in laser and intense pulsed light treatments. Florence: Remo Sandron Edition; 2012.

[5] Alhusayen R, Kanigsberg N, Jackson R. Becker nevus on the lower limb: case report and review of the literature. J Cutan Med Surg. 2008; 12(1):31–4.

[6] Raulin C, Schönermark MP, Greve B, Werner S. Q-switched ruby laser treatment of tattoos and benign pigmented skin lesions: a critical review. Ann Plast Surg. 1998; 41(5):555–65.

[7] Mitchell KM, Beck DE. Hidroadenitis suppurativa. Surg Clin North Am. 2002; 82:1187–97.

[8] Highton L, Chan WY, Khwaja N, Laitung JK. Treatment of hidradenitis suppurativa with intense pulsed light: a prospective study. Plast Reconstr Surg. 2011; 128(2):459–65.

[9] Endo Y, Tamura A, Ishikawa O, et al. Perianal hidradenitis suppurativa: early surgical treatments give good results in chronic or recurrent cases. Br J Dermatol. 1998; 139:906–10.

[10] Badawy EA, Kanawati MN. Effect of hair removal by Nd:YAG laser on the recurrence of pilonidal sinus. J Eur Acad Dermatol Venereol. 2009; 23(8):883–6.

[11] Oram Y, Kahraman F, Karincaoğlu Y, Koyuncu E. Evaluation of 60 patients with pilonidal sinus treated with laser epilation after surgery. Dermatol Surg. 2010; 36(1):88–91. Epub 2009 Dec 4

[12] Benedetto AV, Lewis AT. Pilonidal sinus disease treated by depilation using an 800 nm diode laser and review of the literature. Dermatol Surg. 2005; 31(5):587–91.

[13] Sadick NS, Yee-Levin J. Laser and light treatments for pilonidal cysts. Cutis. 2006;78(2):125–8.

[14] Mohamed EE, Tawfik K, Elsaie M. Intense pulsed light versus 1,064 long-pulsed neodymium: yttrium-aluminum-garnet laser in the treatment of facial acne vulgaris. J Clin Diagn Res. 2016; 10(7):WC01–3.

[15] Patidar MV, Deshmukh AR, Khedkar MY. Efficacy of intense pulsed light therapy in the treatment of facial acne vulgaris. Indian J Dermatol. 2016; 61(5):545–9.

[16] Erceg A, de Jong EM, van de Kerkhof PC, Seyger MM. The efficacy of pulsed dye laser treatment for inflammatory skin diseases: a systematic review. J Am Acad Dermatol. 2013; 69(4):609–615.e8.

[17] Goodman MM, Alpern K. Treatment of lupus pernio with the flashlamp pulsed dye laser. Lasers Surg Med. 1992;12:549–51.

[18] Cliff S, Felix RH, Singh L, Harland CC. The successful treatment of lupus pernio with the flashlamp pulsed dye laser. J Cutan Laser Ther. 1999; 1:49–52.

[19] Holzmann RD, Astner S, Forschner T, Sterry G. Scar sarcoidosis in a child: case report of successful treatment with the pulsed dye

laser. Dermatol Surg. 2008; 34:393–6.

[20] Roos S, Raulin C, Ockenfels HM, Karsai S. Successful treatment of cutaneous sarcoidosis lesions with the flashlamp pumped pulsed dye laser: a case report. Dermatol Surg. 2009; 35:1139–40.

[21] Ekback M, Molin L. Effective laser treatment in a case of lupus pernio. Acta Derm Venereol. 2005; 85:521–2.

[22] Schroeter CA, Haaf-von Below S, Neumann HA. Effective treatment of rosacea using intense pulsed light systems. Dermatol Surg. 2005; 31(10):1285–9.

[23] Papageorgiou P, Clayton W, Norwood S, Chopra S, Rustin M. Treatment of rosacea with intense pulsed light: significant improvement and long-lasting results. Br J Dermatol. 2008; 159(3):628–32. Epub 2008 Jun 28

[24] Li G, Lin T, Wu Q, Zhou Z, Gold MH. Clinical analysis of port wine stains treated by intense pulsed light. J Cosmet Laser Ther. 2010; 12(1):2–6.

[25] Burns AJ, Navarro JA. Role of laser therapy in pediatric patients. Plast Reconstr Surg. 2009; 124(1 Suppl):82e–92e.

[26] Ozdemir M, Engin B, Mevlitoğlu I. Treatment of facial port-wine stains with intense pulsed light: a prospective study. J Cosmet Dermatol. 2008; 7(2):127–31.

[27] Sevila A, Nagore E, Botella-Estrada R, Sanmartin O, Requena C, Serra-Guillen C, Guillen C. Videomicroscopy of venular malformations (port-wine stain type): prediction of response to pulsed dye laser. Pediatr Dermatol. 2004; 21(5):589–96.

[28] Erol OO, Gurlek A, Agaoglu G, Topcuoglu E, Oz H. Treatment of hypertrophic scars and keloids using intense pulsed light (IPL). Aesthet Plast Surg. 2008; 32(6):902–9.

[29] Levitt J, Emer JJ, Emanuel PO. Treatment of porokeratosis of mibelli with combined use of photodynamic therapy and Fluorouracil cream. Arch Dermatol. 2010; 146(4):371–3.

[30] Hartman R, Mandal R, Sanchez M, Stein JA. Porokeratosis plantaris, palmaris, et disseminata. Dermatol Online J. 2010; 16(11):22.

[31] Venkatarajan S, LeLeux TM, Yang D, Rosen T, Orengo I. Porokeratosis of mibelli: successful treatment with 5 percent topical imiquimod and topical 5 percent 5-fluorouracil. Dermatol Online J. 2010; 16(12):10.

[32] Itoh M, Nakagawa H. Successful treatment of disseminated superficial actinic porokeratosis with Q-switched ruby laser. J Dermatol. 2007; 34(12):816–20.

[33] Babilas P, Knobler R, Hummel S, Gottschaller C, Maisch T, Koller M, Landthaler M, Szeimies RM. Variable pulsed light is less painful than light-emitting diodes for topical photodynamic therapy of actinic keratosis: a prospective randomized controlled trial. Br J Dermatol. 2007; 157:111–7.

[34] Palm M, Goldman PM. Aminolevulinic acid: actinic keratosis and photorejuvenation. In: Gold MH, editor. Photodynamic therapy in dermatology. New York: Springer; 2011. p. 5–30.

[35] Wan MT, Lin JY. Current evidence and applications of photodynamic therapy in dermatology. Clin Cosmet Investig Dermatol. 2014; 21:145–63.

[36] Ruiz-Rodriguez R, Sanz-Sánchez T, Córdoba S. Photodynamic photorejuvenation. Dermatol Surg. 2002; 28:742–4.

[37] Avram DK, Goldman MP. Effectiveness and safety of ALA-IPL in treating actinic keratoses and photodamage. J Drugs Dermatol. 2004; 3:S36–9.

[38] Kim HS, Yoo JY, Cho KH, Kwon OS, Moon SE. Topical photodynamic therapy using intense pulsed light for treatment of actinic keratosis: clinical and histopathologic evaluation. Dermatol Surg. 2005; 31:33–6.

[39] Bernstein EF, Thomas GF, Smith PD, Mitchell JB, Glatstein E, Kantor GR, Spielvogel RL, Maiese SC, Russo A. Response of black and white guinea pig skin to photodynamic treatment using 514-nm light and dihematoporphyrin ether. Arch Dermatol. 1990; 126:1303–7.

[40] Gold MH, Bradshaw VL, Boring MM, Bridges TM, Biron JA. Split-face comparison of photodynamic therapy with 5-aminolevulinic acid and intense pulsed light versus intense pulsed light alone for photodamage. Dermatol Surg. 2006; 32:795–801.

[41] Moloney FJ, Collins P. Randomized, double-blind, prospective study to compare topical 5- aminolaevulinic acid methylester with topical 5-aminolaevulinic acid photodynamic therapy for extensive scalp actinic keratosis. Br J Dermatol. 2007; 157:87–91.

[42] Kohl E, Popp C, Zeman F, Unger P, Koller M, Landthaler M, Karrer S, Szeimies RM. Photodynamic therapy using intense pulsed light for treating actinic keratoses and photoaged skin of the dorsal hands: a randomized placebo-controlled study. Br J Dermatol. 2017; 176:352–62.

[43] Tadiparthi S, Falder S, Saour S, Hills SJ, Liew S. Intense pulsed light with methyl-aminolevulinic acid for the treatment of actinic keratoses. Plast Reconstr Surg. 2008; 121:351e–2e.

[44] Hasegawa T, Suga Y, Mizuno Y, Haruna K, Ogawa H, Ikeda S. Efficacy of photodynamic therapy with topical 5-aminolevulinic acid using intense pulsed light for Bowen's disease. J Dermatol. 2010; 37:623–8.

[45] Downs AM, Bower CB, Oliver DA, Stone CA. Methyl aminolaevulinate-photodynamic therapy for actinic keratoses, squamous cell carcinoma in situ and superficial basal cell carcinoma employing a square wave intense pulsed light device for photoactivation. Br J Dermatol. 2009; 161:189–90.

[46] Haddad A, Santos ID, Gragnani A, Ferreira LM. The effect of increasing fluence on the treatment of actinic keratosis and photodamage by photodynamic therapy with 5-aminolevulinic acid and intense pulsed light. Photomed Laser Surg. 2011; 29:427–32.

第18章
强脉冲光治疗的并发症

Lucian Fodor，
Olimpiu Bota 著

余岚岚，尹锐 译

学习目标

- 了解 IPL 治疗后可能出现哪些不良反应和并发症。
- 了解如何避免这些并发症。
- 了解出现并发症后如何处理。

在过去几十年中，IPL 设备迅猛发展，其治疗范围不断扩大，涵盖了单纯美容需求到医学疾病的多种适应证。这一进步不仅提升了专业设备水平，同时也带动了家用 IPL 仪器的发展。IPL 设备在医疗机构及家庭中均得到了广泛应用，其安全性也已经得到证实。虽然 IPL 可能产生不良反应，但大多影响轻微。在本章中，我们将描述常见的不良反应，以及文献中提及的罕见并发症，并讨论避免和处理的方法。

阻隔紫外线滤光片的使用大大降低了副作用的发生率，尤其是消除了 DNA 损伤的风险，从而降低了诱发肿瘤的可能性。400 nm 波长以下的光辐射会对 DNA 产生有害影响，因而商用 IPL 设备的工作波长大多在 500 nm 以上[1]。

大多数不良反应通常在治疗后 1 ~ 48 h 内消失。极少数情况下，副作用可能持续长达 7 天[2]。罕见有报道称色素沉着持续至 18 个月[3]。

将 IPL 作为激活剂联合 5- 氨基酮戊酸（ALA）使用的光动力疗法，可产生与单用 IPL 相似但更为严重的不良反应[2]。

家用 IPL 仪器与专业设备相比能量较低，因而不良反应可能类似但程度更轻[4]。这些仪器所配备的安全系统将它们的使用限于白皙的皮肤类型。

尽管 IPL 在白皙皮肤类型的患者中效果最好，但是也有多项研究报道了 IPL 在 Fitzpatrick Ⅲ、Ⅴ型的患者中疗效佳、副作用小，并未产生色素沉着或瘢痕[5-8]。

IPL 治疗后最常见的不良反应包括：

- 轻度不适：治疗过程中及治疗后，患者可能会感到轻度不适。
- 灼烧感：治疗期间和治疗后的疼痛感。
- 红斑：特征为发红，通常在治疗后几分钟出现，可能持续一段时间。这是治疗后最常见的反应。
- 水肿：特征为局部肿胀，在治疗后数分钟内出现，通常是散在的。结缔组织疏松区域（例如眼睑）更明显，数天后可消退。
- 紫癜/瘀斑：为治疗区域出现青蓝色。随着血红蛋白的代谢，几天之内会变为黄色，可能需要数天到 2 周的时间才能完全消失。
- 血肿：是由于皮下组织少量积血引起的。一般较罕见，但在治疗血管病变（尤其是腿部静脉）时可能会发生。一般为自限性，需要数日到数周完全吸收。
- 水疱：是真皮 - 表皮层或真皮内透明液体积聚造成的。
- 结痂：是棕色鳞屑组织，易脱落。
- 感染：以发红、局部疼痛和水肿加剧为特征，可能伴有发热。对于某些患者，单纯疱疹病毒感染可能被再次激活。
- 色素过度沉着：即皮肤变黑，通常是暂时性的，在几个月内自然消退。它是由表皮黑素细胞的褪黑素受刺激引起的。肤色较深的患者更易出现。
- 色素减退：表现为局部皮肤区域色素丢失，

通常在 IPL 治疗后数月内消退。由于热损伤可破坏黑素细胞，也可能造成永久性色素减退[1]。

· 反常效应：指在治疗区域附近长出新的毳毛。

· 白发病：指 IPL 治疗后出现白发生长。这一现象的产生是由于黑素细胞和生发细胞的热弛豫时间不同。它可以是暂时或永久性的[9]。

· 暂时性毛发变色：非常罕见，是指 IPL 治疗后出现黑色毛发变为黄色。

· 瘢痕形成：较罕见。尽管目前尚无确切的解释，但治疗后发生水疱、感染或使用能量过高都可能导致瘢痕形成。

IPL 治疗的并发症分为两类：一类是由于设备操作不当而引起的并发症，另一类则为患者自身相关并发症。操作人员培训不当、经验不足可能导致不良后果。在"金钱驱动的美容机构"中，通常是一些未经专业培训、没有相关专业知识背景的人操作 IPL 设备。通过适当的人员培训，可避免"斑马"样外观等并发症（图 18.1 ~ 18.3）。

与患者皮肤反应相关的并发症很难预测（图18.4）。很明显，深肤色患者在治疗时应更为谨慎。此外，应当根据前次治疗的反应重新调整设备参数。

与患者相关的并发症可分为主要和次要并发症。

主要并发症

多数主要并发症可能在治疗后数周内出现，包括以下几种：

永久性色素变化：在文献中，色素变化的发生率差异很大（表 18.1 ~ 18.3）。这些研究并不是在标准化条件下进行的，并且不同研究所用参数各不相同。一般来说，色素沉着是由血管破坏引起的，因此血红素沉积在真皮内（图 18.5 ~ 18.7）。深色皮肤的患者更容易发生色素变化（图 18.8），他们的黑素细胞可能对热刺激更为敏感[60]。有文献报道了 1 例白癜风患者在治疗雀斑后出现面部色素沉着[61]。

毛发生长刺激：又称为反常效应，是指 IPL 治疗后刺激毛发生长。具体原因尚不清楚，可能与激

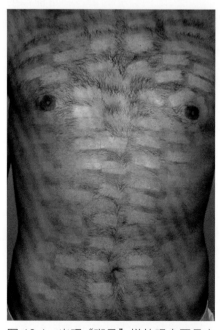

图 18.1 出现"斑马"样外观主要是由于缺少适当的人员培训及设备操作不当所致（图片来自 Fodor 和 Ullmann 所著的第 1 版）

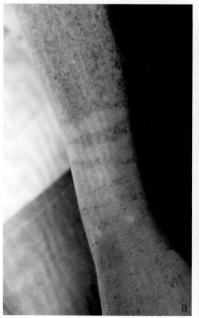

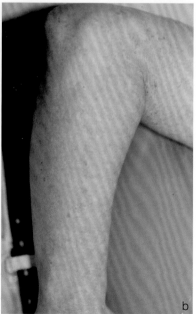

图 18.2 （a）暂时性的"斑马"样外观；（b）再次治疗时，使光斑覆盖前次未治疗的区域，"斑马"样外观得到了改善（图片来自 Fodor 和 Ullmann 所著的第 1 版）

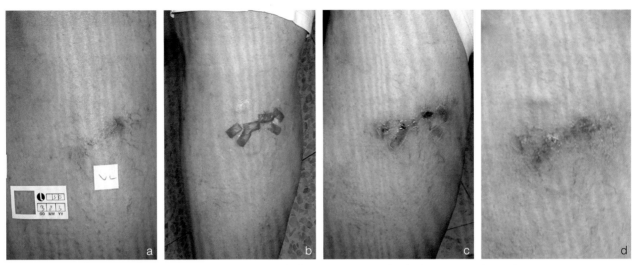

图 18.3 （a）IPL 治疗前；（b）治疗参数选择不当；（c）治疗后出现水疱；（d）6 个月后（图片来自 Fodor 和 Ullmann 所著的第 1 版）

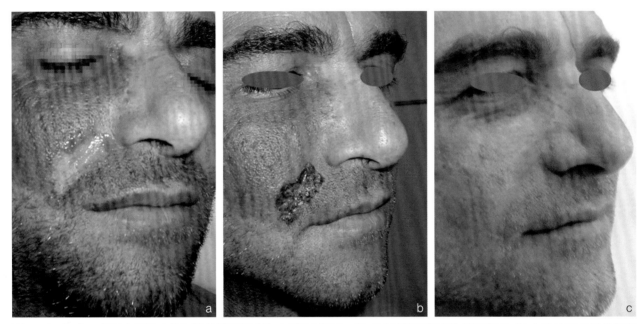

图 18.4 （a）一例经多种治疗均无效的鲜红斑痣治疗后即刻反应。治疗中采用了较高的能量密度；（b）治疗后 7 天灼伤表现；（c）伤口逐渐愈合，治疗 12 次后的效果。每次治疗的能量密度减少，之后逐渐增加（图片来自 Fodor 和 Ullmann 所著的第 1 版）

素易感性有关。炎性介质的激活与低剂量的热效应可能激活休眠的毛囊[62]。还有一种解释认为，光刺激致使毛发的生长周期同步[63]。据报道，毛发生长刺激的发生率在 0.6% ~ 10%，主要见于深肤色类型患者（Fitzpatrick Ⅲ、Ⅵ型）毛发纤细的区域，例如面颈部（图 18.9）。新生毛发看起来更浓密、更黑。

白发病：主要表现为白发生长。据报道，接受 IPL 脱毛治疗的患者中白发病发生率高达 3.5%。有 31% 是暂时性的，可在几个月内完全恢复[64-65]。

葡萄膜炎和虹膜炎：可见于治疗眼睑部位或未进行眼部保护时（图 18.10）。尤其使用较长的波长时[66]，即使眼部短时间暴露，也可导致上述并发症，且症状持久[67]。原因可能是虹膜黑色素吸

表 18.1　IPL 术后并发症

作者 / 年份	IPL 设备	适应证	患者数量	治疗次数	治疗间隔	Fitzpatrick 类型	截止滤光片 / 能量密度	并发症
Fodor et al.[10]	Vasculight	嫩肤（面部、颈部、胸部、手部）	59	1～4	1个月	II～IV	560 nm，640 nm，25～45 J/cm²	8.5% 小水疱 3.3% 结痂 1 例萎缩性瘢痕 1 例色素沉着
Alster et al.[11]	IPL quantum（Lumenis）	面部年轻化	10	2	1个月	不详	560 nm，27～30 J/cm²	5-ALA-IPL 后更易出现红斑和脱屑
Hernandez-Perez and Ibiett[12]	Vasculight	面部年轻化	5	5	2周	不详	645 nm，> 25 J/cm²	不详
Negishi et al.[13]	Quantum SR	面部年轻化	73	> 5	3～4周	III、V	560 nm，28～32 J/cm²	轻度并发症：烧灼感和红斑
Bitter[14]	Vasculight（ESC/Sharplan）	面部年轻化	49	> 4	3周	I～III	550～570 nm，30～50 J/cm²	66% 一过性脱色 16% 轻度水疱 21% 严重肿胀
Weiss et al.[15]	Photoderm VL（Lumenis）	面部、颈部、胸部年轻化；西瓦特皮肤异色病	80	3	1月	I～IV	550 nm、590 nm，22～44 J/cm²	19% 轻度结痂 15% 红斑 6% 紫癜
Goldberg and Cutler[16]	IPL（ESC medical）	I、II 级面部除皱	30	1～4	2周	I、II	645 nm，40～50 J/cm²	3 例水疱
Mark et al.[17]	Photoderm VL（Lumenis）	玫瑰痤疮	4	5	3周	不详	515 nm，22～25 J/cm²	不详
Schroeter et al.[18]	Photoderm VL 和 Vasculight	玫瑰痤疮和毛细血管扩张	60	~4	不详	I～IV	550 nm，25～35 J/cm²	1 例水疱 5 例出现 "斑马" 样外观
Huang et al.[19]	Vasculight（ESC/sharplan）	面部雀斑	17	1～3	1个月	III、IV	550～590 nm，25～35 J/cm²	1 例一过性色素减退

续表

作者 / 年份	IPL 设备	适应证	患者数量	治疗次数	治疗间隔	Fitzpatrick 类型	截止滤光片 / 能量密度	并发症
Goldman and Weiss[20]	IPL (ESC/sharplan)	西瓦特皮肤异色病	66	~2.8	1 个月	不详	主要是 515 nm, 30~34 J/cm²	15 例轻度紫癜在 3~5 天内消退 4 例一过性色素减退 2 例持续性色素减退
Weiss et al.[21]	IPL (ESC/sharplan)	西瓦特皮肤异色病	135	1~5	1 个月	不详	515 nm, 550 nm, 570 nm, 20~24 J/cm²	20 例一过性轻度紫癜 7 例结痂
Paquet and Pierard[22]	Multilight (ESC med system)	持续性面部黑素增多症	2	5	1 个月	II	550 nm, 590 nm, 615 nm, 25~32 J/cm²	一过性水疱和痂皮
Kawada et al.[23]	Natulight (Lumenis)	面部色素性病变	60	3~5	2~3 周	NA	560 nm, 20~24 J/cm²	1 例出现糜烂
Wang et al.[24]	Vasculight (ESC/sharplan)	难治性黄褐斑	17	4	1 个月	III、IV	570 nm, 590 nm, 615 nm, 26~33 J/cm²	2 例一过性炎症后色素沉着
Moreno-Arias and Ferrando[25, 26]	IPL	色素性皮损	20	2~4	4~8 周	II~IV	590 nm~34 J/cm² 615 nm~38 J/cm²	混合性黄褐斑患者的炎症后色素沉着
Konishi et al.[27]	Lumenis one (Tokyo)	面部色素性病变	18	3~5	2~3 周	不详	560 nm, 12~14 J/cm²	无并发症

表 18.2　脱毛的并发症

作者/年份	IPL 设备	适应证	患者数量	治疗次数	治疗间隔	Fitzpatrick 类型	截止滤光片（nm）	能量密度（J/cm²）	并发症
Lee[28]	Ellipse flex	腋下脱毛	55	4	4~6周	II~IV	28 pts-600~950 27 pts-645~950	14.9 17.1	1例色素沉着 1例色素减退
Fodor et al.[29]	IPL epilight/lumenis	面部、躯干、四肢脱毛	80	1~13	1个月	II~V	645, 695	77.8%:35~39 21.3%:<34	16.25%出现超过7天的红斑 6.25%水疱 8.7%一过性色素沉着 1例白发病 1例持续性色素减退
Moreno-Arias et al.[30]	IPL epilight/lumenis	面部多毛症	49	3~9	8周	I~V	695, 755	40~43	61.2%一过性红斑 6.1%迟发性红斑 16.3%一过性色素沉着 18.4%结痂 2%一过性色素减退 6.1%水疱 10%反常效应 2%较小瘢痕
Nahavandi et al.[31]	VPL（可调试脉冲光）/ Energyet，英国	面部多毛症	77	2~18	4~6周	II~VI	610	不详	10例可逆性白发病
Khatri and Garcia[32]	EsteLux, Palomar	多部位脱毛，口服异维A酸	6	2	不详	II	不详	22~27	一过性轻度红斑
Sadick et al.[33]	Epilight, ESC med systems	多部位脱毛	67	2	不详	I~IV	590, 615, 645, 695	40~42	所有患者均出现一过性红斑
Sadick et al.[34]	Epilight, ESC med systems	多部位脱毛	34	多次	>1个月	II~V	615, 645, 695	34~42	3例一过性色素沉着 2例表面结痂
Goh[35]	Ellipse, relax/Denmark	多部位脱毛	11	1	—	IV~VI	600	12~14	45%有一过性色素沉着
Bjerring et al.[36]	Ellipse, relax/Denmark	颏部、颈部脱毛	31	3	2个月	不详	600	18.5	不详
Lask et al.[37]	Epilight	多部位脱毛	154	1	—	不详	不详	不详	不详
Schroeter et al.[38]	Photoderm VL ESC med	脱毛，变性者	25	2~18	4~6周	II~IV	主要使用590	37.2	不详
Johnson and Dovale[39]	Epilight ESC sharplan	脱毛	3	5~7	1个月	V、VI	645, 695, 755	28~45	一过性色素沉着

续表

作者/年份	IPL 设备	适应证	患者数量	治疗次数	治疗间隔	Fitzpatrick 类型	截止滤光片（nm）	能量密度（J/cm²）	并发症
Moreno-Arias and Ferrando [25-26]	不详	脱毛，皮瓣移植	4	1~6	1个月	II、III	695、755	38~42	1例红斑超过48 h
Weiss et al. [40]	Epilight ESC sharplan	多部位脱毛	48	2	1个月	I~V	615、645	40~42	2例水疱，12%有一过性色素沉着伴结痂，2个月内消退
Moreno-Arias et al. [30]	不详	面部多毛（激素失调）	49	3~9	2个月	I~IV	695~755	40~43	5例反常效应
Gold et al. [41]	Epilight ESC med syst	脱毛	31	1	—	不详	590、615、645、690	34~55	8%水疱 3%色素沉着
Yaghmai et al. [42]	IPL RF, Aurora DS（Syneron Ltd）	脱毛	69	1	—	I~VI	不详	IPL: 14~30 RF: 10~20	不详
Amin and Goldberg [43]	Palomar/Starlux Rs Back	背部，大腿脱毛	10	2	1个月	I~III	不详	65	1例色素减退
Amin and Goldberg [43]	Palomar/starlux Y Back	背部，大腿脱毛	10	2	1个月	I~III	不详	35	无并发症
Toosi et al. [44]	IPL（Medical Bio Care, Sweden）	面颈部脱毛	232	3~7	4~6周	II~IV	650	22~34	2.8%水疱，2.8%结痂
Troilius and Troilius [45]	Ellipse Relax Light 1000	比基尼脱毛	10	4	1个月	II~IV	600	~18.3	2例毛囊炎，2例水疱
Goldberg and Silapunt [46]	SpaTouch Radiancy NY	多部位脱毛	12	1~3	1个月	I~IV	不详	6.25~6.45	—
Lor et al. [47]	Photoderm Epilight	多部位脱毛	207	NA	1个月	I~V	570、590、645、695	32~55 33~50	不详
Willey et al. [48]	Epilight, Alexandrite, Nd:YAG	面颈部脱毛	543	3~23	不详	不详	不详	不详	10.5%有毛发刺激
Moreno-Arias et al. [30]	不详	多毛患者脱毛	49	3~9	2个月	不详	695~755	40~43	10.2%有反常效应
Radmanesh [49]	Lumina 650（Lynton lasers）	脱毛	821	不详	不详	II~IV	650	4~24	3.5%白发病

表 18.3　血管病变治疗后的并发症

作者/年份	设备	适应证	患者数量	治疗次数	截止滤光片（nm）	能量密度（J/cm²）	皮肤类型	并发症	治疗间隔
Raulin and Werner[50]	PhotoDerm VL; ESC sharplan	静脉曲张	11	~2	主要用 590	~80.4	I~IV	4.7% 结痂；1% 瘢痕；1% 色素减退	1~8 周
Butler et al.[51]	Medilux starlux（Palomar）	异色病（血管性病变、色素性病变）	17	1	不详	21~40	I~IV	红斑持续几分钟；"辣痛"	—
Goldman and Eckhouse[52]	PhotoDerm VL（ESC med system）	腿部静脉（<3 mm）	159（369 病灶）	5	515, 550, 570, 590 nm	25~70	不详	4 例局灶性瘢痕	2~4 周
Schroeter and Neumann[53]	PhotoDerm VL（ESC med system）	面部、腿部毛细血管扩张症；蜘蛛痣；毛囊红斑黑变病；老年血管瘤	120	不详	590, 550, 570, 515	22~50	不详	5 例一过性色素沉着	不详
Green[54]	PhotoDerm VL（ESC med system）	下肢毛细血管扩张	72	1-5	515, 550, 570, 590	25~70	I~III	21% 瘢痕；50% 色素沉着；20% 色素减退	—
Sadick[55]	PhotoDerm VL; ESC sharplan; Vasculight 1064 nm; ESC sharplan	红色毛细血管扩张；蓝色小静脉扩张症；网状静脉	50	最多 3 次	550, 1064 用于蓝色病变	40 J/cm² 1064 nm 选择 140 J/cm²	II~V	14% 一过性色素沉着；2% 毛细血管扩张团在治疗后进一步 IPL 治疗后清退	6 周
Clementoni et al.[56]	PhotDerm VL（Lumenis）	面部毛细血管扩张	518	1~9	570, 590	40~56	I~IV	2 例水疱发展为色素减退；5 例水肿超过 1 周	不详
Clementoni et al.[57]	PhotDerm VL（Lumenis）	面部毛细血管扩张	1000	1~9	570, 590	38~56	I~IV	7 例水疱；15 例一过性色素沉着	数月
Angermeier[58]	PhotDerm VL	面部毛细血管扩张、血管瘤、玫瑰痤疮、PWS	188	1~4	550, 570, 590	36~60	I~III	3 例一过性色素沉着；1 例结膜注射	不详
Raulin et al.[59]	PhotoDerm VL（ESC Ltd.）	面部、腿部毛细血管扩张；西瓦特皮肤异色病	14	1~10	515, 550, 570	21.5~40	不详	3 例一过性色素减退	不详

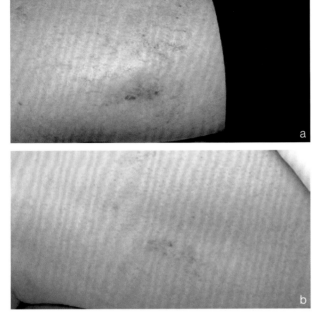

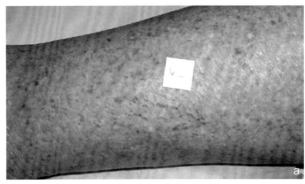

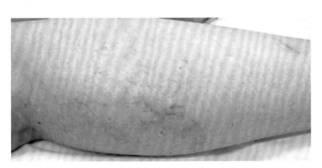

图 18.5 （a）治疗血管病变 3 周后出现色素沉着；（b）2 年后永久性色素沉着（图片来自 Fodor 和 Ullmann 所著的第 1 版）

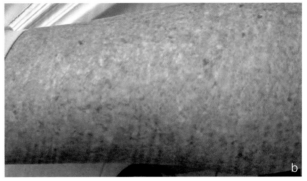

图 18.8 （a）深肤色患者的腿部静脉；（b）IPL 治疗 2 年后色素减退（图片来自 Fodor 和 Ullmann 所著的第 1 版）

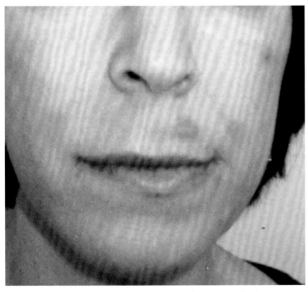

图 18.6 腿部静脉 IPL 治疗后永久性轻度色素沉着（图片来自 Fodor 和 Ullmann 所著的第 1 版）

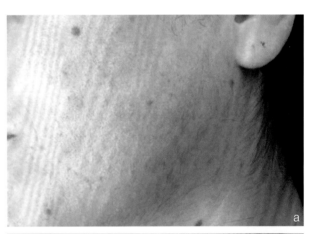

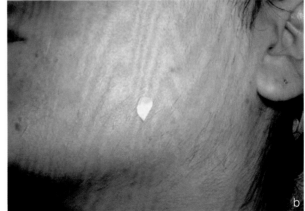

图 18.7 IPL 嫩肤后永久性色素沉着（图片来自 Fodor 和 Ullmann 所著的第 1 版）

图 18.9 （a）面部 IPL 脱毛前；（b）首次 IPL 治疗后刺激毛发生长。未建议进一步治疗（图片来自 Fodor 和 Ullmann 所著的第 1 版）

光造成的。虹膜萎缩可能是永久性的，可伴有畏光和疼痛[68]。可在眼科医生指导下针对葡萄膜炎和虹膜炎进行治疗。

瘢痕形成：是 IPL 治疗的罕见并发症（图 18.11；表 9.1～9.3）。在 IPL 应用的初期，文献报道瘢痕新形成的发生率高达 21%[54]，但大多数新的研究显示治疗后并无瘢痕形成。瘢痕疙瘩是 IPL 治疗的一种极为罕见的并发症，有 1 例报道为患者使用家用仪器去除文身后出现[69]。

慢性溃病：是一种罕见的并发症，表现为浅表皮肤伤口，治疗数天仍无法愈合[71]。

唇部单纯疱疹：系 I 型单纯疱疹病毒感染后出现口唇灼痛，随后出现水疱或溃疡[70]。

网状组织细胞瘤：是一种罕见的良性非朗格汉斯细胞组织细胞性病变，在 IPL 引起的皮肤灼伤中有报道[72]。

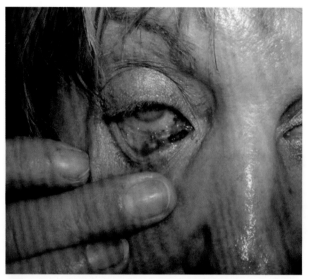

图 18.10　由于发生眼部并发症的风险较高，故未对该患者进行治疗（图片来自 Fodor 和 Ullmann 所著的第 1 版）

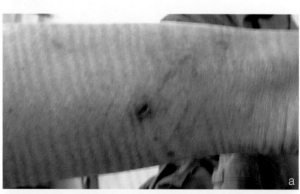

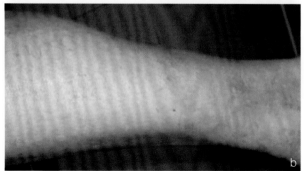

图 18.11　（a）小腿静脉 IPL 治疗后的伤口；（b）二次愈合后的轻微瘢痕（10 个月后）（图片来自 Fodor 和 Ullmann 所著的第 1 版）

次要并发症

大多数次要并发症发生在治疗结束后几分钟到数天内。治疗期间的疼痛或局部不适并不属于并发症，这与每个患者的疼痛阈值有关，使用局部麻醉药可有效减轻痛感。

红斑和紫癜：一些文章认为发红和紫癜是副作用。一般当症状持续 3 天以上时，我们才将其视为副作用，否则将其视为皮肤对 IPL 能量的正常反应。紫癜（图 18.12 和图 18.13）、轻微淤青或"荨麻疹"样反应（图 18.14）可以视为治疗有效的标志。治疗血管病变时，这些症状会在治疗过程中立即出现。红斑和毛囊周围水肿是脱毛后最常见的副作用（图 18.15 和图 18.16）。脉宽越短，表皮损伤的风险越高[73]。紫癜比较罕见，一般为散在性，与使用了较短的脉宽有关[74]。治疗化脓性汗腺炎时，重度红斑和刺激感的出现与间苯二酚的摄入及术前剃毛有关[75]。

水疱：研究表明，激光引起的水疱区域存在表皮下坏死[66]，其组织学表现与烧伤相似（图 18.17～18.20）。

暂时性色素改变：IPL 或激光治疗后出现色素减退（图 18.21），可能与黑色素生成受抑制有关，而并非黑素细胞破坏所致[76-77]，这解释了色素减

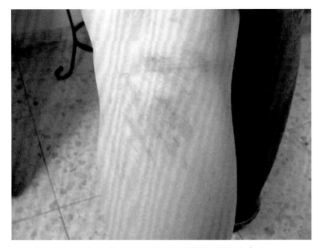

图 18.12　治疗后数天出现紫癜和瘀斑（图片来自 Fodor 和 Ullmann 所著的第 1 版）

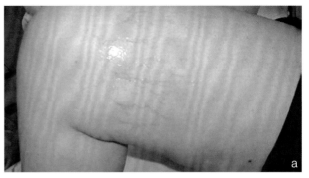

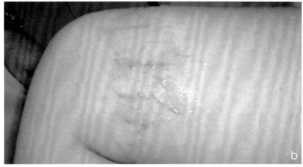

图 18.14　（a）IPL 治疗前的腿部静脉；（b）治疗后即刻出现"荨麻疹"样反应（图片来自 Fodor 和 Ullmann 所著的第 1 版）

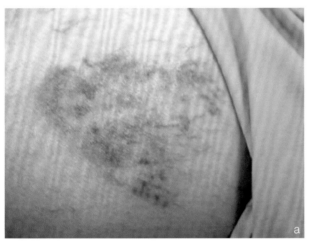

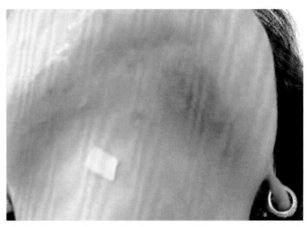

图 18.15　治疗后即刻出现左下颏局部红斑（图片来自 Fodor 和 Ullmann 所著的第 1 版）

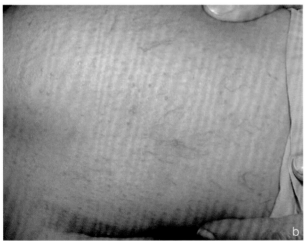

图 18.13　（a）IPL 治疗腿部静脉后出现瘀斑和小血肿；（b）数周后完全消失（图片来自 Fodor 和 Ullmann 所著的第 1 版）

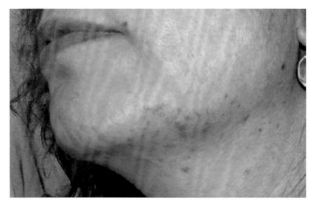

图 18.16　IPL 脱毛后毛囊周围水肿及红斑（图片来自 Fodor 和 Ullmann 所著的第 1 版）

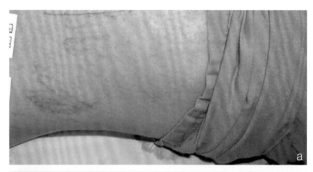

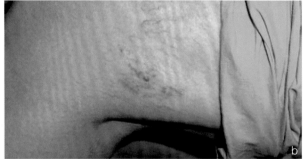

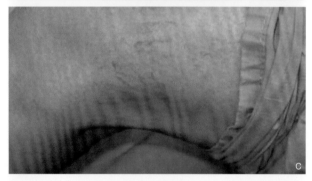

图 18.17 （a）治疗前的腿部静脉；（b）治疗后数天局部出现水疱；（c）第 2 次治疗前水疱消失（图片来自 Fodor 和 Ullmann 所著的第 1 版）

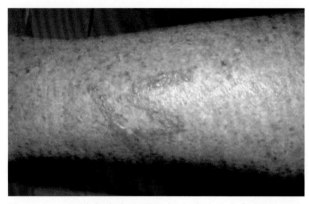

图 18.18 深肤色患者出现局部水疱（图片来自 Fodor 和 Ullmann 所著的第 1 版）

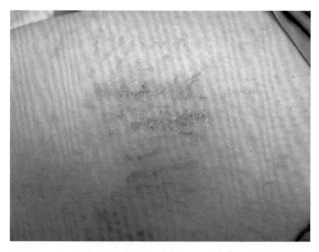

图 18.19 水疱消失后结痂（治疗后 2 周）（图片来自 Fodor 和 Ullmann 所著的第 1 版）

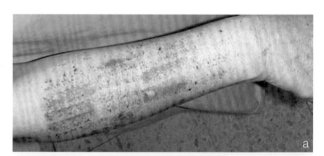

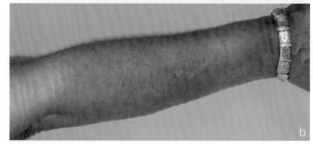

图 18.20 （a）脱毛后结痂；（b）1 年后（图片来自 Fodor 和 Ullmann 所著的第 1 版）

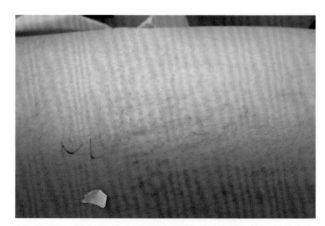

图 18.21 腿部静脉 IPL 治疗后暂时性色素减退（图片来自 Fodor 和 Ullmann 所著的第 1 版）

退为暂时性这一现象。色素沉着的机制前文已阐释（图18.22和图18.23）。这种副作用通常是一过性的，会随着血红蛋白和含铁血黄素的代谢清除而消失。

暂时性毛发变色：目前仅有1例IPL治疗后毛发暂时性变黄的报道[49]。毛发近端生长部分呈黄色，这与日光照射引起的远端毛发褪色难以区分。真黑素的生成减少及褐黑素的总量增加可能是其原因。

其他并发症：IPL治疗生发区后可出现暂时性脱毛（图18.24）。"斑马"样外观表现为无毛和有毛区域交替出现。

如何避免和处理并发症

IPL设备不断优化，副作用和并发症的发生率逐渐降低。应及时发现并谨慎处理易出现并发症的患者，尤其是深肤色患者及经IPL治疗后曾出现过并发症的患者。同时，应仔细地调整IPL参数，前面章节已有介绍，此处不再赘述。

红斑和水肿一般可持续数小时至数天。对于有长期水肿病史的患者，外用类固醇药膏有助于缩短恢复时间。色素性疾病治疗后或水疱后的结痂较易脱落，一般无须额外使用局部润肤霜来加速这一过程。如果病灶周围出现红斑或渗出，建议局部使用抗生素。

若患者有疱疹病史，可预防性给予抗病毒治疗。新生毛发的治疗效果有限，选择较短波长的

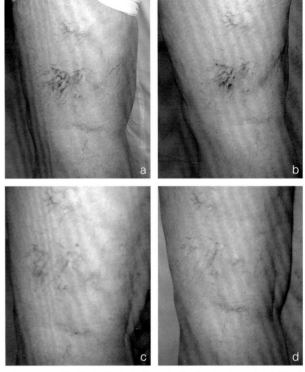

图18.22 （a）中等大小的腿部静脉；（b）即刻血栓形成；（c）暂时性色素沉着；（d）1年后（图片来自Fodor和Ullmann所著的第1版）

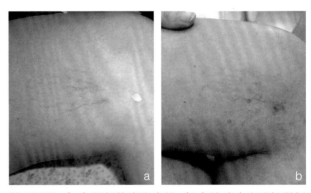

图18.23 （a）腿部静脉治疗前；（b）治疗中出现轻微暂时性色素沉着（图片来自Fodor和Ullmann所著的第1版）

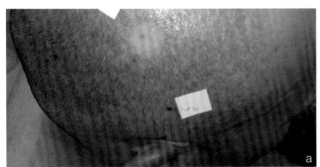
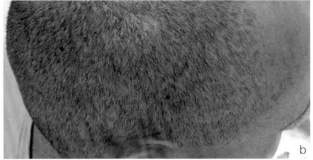

图18.24 （a）头皮血管瘤治疗后暂时性脱发；（b）3个月后（图片来自Fodor和Ullmann所著的第1版）

滤光片可能可以改善[30]。IPL 对瘢痕的疗效尚不确切。通常瘢痕伴有轻微的凹陷和色素减退，使用 CO_2 激光、磨削术或化学剥脱，可有效地均匀肤色，增加美容效果。

"斑马"样外观的出现多由于设备参数设置不当，光斑未重叠，导致治疗区域之间夹杂未治疗区域。再次治疗光斑稀疏的区域可有效改善此外观。治疗时应调整光斑大小使之与该区域相匹配。

若出现并发症，建议延长治疗间隔时间，以利于皮肤恢复。但针对间隔时间的具体时长，目前研究并无明确建议。我们的建议是下一次治疗应推迟数周。此外，为避免副作用，还应对能量密度和脉冲延迟进行调整以减少皮肤损伤，治疗前后对皮肤进行冷却以及避免日晒等。前面章节已有详细讨论，这里不再赘述。

出现并发症时，需要及时调整治疗参数。

📋 实用要点

- IPL 治疗的并发症分为两种，一种是由于设备操作不当造成的，另一种与患者自身有关。
- IPL 治疗的主要并发症为永久性色素沉着、毛发刺激、反常效应、白发病、葡萄膜炎、虹膜炎和瘢痕形成。
- IPL 治疗的次要并发症包括持续超过 3 天以上的红斑和紫癜、水疱、暂时性色素沉着和暂时性毛发变色。
- 紫癜、轻微瘀青或"荨麻疹"样反应是血管病变治疗有效的标志。
- 深肤色患者更易出现副作用。

选择题

Q1. 关于 IPL 治疗后的并发症，下列说法正确的是
- （a）较罕见
- （b）多数是暂时性的
- （c）由患者相关因素引起
- （d）由治疗相关因素引起
- （e）一定程度上可以通过充分的计划准备以及人员专业化培训来避免

Q2. IPL 治疗后最常见的不良反应包括
- （a）水疱
- （b）红斑
- （c）永久性色素变化
- （d）单纯疱疹感染
- （e）轻度不适

Q3. 下列说法正确的有
- （a）色素沉着是暂时性皮肤变黑，深肤色患者更易出现
- （b）色素减退是与周围皮肤相比色素相对减少，通常为永久性
- （c）反常效应是指在治疗区域周围长出新的纤细毛发
- （d）瘢痕形成可能是由于 IPL 治疗使用了高能量造成的
- （e）白发病是指 IPL 治疗后出现永久性白发

Q4. IPL 治疗后的次要并发症包括
- （a）紫癜
- （b）永久性色素变化
- （c）暂时性毛发褪色
- （d）脱发
- （e）脓疱

Q5. IPL 治疗后的主要并发症包括
- （a）水疱
- （b）白发病
- （c）结痂
- （d）水肿
- （e）虹膜炎

Q6. 下列关于 IPL 并发症管理的说法中，错误的是

（a）出现并发症后，应缩短治疗间隔时间

（b）调整光斑的大小使之匹配未治疗区域来处理 "斑马" 样外观

（c）对有疱疹病史的患者予以预防性抗病毒治疗

（d）一般需要使用保湿剂以加速水疱的脱落

（e）治疗前后避免日晒可减少副作用的发生

Q7. 下列关于 IPL 治疗的说法中，正确的是

（a）大多数不良反应可在治疗后 1~48 h 内消失

（b）据报道，色素沉着可持续长达 18 个月

（c）家用 IPL 设备比专业设备耗能更多，因此会导致更严重的不良反应

（d）Fitzpatrick Ⅲ~Ⅴ型患者常出现如色素变化或瘢痕形成等副作用

（e）紫外线滤光片可避免 DNA 受损风险

Q8. 下列关于暂时性色素改变的说法中，正确的是

（a）在皮肤白皙的患者中更常见

（b）是由真皮中含铁血黄素的积聚引起的

（c）是最常见的 IPL 并发症

（d）主要见于面颈部等毛发细密部位

（e）深肤色患者的黑素细胞对热刺激更为敏感

Q9. 关于反常效应，下列说法正确的是

（a）是指治疗区域出现毛发减少现象

（b）通常发生在面部和颈部

（c）发病率约为 25%

（d）不足以产生治疗效应的热能激活了休眠毛囊细胞

（e）与激素易感性有关

Q10. 以下关于 IPL 治疗并发症的说法中，正确的是

（a）主要并发症包括永久性色素沉着、毛发刺激、反常效应、白发病、葡萄膜炎、虹膜炎以及瘢痕形成

（b）次要并发症包括持续 3 天以上的红斑和紫癜、水疱、暂时性色素沉着和暂时性毛发褪色

（c）紫癜、轻微瘀青或 "荨麻疹" 样反应是血管病变治疗有效的标志

（d）深肤色患者更易出现副作用

（e）若出现并发症，则需调整治疗参数

参考文献

[1] Ash C, Town G, Whittall R, Tooze L, Phillips J. Lasers and intense pulsed light (IPL) association with cancerous lesions. Lasers Med Sci. 2017; 32(8):1927–33. https://doi.org/10.1007/s10103-017-2310-y.

[2] Wat H, Wu DC, Rao J, Goldman MP. Application of intense pulsed light in the treatment of dermatologic disease: a systematic review. Dermatol Surg. 2014; 40(4):359–77. https://doi.org/10.1111/dsu.12424.

[3] Kontoes PP, Vlachos SP, Marayiannis KV. Intense pulsed light for the treatment of lentigines in LEOPARD syndrome. Br J Plast Surg. 2003; 56(6):607–10.

[4] Town G, Botchkareva NV, Uzunbajakava NE, Nuijs T, van Vlimmeren M, Ash C, Dierickx C. Light-based home-use devices for hair removal: why do they work and how effective they are? Lasers Surg Med. 2019; https://doi.org/10.1002/lsm.23061.

[5] Feng Y-M, Zhou Z-C, Gold MH. Hair removal using a new intense pulsed light source in Chinese patients. J Cosmet Laser Ther. 2009; 11(2):94–7. https://doi.org/10.1080/14764170902883220.

[6] Mohanan S, Basheerahmed P, Priyavathani R, Nellainayagam G. New intense pulse light device with square pulse technology for hirsutism in Indian patients: a pilot study. J Cosmet Laser Ther. 2012; 14(1):14–7. https://doi.org/10.3109/14764172.2011.649764.

[7] Thacker P, Kumar P. Near infrared pulsed light for permanent hair reduction in Fitzpatrick skin types IV and V. J Cutan Aesthet Surg. 2016; 9(4):249–53. https://doi.org/10.4103/0974-2077.197078.

[8] Trelles MA, Ash C, Town G. Clinical and microscopic evaluation of long-term (6 months) epilation effects of the ipulse personal home-use intense pulsed light (IPL) device. J Eur Acad Dermatol Venereol. 2014; 28(2):160–8. https://doi.org/10.1111/jdv.12069.

[9] Radmanesh M, Mostaghimi M, Yousefi I, Mousavi ZB, Rasai S, Esmaili HR, Khadivi HA. Leukotrichia developed following application of intense pulsed light for hair removal. Dermatol Surg. 2002; 28(7):572–4; discussion 574.

[10] Fodor L, Peled IJ, Rissin Y, et al. Using intense pulsed light for cosmetic purposes: our experience. Plast Reconstr Surg. 2004; 113(6):1789–95.

[11] Alster TS, Tanzi EL, Welsh EC. Photorejuvenation of facial skin with topical 20% 5-aminolevulinic acid and intense pulsed light treatment: a split-face comparison study. J Drugs Dermatol. 2005; 4(1):35–8.

[12] Hernandez-Perez E, Ibiett EV. Gross and microscopic findings in patients submitted to nonablative full-face resurfacing using intense pulsed light: a preliminary study. Dermatol Surg. 2002; 28(8):651–5.

[13] Negishi K, Wakamatsu S, Kushikata N, et al. Full-face photorejuvenation of photodamaged skin by intense pulsed light with integrated contact cooling: initial experiences in Asian patients. Lasers Surg Med. 2002; 30(4):298–305.

[14] Bitter PH. Noninvasive rejuvenation of photodamaged skin using serial, full-face intense pulsed light treatments. Dermatol Surg. 2000; 26(9):835–42. discussion 843

[15] Weiss RA, Weiss MA, Beasley KL. Rejuvenation of photoaged skin: 5 years results with intense pulsed light of the face, neck, and chest. Dermatol Surg. 2002; 28(12):1115–9.

[16] Goldberg DJ, Cutler KB. Nonablative treatment of rhytids with intense pulsed light. Lasers Surg Med. 2000; 26(2):196–200.

[17] Mark KA, Sparacio RM, Voigt A, et al. Objective and quantitative improvement of rosacea-associated erythema after intense pulsed light treatment. Dermatol Surg. 2003; 29(6):600–4.

[18] Schroeter CA, Haaf-von Below S, Neumann HA. Effective treatment of rosacea using intense pulsed light systems. Dermatol Surg. 2005; 31(10):1285–9.

[19] Huang YL, Liao YL, Lee SH, et al. Intense pulsed light for the treatment of facial freckles in Asian skin. Dermatol Surg. 2002; 28(11):1007–12. discussion 1012

[20] Goldman MP, Weiss RA. Treatment of poikiloderma of Civatte on the neck with an intense pulsed light source. Plast Reconstr Surg. 2001; 107(6):1376–81.

[21] Weiss RA, Goldman MP, Weiss MA. Treatment of poikiloderma of Civatte with an intense pulsed light source. Dermatol Surg. 2000; 26(9):823–7. discussion 828

[22] Paquet P, Pierard GE. Intense pulsed light treatment of persistent facial hypermelanosis following drug-induced toxic epidermal necrolysis. Dermatol Surg. 2004; 30(12 Pt 2):1522–5.

[23] Kawada A, Shiraishi H, Asai M, et al. Clinical improvement of solar lentigines and ephelides with an intense pulsed light source. Dermatol Surg. 2002; 28(6):504–8.

[24] Wang CC, Hui CY, Sue YM, et al. Intense pulsed light for the treatment of refractory melasma in Asian persons. Dermatol Surg. 2004; 30(9):1196–200.

[25] Moreno-Arias GA, Ferrando J. Noncoherent-intense-pulsed light for the treatment of relapsing hairy intradermal melanocytic nevus after shave excision. Lasers Surg Med. 2001; 29(2):142–4.

[26] Moreno Arias GA, Ferrando J. Intense pulsed light for melanocytic lesions. Dermatol Surg. 2001; 27(4):397–400.

[27] Konishi N, Kawada A, Kawara S, et al. Clinical effectiveness of a novel intense pulsed light source on facial pigmentary lesions. Arch Dermatol Res. 2008; 300(Suppl 1):S65–7.

[28] Lee JH, Huh CH, Yoon HJ, Cho KH, Chung JH. Photoepilation results of axillary hair in dark-skinned patients by IPL: a comparison between different wavelength and pulse width. Dermatol Surg. 2006; 32(2):234–40.

[29] Fodor L, Menachem M, Ramon Y, et al. Hair removal using intense pulsed light (EpiLight): patient satisfaction, our experience, and literature review. Ann Plast Surg. 2005; 54(1):8–14.

[30] Moreno-Arias GA, Castelo-Branco C, Ferrando J. Side-effects after IPL photodepilation. Dermatol Surg. 2002; 28(12):1131–4.

[31] Nahavandi H, Neumann R, Holzer G, Knobler R. Evaluation of safety and efficacy of variable pulsed light in the treatment of unwanted hair in 77 volunteers. J Eur Acad Dermatol Venereol. 2008; 22(3):311–5.

[32] Khatri KA, Garcia V. Light-assisted hair removal in patients undergoing isotretinoin therapy. Dermatol Surg. 2006; 32(6):875–7.

[33] Sadick NS, Shea CR, Burchette JL Jr, Prieto VG. High-intensity flashlamp photoepilation: a clinical, histological, and mechanistic study in human skin. Arch Dermatol. 1999; 135(6):668–76.

[34] Sadick NS, Weiss RA, Shea CR, Nagel H, Nicholson J, Prieto VG. Long-term photoepilation using a broad-spectrum intense pulsed light source. Arch Dermatol. 2000; 136(11):1336–40.

[35] Goh CL. Comparative study on a single treatment response to long pulse Nd:YAG lasers and intense pulse light therapy for hair removal on skin type IV to VI—is longer wavelengths lasers preferred over shorter wavelengths lights for assisted hair removal. J Dermatolog Treat. 2003; 14(4):243–7.

[36] Bjerring P, Cramers M, Egekvist H, et al. Hair reduction using a new intense pulsed light irradiator and a normal mode ruby laser. J Cutan Laser Ther. 2000; 2(2):63–71.

[37] Lask G, Eckhouse S, Slatkine M, et al. The role of laser and intense light sources in photo-epilation: a comparative evaluation. J Cutan Laser Ther. 1999; 1(1):3–13.

[38] Schroeter CA, Groenewegen JS, Reineke T, et al. Ninety percent permanent hair reduction in transsexual patients. Ann Plast Surg. 2003; 51(3):243–8.

[39] Johnson F, Dovale M. Intense pulsed light treatment of hirsutism: case reports of skin phototypes V and VI. J Cutan Laser Ther. 1999; 1(4):233–7.

[40] Weiss RA, Weiss MA, Marwaha S, et al. Hair removal with a non-coherent filtered flashlamp intense pulsed light source. Lasers Surg Med. 1999; 24(2):128–32.

[41] Gold MH, Bell MW, Foster TD, Street S. Long-term epilation using the EpiLight broad band, intense pulsed light hair removal system. Dermatol Surg. 1997; 23(10):909–13.

[42] Yaghmai D, Garden JM, Bakus AD, Spenceri EA, Hruza GJ, Kilmer SL. Hair removal using a combination radio-frequency and intense pulsed light source. J Cosmet Laser Ther. 2004; 6(4):201–7.

[43] Amin SP, Goldberg DJ. Clinical comparison of four hair removal lasers and light sources. J Cosmet Laser Ther. 2006; 8(2):65–8.

[44] Toosi P, Sadighha A, Sharifian A, et al. A comparison study of the efficacy and side effects of different light sources in hair removal. Lasers Med Sci. 2006; 21(1):1–4.

[45] Troilius A, Troilius C. Hair removal with a second generation broad spectrum intense pulsed light source--a long-term follow-up. J Cutan Laser Ther. 1999; 1(3):173–8.

[46] Goldberg DJ, Silapunt S. Histologic evaluation of a Q- switched

Nd: YAG laser in the nonablative treatment of wrinkles. Dermatol Surg. 2001; 27(8):744–6.

[47] Lor P, Lennartz B, Ruedlinger R. Patient satisfaction study of unwanted facial and body hair: 5 years experience with intense pulsed light. J Cosmet Laser Ther. 2002; 4(3–4):73–9.

[48] Willey A, Torrontegui J, Azpiazu J, Landa N. Hair stimulation following laser and intense pulsed light photo-epilation: review of 543 cases and ways to manage it. Lasers Surg Med.

[49] Radmanesh M. Temporary hair color change from black to blond after intense pulsed light hair removal therapy. Dermatol Surg. 2004; 30(12 Pt 2):1521. https://doi.org/10.1111/j.1524-4725.2004.30566.x.

[50] Raulin C, Werner S. Treatment of venous malformations with an intense pulsed light source (IPLS) technology: a retrospective study. Lasers Surg Med. 1999; 25(2):170–7.

[51] Butler EG 2nd, McClellan SD, Ross EV. Split treatment of photodamaged skin with KTP 532 nm laser with 10 mm handpiece versus IPL: a cheek-to-cheek comparison. Lasers Surg Med. 2006; 38(2):124–8.

[52] Goldman MP, Eckhouse S, ESC Medical Systems, LTD Photoderm VL Cooperative Study Group. Photothermal sclerosis of leg veins. Dermatol Surg. 1996; 22(4):323–30.

[53] Schroeter CA, Neumann HA. An intense light source. The photoderm VL-flashlamp as a new treatment possibility for vascular skin lesions. Dermatol Surg. 1998; 24(7):743–8.

[54] Green D. Photothermal removal of telangiectases of the lower extremities with the PhotodermVL. J Am Acad Dermatol. 1998; 38(1):61–8.

[55] Sadick NS. A dual wavelength approach for laser/intense pulsed light source treatment of lower extremity veins. J Am Acad Dermatol. 2002; 46(1):66–72.

[56] Clementoni MT, Gilardino P, Muti GF, et al. Facial teleangectasias: our experience in treatment with IPL. Lasers Surg Med. 2005;37(1):9–13.

[57] Clementoni MT, Gilardino P, Muti GF, et al. Intense pulsed light treatment of 1,000 consecutive patients with facial vascular marks. Aesthetic Plast Surg. 2006; 30(2):226–32.

[58] Angermeier MC. Treatment of facial vascular lesions with intense pulsed light. J Cutan Laser Ther. 1999; 1(2):95–100.

[59] Raulin C, Weiss RA, Schonermark MP. Treatment of essential telangiectasias with an intense pulsed light source (PhotoDerm VL). Dermatol Surg. 1997; 23(10):941–5. discussion 945–946

[60] Chan HH, Alam M, Kono T, Dover JS. Clinical application of lasers in Asians. Dermatol Surg. 2002; 28(7):556–63.

[61] Shin JU, Roh MR, Lee JH. Vitiligo following intense pulsed light treatment. J Dermatol. 2010; 37(7):674–6. https://doi.org/10.1111/j.1346-8138.2010.00834.x.

[62] Desai S, Mahmoud BH, Bhatia AC, Hamzavi IH. Paradoxical hypertrichosis after laser therapy: a review. Dermatol Surg. 2010; 36(3):291–8. https://doi.org/10.1111/j.1524-4725.2009.01433.x.

[63] Lolis MS, Marmur ES. Paradoxical effects of hair removal systems: a review. J Cosmet Dermatol. 2006; 5(4):274–6. https://doi.org/10.1111/j.1473-2165.2006.00269.x.

[64] Holzer G, Nahavandi H, Neumann R, Knobler R. Photoepilation with variable pulsed light in non-facial body areas: evaluation of efficacy and safety. J Eur Acad Dermatol Venereol. 2010; 24(5):518–23. https://doi.org/10.1111/j.1468-3083.2009.03450.x.

[65] Radmanesh M, Azar-Beig M, Abtahian A, Naderi AH. Burning, paradoxical hypertrichosis, leukotrichia and folliculitis are four major complications of intense pulsed light hair removal therapy. J Dermatolog Treat. 2008; 19(6):360–3. https://doi.org/10.1080/09546630802132627.

[66] Goldberg DJ. Laser- and light-based hair removal: an update. Expert Rev Med Devices. 2007; 4(2):253–60. https://doi.org/10.1586/17434440.4.2.253.

[67] Crabb M, Chan WO, Taranath D, Huilgol SC. Intense pulsed light therapy (IPL) induced iritis following treatment for a medial canthal capillary malformation. Australas J Dermatol. 2014; 55(4):289–91. https://doi.org/10.1111/ajd.12137.

[68] Lee WW, Murdock J, Albini TA, O'brien TP, Levine ML. Ocular damage secondary to intense pulse light therapy to the face. Ophthal Plast Reconstr Surg. 2011; 27(4):263–5. https://doi.org/10.1097/IOP.0b013e31820c6e23.

[69] Friedmann DP, Mishra V, Buckley S. Keloidal scarring from the at-home use of intense pulsed light for tattoo removal. Dermatol Surg. 2017; 43(8):1112–4. https://doi.org/10.1097/DSS.0000000000001168.

[70] Remington BK, Remington TK. Treatment of facial lentigines in Peutz-Jeghers syndrome with an intense pulsed light source. Dermatol Surg. 2002; 28(11):1079–81.

[71] Bjerring P, Christiansen K. Intense pulsed light source for treatment of small melanocytic nevi and solar lentigines. J Cutan Laser Ther. 2000; 2(4):177–81.

[72] Otchere E, Wang CX, Compton LA, Nahmias Z. Eruption of solitary reticulohistiocytoma after intense pulsed light burn. JAAD Case Rep. 2018; 4(10):1039–41. https://doi.org/10.1016/j.jdcr.2018.08.007.

[73] Drosner M, Adatto M. Photo-epilation: guidelines for care from the European Society for Laser Dermatology (ESLD). J Cosmet Laser Ther. 2005; 7(1):33–8. https://doi.org/10.1080/14764170410003002.

[74] Goldman MP, Weiss RA, Weiss MA. Intense pulsed light as a nonablative approach to photoaging. Dermatol Surg. 2005; 31(9 Pt 2):1179–87. discussion 1187

[75] Theut Riis P, Saunte DM, Sigsgaard V, Wilken C, Jemec GBE. Intense pulsed light treatment for patients with hidradenitis suppurativa: beware treatment with resorcinol. J Dermatolog Treat. 2018; 29(4):385–7. https://doi.org/10.1080/09546634.2017.1387226.

[76] Liew SH. Laser hair removal: guidelines for management. Am J Clin Dermatol. 2002; 3(2):107–15. https://doi.org/10.2165/00128071-200203020-00004.

[77] Martella A, Raichi M. Photoepilation and skin photorejuvenation: an update. Dermatol Rep. 2017; 9(1): 7116. https://doi.org/10.4081/dr.2017.7116.

第19章
如何处理棘手型患者

Olimpiu Bota, Lucian Fodor 著

余岚岚，尹锐 译

🕐 学习目标

- 识别棘手型患者。
- 以合适的方式管理每位患者。
- 拒绝不适合治疗的患者。

理想型患者

寻求 IPL 治疗的患者应该与医生建立融洽的信任关系。一名理想型患者应该是受过教育、态度和善，并对自身诊疗情况有充分的了解。患者应该有相应的适应证，且治疗可行。患者还应充分了解治疗的局限性及可能出现的并发症，对治疗结果有较客观的预期。患者对治疗的依从性也是影响疗效的因素。然而，现实中很难遇到这样一名理想的患者，因此医生应根据实际情况选择患者，必要时还应拒绝治疗，以避免不必要的麻烦。

棘手型患者

棘手型患者与理想型患者截然相反。这类患者对医务人员态度不友好，控制欲强，要求高，他们会从其他来源（媒体、朋友、其他医生）了解较多的相关内容，但不理解也不认同医生的诊断及建议的治疗方案，与其沟通需要耗费大量时间和精力。另外，这类患者不配合提供完整病史和用药史，并且治疗前后不遵医嘱，情绪不稳定，易出现生气、发牢骚、抑郁情绪甚至攻击行为。部分患者可能患有心理疾病，如躯体变形障碍或做作性障碍（孟乔森综合征）。即使患者没有心理疾病，但有不切实

际的期望，强调保密或有极端要求，这类情况也应谨慎考虑[1]。约有 15% 的患者属于棘手型患者[2]。

处理棘手型患者时，医生需要具备很强的自控力，以及一定的语言和非语言交流技巧。虽然与棘手型患者沟通颇有难度，但医生的沟通技巧和个性魅力会使医患沟通更为顺畅，并影响最终疗效。一般来说，患者满意度并非取决于治疗效果，而是医生是否有能力管理患者的期望并合理解释最终疗效。许多诉讼是由于医患沟通不畅或医生个性问题，而非实际治疗过程导致的。

应对棘手型患者的策略

一项 Meta 分析研究表明，患者的满意度与医生和护士的热情、倾听呈高度正相关性[3]。医生对待患者的态度会直接影响患者的配合度，如对患者生气、反感、推脱或者威胁等会恶化医患关系。

在沟通困难的情况下，医生应采用如下策略[2, 4-6]。

- 保持冷静和专业。
- 说话要轻声，避免苛刻评判的态度。
- 慢慢呼吸，这样可以避免大脑杏仁核引起的愤怒反应。
- 正确使用肢体语言。建议进行坚定、自信的眼神交流，不要盯着或低头看患者。保持坐姿放松，不要紧张地移动腿或手。
- 保持中立。
- 不要卷入冲突，不要争论。这只会引发恶性循环。
- 不要进行人身攻击。

- 和患者之间保持一定距离，不要通过下命令的方式来控制局面。
- 如果患者言辞激烈，请不要回应。冷静地表示你不想在办公室出现争吵。
- 设定底线。如果患者要求过高或对你和其他工作人员表现出过激行为，请以冷静而疏远的方式陈述事实。
- 如果遭到攻击，要表现出不理解的样子。让患者以非冲突的方式再次解释（"我不明白您在说什么。您能帮助我理解吗？"）
- 试着设身处地为患者着想，基于为患者的最大利益制订一个解决方案。
- 表明你愿意提供帮助（"我是来帮助你的。"）
- 仔细听患者说话，不要打岔。
- 清晰地表达问题（"我可以看出你很不高兴"或"我知道我们对这个治疗有不同的看法。你同意吗？"）
- 解决问题最直接的方式就是缓解紧张局面，为共同寻求解决方案奠定基础。
- 总结患者的抱怨（"您的意思是……是吗？"）
- 慢慢来。不同的患者需要不同的沟通时间，棘手型患者一般需要更多时间。要有耐心，专注于眼前的患者，后面的患者必须等待。
- 避免居高临下的态度或使用"负面语言"（"你说过""你没资格""患者不应该"）。
- 不要只看外表，愤怒可能会掩盖一些患者渴望倾诉的问题。等待时间长通常是原因之一。
- 集中精力寻找解决方案，而不是产生分歧。向患者提出解决方案（"你的建议是什么？"）。为患者提供选择并共同努力寻求解决方案。
- 让患者参与解决问题（"我需要你的帮助。"）
- 如果讨论仍在朝着错误的方向进行，你可以尝试重新开始（"我们的谈话没有朝着正确的方向进行。我们可以重新开始吗？"）
- 不要让争论变得不可控。当讨论变得激烈时，要冷静下来，从头开始。如果争论不断升级，休息一下；如果需要，几周后重新安排治疗。
- 如果最终你的决定是拒绝为患者治疗，请以平和委婉的方式表明。首先平复一下心情，消除紧张感，然后解释你无法进行治疗。如果沟通不顺畅，可以重新约定治疗时间并在下一次治疗时婉拒为其治疗。
- 如果患者有暴力倾向，请冷静地离开房间并寻求帮助。不要用呼叫保安来威胁患者，这样只会使情况更糟。

一项对外科医生与患者沟通的系统回顾研究表明，外科医生需考虑患者的担忧和情绪，提升沟通技巧，更富有同理心[7]。该研究也表明，接受沟通技巧培训可以改善内科和外科专业的医患交流。

特殊类型患者

躯体变形障碍或畸形恐惧症

身体意象的概念包括对自身外观的思想、认知和感觉，并受到社会文化、发展和个人因素等影响[8]。情绪、期望、动机、社交媒体、社会环境、自身知识可能会影响对自身身体意象的认知，并在某些情况下导致躯体变形障碍（body dysmorphic disorder，BDD）。医生可能会注意到 BDD 患者的一些行为模式，包括过度照镜子，认为自己不吸引人，描述实际不存在的身体形象缺陷或变化，不断地和别人比较，认为自己明显的身体缺陷困扰到别人[9]。

总体来看，BDD 发病率在 0.4% ~ 5.8%[10-13]。而美容医疗机构中的发病率明显更高，在皮肤美容和鼻部整形患者中的发病率分别为 14% 和 21%[10, 14-15]。在大多数研究中，女性 BDD 发病多于男性，但也有一些研究发现男女发病率相似，并且均关注体毛问题，而女性更关注皮肤外观[9]。

文献中关于 BDD 患者是否应该接受美容手术

一直存有争议[10, 16]。研究表明，对这些患者进行美容手术的医生中，有40%受到BDD患者的口头威胁[17-18]，内容包括身体攻击和诉讼，而且有报道他们曾遭受过暴力袭击甚至谋杀[17]。

并非所有BDD患者在美容手术后都会有上述消极情绪，因此学者们提出了分类方法以将患者分为轻度至中度或重度BDD[16]。轻度至中度患者可能从美容治疗中获益，而严重不良反应风险较低；而重度患者已存在社会功能异常，并具有强迫行为，在治疗期间和治疗后出现不良反应的可能性较大，应进行精神心理治疗，而非美容治疗。为了在工作中高效、快速地评估这些患者，我们编制了几份问卷。

BDD问卷皮肤病学版（BDDQ-DV）可供患者在候诊室内完成，其敏感性为100%，特异性为89%[9]，其有效性得到证实。英国国家健康临床优化研究院提供了5个有助于诊断BDD的问题：

1. 你是否非常担心自己的外观，并希望自己不要经常去想？
2. 你对自己的外表有什么特别的担心？
3. 在一天中，你有多少个小时在关注自己的外表？
4. 它对你的生活有什么影响？
5. 它会使你的工作或与朋友相处变得困难吗[19]？

Sweis等[17]还提出了以下问题：

1. 我从未被诊断为BDD或从未接受过治疗；
2. 我过去接受过整形外科手术，对这些手术并不满意；
3. 我愿意联系我以前的整形外科医生；
4. 我承认在选择整形外科手术过程中掺杂着重要的情感因素；
5. 我了解我正在寻求的手术可能无法达到我想要的确切结果。

Morselli和Boriani[20]推荐术前患者进行期望问卷（E-pgm）调查，治疗12个月后推荐患者进行满意度问卷（S-pgm）调查，以评估患者期望与满意度之间的关系。作者认为这有利于帮助医生选择患者及识别BDD患者。

最后，对包括BDD在内的患者的治疗决定权仍属于医生，有一些问题并无分类标准可以参考，比如患者畸形和痛苦程度，以及人际交往和医患之间建立的信任程度。

年轻患者

面对寻求美容治疗的年轻患者是一项特殊的挑战。除了要评估患者的畸形程度外，医生还必须评估患者对手术预期结果及可能出现的并发症的理解程度。在大多数国家，当患者达到法定成年年龄即18岁才可以单独决定并签署治疗同意书。而且人们也逐渐认识到，可能需要到18岁以上，患者才有辨别力来决定医疗程序，并且需视具体情况而定。因此，如果患者在法律上是未成年人，则父母也应当参与咨询，父母双方和患者（假如是未成年人）都应签署同意书。达到法定成年年龄的患者可以在没有父母陪同下进行咨询，但需出具相关证明，证明其已经成年。

对于未成年患者，医生需要向患者及其父母充分解释说明手术过程及可能的效果，特别要重点解释副作用和并发症。只有当所有当事人都充分知情同意后，才可以开始进行治疗[21]。

医生的亲属和朋友

家人和朋友前来就诊可能代表着对你医术的认可，但这也可能导致一系列不可预见的事件。通常，他们希望能有大幅度的折扣，甚至免费进行手术的情况也不少见。这些问题应当在治疗前就明确，如果不能提供折扣，应当面或通过信函告知：由于费用原因，无法享受折扣，你只能提供专业知识和经验。

医疗文件

医生与患者的所有沟通都应完整记录下来。第一次面诊后，医生不仅要记录客观结果，还要记录患者的态度、期望和顾虑。患者和医生之间如果出现任何分歧，都应予以重视。如果遇到患者恶意投诉的情况，医生可以利用各种医疗文件来证明诊治期间患者对医生或者治疗持不服从态度，而医生则保持公平、专业和平等的态度。

知情同意书是治疗前准备的重要组成部分，应详尽地包含要采取的治疗措施、治疗目的、可能的获益以及所有可能或不可能的不良反应和并发症。患者有权决定自己的核心关注点，而医生则必须为患者提供完整和准确的信息。通常，法律规定患者在签署知情同意书后、进行治疗前应该有足够的考虑时间。IPL 治疗所需的最短时间为 24 h，医生应遵守法律要求并遵照执行。

拍照

手术前应进行完整的影像记录。患者应签署知情同意书，同意将自己的照片用于医疗记录，或者用作案例向其他患者展示，以及用于网站广告或学术会议公开展示。如果要拍摄面部照片并将照片公开，患者应知情并同意公开自己的身份信息。一般来说，如果患者拒绝接受出于医疗目的的影像记录，医生可选择拒绝为其治疗。

拍摄时应包括待治疗区域和邻近区域，并同时拍摄对侧（健康侧）。如果需要检查和拍摄私密区域，我们建议安排一名护士在场，以避免纠纷。分别在术后首次复诊、6 周后及 3 个月后进行拍照。一些研究建议对相机进行精确设置以获得标准化影像[22-23]。

医疗环境

医生应时刻谨记医疗咨询具有高度隐私性。医务室应光线充足，保持安静，面诊时只允许医生、患者及最多两位患者家属和护士在场。电话铃声、工作人员进出办公室、开门等因素造成的持续干扰可能会给患者带来不适和困扰，影响正常的医患沟通[6]。

在医务室等候时间可能较长，这容易让患者产生愤怒情绪。即使有预约安排，但由于每位患者的咨询时间不同，等待时间也很难预估。若预计等待时间较长，则应在登记时提醒患者。患者面诊时，医生应对患者等待较长时间表示歉意，以缓解患者的负面情绪，有利于下一步的沟通。在临床实践中，作者可通过给患者分配不同的事务来避免过长的等待时间，例如填写问卷、阅读知情同意书或让经培训的护士进行摄影存档，这些过程会占用患者的等待时间，以减少其等待时间过长的印象。

拒绝治疗

在整形美容机构中，只有医生有权决定是否治疗患者。如果患者对治疗能否成功提出质疑，则医师应遵循自己的直觉并拒绝治疗。医生拒绝为患者治疗可以是由于患者的生理或心理问题，前者主要是指患者生理上的疾病，而这种疾病要么并不明显，要么无法通过治疗来改善；后者是指以 BDD 为代表的心理疾病，或者患者对轻微的异常表现出过分的担忧。

拒绝治疗的原因可能有以下几种：你或其他工作人员认为患者不适合进行治疗，患者不认可你或治疗方案，患者患有心理疾病（例如 BDD）或抱有不切实际的期望。无论出于何种原因，医生都应记住，如果在治疗前拒绝了患者，他（她）的离开将不会产生任何后果；一旦患者开始进行治疗，你需要担负医疗和法律责任，可能会对你和你的事业带来影响。

如果拒绝为患者进行治疗，需坦诚直白地告知患者。不要责怪患者；相反，应该尽量解释说明，在你的专业水平范围内无法提供帮助。

选择题

Q1. 关于棘手型患者，下列说法正确的是
（a）对工作人员和医生不友好
（b）控制欲强，要求高
（c）耗费大量时间
（d）不配合提供完整的病史和用药史
（e）不遵医嘱

Q2. 关于应对棘手型患者，以下说法正确的是
（a）需要自我控制
（b）意味着在交流中需要运用语言和非语言技巧
（c）与棘手型患者的纠纷是不可避免的
（d）治疗是影响患者满意度的唯一因素
（e）医生的热情和倾听会影响患者的满意度

Q3. 与棘手型患者打交道时，医生应
（a）保持中立
（b）保持冷静和专业
（c）大声清晰地解释观点
（d）避免居高临下
（e）听患者讲话时不要打断

Q4. 以下说法正确的是
（a）棘手型患者占 15% 左右
（b）一般人群中躯体变形障碍（BDD）的发病率为 14%
（c）外科医生在表达同理心方面需要加强
（d）寻求美容治疗的患者 BDD 的发生率高于普通人群
（e）护士的消极态度对患者满意度没有影响

Q5. 以下关于 BDD 的说法，正确的是
（a）应该拒绝为所有的 BDD 患者进行美容治疗

（b）BDD 问卷皮肤病学版具有较高的敏感性和特异性
（c）BDD 分为轻中度和重度
（d）BDD 患者在美容治疗后很少发生医疗纠纷
（e）BDD 患者认为自己很有吸引力

Q6. 以下说法哪些是错误的
（a）大多数国家的法定成年年龄是 18 岁
（b）未成年患者不应签署知情同意书
（c）医生应该为其亲属提供折扣
（d）未成年患者应在父母在场的情况下进行咨询
（e）医生的家人和朋友也属于一类特殊的患者

Q7. 以下说法哪些是正确的
（a）医疗文档只需要记录医疗相关信息
（b）知情同意书应详尽地解释可能出现的并发症
（c）患者在签署知情同意书后、进行治疗前应该有足够的考虑时间
（d）拍照存档不是必需的
（e）由患者决定是否进行治疗

Q8. 以下说法哪些是正确的
（a）长时间的等待对患者的依从性没有影响
（b）患者在医务室的等候是无法避免的
（c）如果患者在会诊前等得太久，医务人员需要表示歉意
（d）填写问卷和阅读知情同意书会占用患者等待咨询的时间
（e）咨询过程中应避免噪声和干扰

Q9. 下列关于医生拒绝治疗的说法中，正确的是
（a）如果医生认为患者不适合进行治疗，则应该拒绝治疗

（b）如果患者不认可医生，医生应该拒绝治疗

（c）如果患者有 BDD，医生应该拒绝治疗

（d）拒绝治疗应采取一种冷静和直接的方式

（e）如果患者对身体缺陷有过分的担忧，医生应该拒绝治疗

Q10. 在棘手型患者进行咨询时，医生应

（a）设置底线

（b）为患者提供选择

（c）表明帮助的意愿

（d）口头说明问题

（e）让患者参与解决问题

参考文献

[1] Gorney M. Mirror, mirror on the wall: the interface between illusion and reality in aesthetic surgery. Plast Reconstr Surg. 2010; 125(1):411–3. https://doi. org/10.1097/PRS.0b013e3181c2a748.

[2] Haas LJ, Leiser JP, Magill MK, Sanyer ON. Management of the difficult patient. Am Fam Physician. 2005; 72(10):2063–8.

[3] Henry SG, Fuhrel-Forbis A, Rogers MAM, Eggly S. Association between nonverbal communication during clinical interactions and outcomes: a systematic review and meta-analysis. Patient Educ Couns. 2012; 86(3):297–315. https://doi.org/10.1016/j.pec.2011.07.006.

[4] Davies M. Managing challenging interactions with patients. BMJ. 2013; 347:f4673. https://doi. org/10.1136/bmj.f4673.

[5] Lampert L. How to handle difficult patients. Ausmed. 2016. Available online at https://www.ausmed.com/cpd/articles/how-to-handle-difficult-patients.

[6] Hull SK, Broquet K. How to manage difficult patient encounters. Fam Pract Manag. 2007; 14(6):30–4.

[7] Levinson W, Hudak P, Tricco AC. A systematic review of surgeon-patient communication: strengths and opportunities for improvement. Patient Educ Couns. 2013; 93(1):3–17. https://doi. org/10.1016/j. pec.2013.03.023.

[8] Sarcu D, Adamson P. Psychology of the facelift patient. Facial Plast Surg. 2017; 33(3):252–9. https://doi.org/10.1055/s-0037-1598071.

[9] Higgins S, Wysong A. Cosmetic surgery and body dysmorphic disorder-an update. Int J Womens Dermatol. 2018; 4(1):43–8. https://doi.org/10.1016/j. ijwd.2017.09.007.

[10] Bouman TK, Mulkens S, van der Lei B. Cosmetic professionals' awareness of body dysmorphic disorder. Plast Reconstr Surg. 2017; 139(2):336–42. https://doi.org/10.1097/PRS.0000000000002962.

[11] França K, Roccia MG, Castillo D, AL Harbi M, Tchernev G, Chokoeva A, et al. Body dysmorphic disorder: history and curiosities. Wien Med Wochenschr. 2017; 167(Suppl 1):5–7. https://doi.org/10.1007/s10354-017-0544-8.

[12] Möllmann A, Dietel FA, Hunger A, Buhlmann U. Prevalence of body dysmorphic disorder and associated features in German adolescents: a self-report survey. Psychiatry Res. 2017; 254:263–7. https://doi. org/10.1016/j.psychres.2017.04.063.

[13] Morselli PG, Micai A, Boriani F. Eumorphic plastic surgery: expectation versus satisfaction in body dysmorphic disorder. Aesthet Plast Surg. 2016; 40(4):592–601. https://doi.org/10.1007/s00266-016-0655-4.

[14] de Brito MJA, Nahas FX, Cordás TA, Tavares H, Ferreira LM. Body dysmorphic disorder in patients seeking abdominoplasty, rhinoplasty, and rhytidectomy. Plast Reconstr Surg. 2016; 137(2):462–71. https://doi.org/10.1097/01.prs.0000475753. 33215.8f.

[15] Locatelli K, Boccara D, de Runz A, Fournier M, Chaouat M, Villa F, Mimoun M. A qualitative study of life events and psychological needs underlying the decision to have cosmetic surgery. Int J Psychiatry Med. 2017; 52(1):88–105. https://doi.org/10.1177/0091217417703287.

[16] de Brito MJA, de Felix AAG, Nahas FX, Tavares H, Cordás TA, Dini GM, Ferreira LM. Body dysmorphic disorder should not be considered an exclusion criterion for cosmetic surgery. J Plast Reconstr Aesthet Surg. 2015; 68(2):270–2. https://doi.org/10.1016/j. bjps.2014.09.046.

[17] Sweis IE, Spitz J, Barry DR, Cohen M. A review of body dysmorphic disorder in aesthetic surgery patients and the legal implications. Aesthet Plast Surg. 2017; 41(4):949–54. https://doi.org/10.1007/s00266-017-0819-x.

[18] Ziglinas P, Menger DJ, Georgalas C. The body dysmorphic disorder patient: to perform rhinoplasty or not? Eur Arch Otorhinolaryngol. 2014; 271(9):2355–8. https://doi.org/10.1007/s00405-013-2792-6.

[19] Veer V, Jackson L, Kara N, Hawthorne M. Preoperative considerations in aesthetic facial surgery. J Laryngol Otol. 2014; 128(1):22–8. https://doi.org/10.1017/S0022215113003162.

[20] Morselli PG, Boriani F. Should plastic surgeons operate on patients diagnosed with body dysmorphic disorders? Plast Reconstr Surg. 2012; 130(4):620e–2e; author reply 622e. https://doi.org/10.1097/PRS.0b013e318262f65b.

[21] Neligan P, Warren RJ, van Beek A. Plastic surgery. 3rd ed. London: Elsevier Saunders; 2013.

[22] Prantl L, Brandl D, Ceballos P. A proposal for updated standards of photographic documentation in aesthetic medicine. Plast Reconstr Surg Glob Open. 2017; 5(8):e1389. https://doi.org/10.1097/GOX.0000000000001389.

[23] Rhee SC. A simple method for international standardization of photographic documentation for aesthetic plastic surgery. Aesthet Plast Surg. 2017; 41(2):461–5. https://doi.org/10.1007/s00266-017-0788-0.

选择题答案与解析

余岚岚，尹锐　译

第 1 章

A1：（a），（b），（d）

A2：（c）

A3：（a），（c）

A4：（a），（b），（d）

A5：（a），（d）

A6：（a），（b），（d）

A7：（a），（c）

A8：（a），（b），（c）

A9：（a），（b），（c）

A10：（b），（c），（d）

第 2 章

A1：（a），（c）

A2：（a），（c），（d）

A3：（c）

A4：（a），（d）

A5：（c）

A6：（b）。解析：一部分光被吸收，一部分被反射或散射，另一部分进一步传播。

A7：（a）

A8：（a）

A9：（b）。解析：较大面积的治疗靶区域冷却较慢，需要更长的延迟时间和多次脉冲治疗。

A10：（b）。解析：天然黑色素分为两大类，即黑褐色的真黑素和黄红色的褐黑素。真黑素是最主要的色素，对于皮肤外观和光保护都有重要作用。

第 3 章

A1：（b）。解析：IPL 治疗也可能带来许多危害。

A2：（a）

A3：（c）

A4：（b），（c）

A5：（b），（c）

A6：（a），（b）

A7：（a）。解析：患者会因为广告宣传而抱有不切实际的期望。

A8：（a），（c），（d）

A9：（a），（b），（c）

A10：（a）。解析：治疗过程中，患者和治疗室内所有人员都应该佩戴护目镜，这一点至关重要。

第 4 章

A1：（b），（c），（d）

A2：（a），（b）

A3：（b），（c）

A4：（a），（b），（c），（d）

A5：（a），（b），（d）

A6：（b），（d）

A7：（a），（b），（c），（d）

A8：（a），（b），（c）

A9：（b）

A10：（a），（b），（c）

第 5 章

A1：（b），（e）

A2：（a），（b），（c）

A3：（a），（c）

A4：（a），（b），（c）

A5：（a），（d），（e）

A6：（a），（b），（e）

A7：（b），（c），（d），（e）

A8：（a），（b），（c）

A9：（a），（b），（c），（d）

A10：（c），（d），（e）

第 6 章

A1：（e）

A2：（a），（b），（d）

A3：（a）

A4：（d）

A5：（b）。解析：IPL 是一种非剥脱性非点阵式的能量。

A6：（c）

A7：（b）。解析：西瓦特皮肤异色病通常需要多次治疗，并且需要针对血管和色素的滤光片。

A8：（d）。解析：弹性组织变性是对光老化现象的一种描述，指真皮层中异常弹力纤维的增多。

A9：（e）。解析：铒激光的波长为 2940 nm，其主要色基是水，而不是血红蛋白或色素。

A10：（a）

第 7 章

A1：（a），（c），（d）

A2：（a），（b），（c），（d），（e）

A3：（a），（c）

A4：（a），（c）

A5：（a），（b），（c），（d），（e）

A6：（a），（b），（c），（e）

A7：（c），（e）

A8：（a），（b），（c），（d），（e）

A9：（b），（c），（d）

A10：（a），（b），（c），（e）

第 8 章

A1：（a），（d），（e）

A2：（b）

A3：（a）。解析：雀斑样痣更容易发生在皮肤上。

A4：（b），（c）

A5：（a），（b），（c），（d）

A6：（a），（b），（c）

A7：（a），（b），（c）

A8：（b）。解析：胸部皮肤比面部皮肤薄。

A9：（b），（c）

A10：（b），（c），（d），（e）

第 9 章

A1：（a）

A2：（d）

A3：（b）

A4：（c）

A5：a–B，b–A，c–D，d–C

A6：（b）

A7：（b）

A8：（c）

A9：（d）

A10：（c）

第 10 章

A1：（b）。解析：IPL 可针对痤疮发病机制中的 3～4 种机制起作用，但无法改善与痤疮形成相关的毛囊过度角化，因此它是其他痤疮治疗手段的辅助疗法。

A2：（a）。解析：通过交替使用针对痤疮和血管的滤光片，IPL 可以改善炎性痤疮的红斑，从而减少炎症后色素沉着（PIH）的发生。一旦开始出现 PIH，必须使用 660～1100 nm 波长范围的滤光片，每 2 周进行 1 次、共计 4～6 次的治疗。

A3：（a）。解析：一般来说，妊娠情况下应避免治疗，但目前没有研究证实 IPL 的致畸作用。作者目前已对多位妊娠女性成功进行了 IPL 治疗。

A4：（c）

A5：（c）。解析：550 nm 和 535 nm 的滤光片也同样有效。

A6：（b）。解析：经 FDA 批准的 IPL 设备被推荐用于预防这一副作用。

A7：（c）。解析：IPL 用于炎性痤疮的早期治疗，可有助于促进胶原重塑以及刺激成纤维细胞，从而减少痤疮后瘢痕。

A8：（a）。解析：IPL 被推荐尽早使用，以减少全身使用维 A 酸后永久性红斑的发生。

A9：（a）

A10：（b）

第 11 章

A1：（e）

A2：（b）

A3：（e）

A4：（d）

A5：（e）

A6：（c）

A7：（b）

A8：（e）

A9：（a）

A10：（c）

第 12 章

A1：（a）

A2：（a）

A3：（a）

A4：（b）

A5：（b）

A6：（c）

A7：（d）

A8：（b）

A9：（a）

A10：（b）

第 13 章

A1：（b）

A2：（c）

A3：（a）–（B），（b）–（A），（c）–（D），（d）–（C）

A4：（a）–（D），（b）–（A），（c）–（B），（d）–（C）

A5：（d）

A6：（c）

A7：（b）

A8：（a）

A9：（d）

A10：（b）

第 14 章

A1：（d）

A2：（d）

A3：（d）

A4：（b）

A5：（d）

A6：（d）

A7：（d）

A8：（c）

A9：（b）

A10：（d）

第 15 章

A1：（a），（b），（c），（d）。解析：除了高于Ⅳ的皮肤分型以外，其余所有类型的瘢痕均可通过 IPL 治疗。

A2：（a），（b），（c）。解析：IPL 可以引起光致凝结作用、光热作用和光热分解作用。

A3：（a），（b），（c），（d）。解析：不使用凝胶作为介质会有极高的皮肤烫伤风险。

A4：（a）。解析：对于活动性痤疮，使用蓝色滤光片（400 nm）以降低菌落量（内源性光动力治疗）。大多数药物的光敏性（如细胞周期蛋白）仅由紫外光光谱范围内的光所诱导。如果联用异维 A 酸和激光，尤其是在有磨损或真皮损伤出现时，会延缓愈合过程。应尽量避免造成皮肤烫伤甚至水疱。

A5：（a），（b）。解析：IPL 的光谱在波长 400 ~ 1200 nm 范围内，有些设备会将光谱在 950 nm 处截止。治疗头与皮肤接触面积较大，患者对热的感觉会更明显。能量密度的设置也会影响患者热的感觉。

A6：（a），（b），（c），（d）。解析：虽然在同一疗程、同一部位同时使用激光和 IPL 并不是一种经典的、推荐的疗法，但其使用并没有绝对禁忌证。对于一个表现为深色斑点的色素性病变，可以使用 Q 开关激光治疗深色斑点，再进行 IPL 全面部嫩肤。对于非剥脱性点阵激光（NAFL）也是一样，可以在其之前或之后使用 IPL 以使瘢痕重塑或皮肤年轻化。如果是剥脱性点阵激光（AFL）用于治疗血管病变，则要视具体适应证而定。

A7：（b），（c），（d）。解析：只有 Q 开关激

光会在光子脉冲发射的极短时间内（兆分之一秒或十亿分之一秒）引起光声效应。IPL 发射一次光的脉冲时间在 0.5 ~ 100 ms。

A8：（c），（d）。解析：这是光热分解作用和光致凝结作用对皮肤产生不同作用的物理学基础。参考文献：Selective photothermolysis: precise microsurgery by selective absorption of pulsed radiation. Anderson RR, Parrish JA. Science. 1983 Apr 29; 220（4596）：524-7. 运用新 IPL 设备的新设置，在高发射能量和极短脉冲情况下，也能造成紫癜反应。

A9：（a），（b），（c），（d）。解析：所有选项均可用于治疗不同类型的瘢痕。

A10：（c）。解析：Anderson, Parrish. Selective photothermolysis: precise microsurgery by selective absorption of pulsed radiation. Science. 1983; 220（4596）：524-7. 世界上第一台手术用激光器由加利福尼亚马里布休斯研究实验室的 T. Maiman 于 1960 年 5 月 16 日制造，其基础概念源于 100 年前 A. Einstein 发表于德国 Physikalische Zeitschirft 18 121 的原创性论文 "the quantum theory of radiation"。Einstein 试图理解 Max Planck 的"量子假设"——振荡器的能量必须取离散值，其值等于振荡器频率的整数倍乘以一个常数 h——揭示了光与物质发生作用的方式。Einstein 解释这种能量的量子化不仅适用于振荡器（本质上是振荡的原子），即发射"黑体"辐射的温度较高的物体；也适用于光的电磁振荡，将光切分为离散的状态。1917 年，Einstein 可能并没有制造一束相干光束的想法，更想不到随之衍生出的一系列应用，这

再一次证明了基础科学的成果是如此惊人的丰富。

第 16 章

A1：（b）

A2：（d）

A3：（b）

A4：（b），（c）

A5：（d）

A6：（b）。解析：类固醇乳膏可以使用 2~3 天。

A7：（b）。解析：IPL 治疗前应至少停用 1 周去角质产品。

A8：（b）。解析：维生素可减少黑色素生成。

A9：（a）

A10：（b）。解析：IPL 治疗后可局部使用抗炎药及防晒霜和抗氧化剂。

第 17 章

A1：（b）

A2：（a）

A3：（b）

A4：（a）

A5：（a）

A6：（c）

A7：（c）

A8：（b）

A9：（a）

A10：（b）

第 18 章

A1：（a），（b），（c），（d），（e）

A2：（a），（b），（e）

A3：（a），（c），（d）

A4：（a），（c），（d）

A5：（b），（e）

A6：（a），（d）

A7：（a），（e）

A8：（b），（e）

A9：（b），（d），（e）

A10：（a），（b），（c），（d），（e）

第 19 章

A1：（a），（b），（c），（d），（e）

A2：（a），（b），（e）

A3：（a），（b），（d），（e）

A4：（a），（c），（d）

A5：（b），（c）

A6：（b），（c）

A7：（b），（c），（e）

A8：（b），（c），（d），（e）

A9：（a），（b），（d），（e）

A10：（a），（b），（c），（d），（e）

专业词汇对照
（按英文字母顺序排列）

毛艾迪，尹锐 译

5-aminolevulinic acid, ALA　5- 氨基酮戊酸（ALA）

6-alpha-hydroxy acids　6-α- 羟酸

A

ablative fractional carbon dioxide laser, AFL　剥脱性点阵 CO_2 激光（AFL）

acne vulgaris　寻常痤疮

active acne conglobata　活动性聚合性痤疮

active and hypotrophic acne scar　活动性和萎缩性痤疮瘢痕

aging sign　衰老迹象

air cooling devices　空气冷却装置

American Society of Anesthesiologists, ASA　美国麻醉医师协会（ASA）

aminolevulinic acid photodynamic therapy　氨基酮戊酸光动力疗法（ALA-PDT）

anesthesia　麻醉

anesthetic cream　麻醉乳膏

anti-inflammatory agents　抗炎药

antioxidants　抗氧化剂

appocrine glands　顶泌汗腺

artificial tanning devices　人工晒黑设备

azelaic acid　壬二酸

B

basal cell carcinoma, basocellular carcinoma　基底细胞癌

Becker's nevus　贝克尔痣

benzocaine　苯佐卡因

benzoyl peroxide　过氧化苯甲酰

betacaine　贝他卡因

birthmarks　胎记

black-brown eumelanin　黑褐色真黑素

blisters　水疱

blood vessels　血管

body dysmorphic disorder, BDD　躯体变形障碍（BDD）

bradycardia　心动过缓

brimonidine　溴莫尼定

C

capillary malformations　毛细血管畸形

chest rejuvenation　胸部年轻化

chromophores　色基

chronic venous insufficiency　慢性静脉功能不全

clinical, ethiological, anatomical and pathophysiological （CEAP）classification system　临床、病因、解剖和病理生理（CEAP）分类系统

collagen fibers　胶原纤维

Cushing disease　库欣病

D

dark skin phototype　深色皮肤类型

deoxyhemoglobin　脱氧血红蛋白

dermal lymphatics　真皮淋巴管

dermal muscle cells　真皮肌细胞

dermal papilla　真皮乳头

dermatoscopy　皮肤镜检查

dermis　真皮

dermoepidermal junction　真皮 - 表皮交界

dermoscopic digital images　皮肤镜数字图像

dexmedetomidine　右旋美托咪啶

difficult patient　棘手型患者

dilatated pore　毛孔粗大

disseminated porokeratosis　播散性汗孔角化病

dysmorphophobia/factitious disorder　做作性障碍

E

eccrine sweat glands　外泌汗腺

elastin fibers　弹力纤维

electrolysis　电解

electromagnetic radiation, EMR　电磁辐射（EMR）

electromagnetic spectrum　电磁波谱

ephelide　雀斑

epidermal appendages　表皮附属物

epidermis　表皮

epithelial strand　上皮束

erythema　红斑

erythematotelangiectatic rosacea, ETR　红斑毛细血管扩张型玫瑰痤疮（ETR）

essential telangiectasias, ETE　原发性毛细血管扩张症（ETE）

eumelanin　真黑素

European Society of Anesthesiology, ESA　欧洲麻醉学会（ESA）

F

facial skin rejuvenation　面部皮肤年轻化

facial teleangiectasias　面部血管扩张症

Fitzpatrick skin types, FST　Fitzpatrick 皮肤分型（FST）

fluence　能量密度

follicular epidermal hyperproliferation　毛囊表皮过度增生

footprint size　光斑大小

G

general anesthesia　全身麻醉

glossy metal eye shields　光滑金属眼罩

glycosaminoglycans　黏多糖

ground substance　基质

H

hair follicles　毛囊

hair growth cycle　毛发生长周期

hair removal　脱毛

hand rejuvenation　手部年轻化

hematoporphyrin　血卟啉

hemoglobin　血红蛋白

herpes simplex virus　单纯疱疹病毒

hidradenitis suppurativa　化脓性汗腺炎

hirsutism, hypertrichosis　多毛症

hyperpigmentation　色素沉着

hypertrophic scar　增生性瘢痕

hypopigmentation　色素减退

I

ice-cold water-based ultrasound coupling gel　冷水基超声耦合凝胶

ice packs　冰袋

inflammatory diseases　炎症性疾病

integrated cooling system　集成冷却系统

intense pulsed light, IPL　强脉冲光（IPL）

interpulse delays　脉冲间隔

intrapulse delays　脉冲延迟

ivermectin　伊维菌素

K

keloid　瘢痕疙瘩

keratinocyte　角质形成细胞

L

Langerhans cell　朗格汉斯细胞

leukotrichia　白发病

lidocaine　利多卡因

lidopril　利多普利

light absorption　光吸收

light sources　光源

light tissue interactions　光与组织的相互作用

light transmission　光传输

liposomal lidocaine　利多卡因脂质体

local anesthesia　局部麻醉

long-pulse pulsed dye laser, LPDL　长脉宽脉冲染料激光（LPDL）

M

malignant melanoma, MM　恶性黑色素瘤（MM）

mean melasma area and severity index（MASI）scores　平均黄褐斑面积及严重程度指数（MASI）评分

melanin　黑色素

melanosome　黑素小体

melasma　黄褐斑

melasma-like hyperpigmentation　黄褐斑样色素沉着

Merkel cell　麦克尔细胞

methemoglobinemia　高铁血红蛋白血症

methyl aminolevulinate, MAL　甲基氨基酮戊酸（MAL）

microvessels　微血管

multiple pulses　多脉冲

N

Nd: YAG laser　掺钕钇铝石榴石激光（Nd: YAG 激光）

non-ablative fractional laser　非剥脱性点阵激光

non-cosmetic applications　非美容应用

non-melanoma skin cancers, NMSCs　非黑素瘤皮肤癌（NMSCs）

O

occlusive dressings　封闭敷料

office-based anesthesia　手术室外环境麻醉

optical coherence tomography, OCT　光学相干层析成像（OCT）

oxyhemoglobin　氧合血红蛋白

oxymetazoline　羟甲唑啉

P

papulopustular lesions　丘疹性皮损

papulopustular rosacea, PPR　丘疹脓疱型玫瑰痤疮（PPR）

paradoxical effect　反常效应

pheomelanin　褐黑素

photobiostimulation　光生物刺激

photochemical effect　光化学效应

photodynamic therapy, PDT　光动力疗法（PDT）

photofrin　光卟啉

photoimmunological effect　光免疫效应

photomechanical　光机械效应

photoprotection　光保护

photorejuvenation　光子嫩肤术

photothermal effect　光热效应

pigmentary changes and skin atrophy　色素改变和皮肤萎缩

pigmentary lesions　色素性病变

pigmentation　色素沉着

pilonidal cyst　藏毛囊肿

poikiloderma of Civatte　西瓦特皮肤异色病

port wine stains　鲜红斑痣

post-acne erythema　痤疮后红斑

post-inflammatory hyperpigmentation, PIH　炎症后色素沉着（PIH）

post-traumatic hypertrophic scar　创伤后增生性瘢痕

power　功率

power density　功率密度

prilocaine　丙胺卡因

proliferative phase　增殖期

prolonged ulceration　迁延性溃疡

propionibacterium acnes　痤疮丙酸杆菌

protective eyeglasses　护目镜

protoporphyrin IX　原卟啉IX

pseudofolliculitis barbae　须部假性毛囊炎

pulse delay　脉冲延迟

pulse duration　脉宽

pulsed-dye laser, PDL　脉冲染料激光（PDL）

purpura　紫癜

Q

Q-switched alexandrite laser, QSAL　Q 开关翠绿宝石激光（QSAL）

Q-switched ruby laser　Q 开关红宝石激光

R

reflectance confocal microscopy, RCM　反射式共聚焦显微镜（RCM）

reticular veins　网状静脉

reticulohistiocytoma　网状组织细胞瘤

retin-A　维 A 酸

rhodamine IPL　罗丹明 IPL

RightLight technology　RightLight 技术

rosacea　玫瑰痤疮

S

sarcoidosis　结节病

scarring　瘢痕形成

seborrheic keratoses　脂溢性角化病

sedation　镇静

selective photothermolysis　选择性光热解作用

self-limiting disorder　自限性疾病

side effects　副作用

single pulse　单脉冲

skin cooling　皮肤冷却

skin innervation　皮肤神经支配

skin laxity　皮肤松弛

skin thickness　皮肤厚度

skin thinning　皮肤变薄

skin vascularization　皮肤血管化

solar elastosis　日光性弹力组织变性

solar lentigines　日光性雀斑样痣

spectrum light　光谱

spray and contact cooling　喷雾和接触冷却

stratum corneum　角质层

stratum lucidum　透明层

Sturge-Weber syndrome　韦伯综合征

sub-purpuric reaction　亚紫癜反应

surface cooling　表面冷却

systemic antibiotics　全身性抗生素

T

telangiectasia　毛细血管扩张症

temporary hair discoloration　暂时性毛发变色

tetracaine　丁卡因

thermal damage time　热损伤时间

thermal relaxation time, TRT　热弛豫时间（TRT）

topicaine　托吡卡因

topical anesthesia　表面麻醉

topical depigmentation agents　局部脱色剂

transmission electron microscopy, TEM　透射电子显微镜（TEM）

treatment parameters　治疗参数

U

urticariform reaction　"荨麻疹"样反应

UV radiation　紫外线辐射

V

valacyclovir　伐昔洛韦

variable pulsed light（VPL）system　可变脉冲光（VPL）系统

vascular lesions　血管病变

visible light spectrum　可见光谱

W

wrinkles　皱纹

X

xenon flashlamp light　氙气闪光灯

xylocaine　赛罗卡因

Y

yellow–red pheomelanin　黄红褐黑素

Z

zebra appearance　"斑马"样外观